全国高职高专护理类专业"十三五"规划教材

（供老年护理专业使用）

U0206147

老年护理与保健

主　编　杨术兰　田秀丽

副主编　吕　颖　祁俊菊　袁　元　冀　晴

编　者　（以姓氏笔画为序）

王　辉（滨州医学院）

田秀丽（泰山护理职业学院）

吕　颖（江苏医药职业学院）

祁俊菊（重庆医药高等专科学校）

杨术兰（重庆三峡医药高等专科学校）

吴丽华（江苏省盐城市第三人民医院）

袁　元（包头医学院职业技术学院）

曹红丹（重庆医药高等专科学校）

焦延超（泰山护理职业学院）

谭　睿（重庆三峡医药高等专科学校）

冀　晴（安阳职业技术学院）

编写秘书　谭　睿（重庆三峡医药高等专科学校）

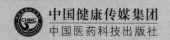中国健康传媒集团

中国医药科技出版社

内 容 提 要

  《老年护理与保健》为"全国高职高专护理类专业'十三五'规划教材"之一,系根据本套教材的编写指导思想和原则要求,结合护理专业培养目标和本课程的教学目标、内容与任务要求编写而成。本教材具有专业针对性强、紧密结合岗位知识和职业能力要求、理论与临床密切联系、对接护士执业资格考试要求、免费搭载与纸质教材配套的数字化教学资源(习题、知识点体系、小视频)等特点。内容主要包括绪论、老年护理相关概念及理论、老年人的健康评估、老年保健与健康管理、老年人安全用药与护理、老年人的日常生活护理、老年人常见心理与精神问题的护理、老年人常见的疾病与护理、养老机构管理、老年人的临终护理等。

  本教材除了满足高职高专护理专业教学使用外,还可作为临床护理人员继续教育、老年护理岗位培训及养老机构工作人员的参考书。

图书在版编目(CIP)数据

老年护理与保健/杨术兰,田秀丽主编.—北京:中国医药科技出版社,2019.7

全国高职高专护理类专业"十三五"规划教材

ISBN 978-7-5214-1004-4

Ⅰ.①老… Ⅱ.①杨… ②田… Ⅲ.①老年医学-护理学-高等职业教育-教材 ②老年保健学-高等职业教育-教材 Ⅳ.①R473.59 ②R161.7

中国版本图书馆 CIP 数据核字(2019)第 112263 号

美术编辑 陈君杞
版式设计 南博文化

出版 **中国健康传媒集团** | 中国医药科技出版社

地址 北京市海淀区文慧园北路甲 22 号

邮编 100082

电话 发行:010-62227427 邮购:010-62236938

网址 www.cmstp.com

规格 889×1194mm $^1/_{16}$

印张 15 $^1/_4$

字数 335 千字

版次 2019 年 7 月第 1 版

印次 2024 年 1 月第 3 次印刷

印刷 大厂回族自治县彩虹印刷有限公司

经销 全国各地新华书店

书号 ISBN 978-7-5214-1004-4

定价 **43.00** 元

获取新书信息、投稿、为图书纠错,请扫码联系我们。

数字化教材编委会

主　　编　杨术兰　田秀丽　王　辉
副主编　吕　颖　祁俊菊　袁　元　冀　晴
编　　者　（以姓氏笔画为序）
　　　　　王　辉（滨州医学院）
　　　　　田秀丽（泰山护理职业学院）
　　　　　吕　颖（江苏医药职业学院）
　　　　　祁俊菊（重庆医药高等专科学校）
　　　　　杨术兰（重庆三峡医药高等专科学校）
　　　　　吴丽华（江苏省盐城市第三人民医院）
　　　　　袁　元（包头医学院职业技术学院）
　　　　　曹红丹（重庆医药高等专科学校）
　　　　　焦延超（泰山护理职业学院）
　　　　　谭　睿（重庆三峡医药高等专科学校）
　　　　　冀　晴（安阳职业技术学院）

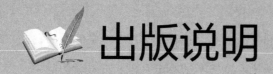

出版说明

为贯彻落实国务院办公厅《关于深化医教协同进一步推进医学教育改革与发展的意见》（〔2017〕63号）等有关文件精神，不断推动职业教育教学改革，推进信息技术与医学教育融合，加强医学人才培养，使职业教育切实对接岗位需求，教材内容与形式及呈现方式更加切合现代职业教育需求，培养具有整体护理观的护理人才，在教育部、国家卫生健康委员会、国家药品监督管理局的支持下，在本套教材建设指导委员会和评审委员会顾问、苏州卫生职业学院吕俊峰教授和主任委员、南方医科大学护理学院史瑞芬教授等专家的指导和顶层设计下，中国医药科技出版社组织全国100余所以高职高专院校及其附属医疗机构为主体的、近300名专家、教师历时近1年精心编撰了"全国高职高专护理类专业'十三五'规划教材"。

该套教材于2018年出版了包括护理类专业理论课程主干教材共计27门，主要供全国高职高专护理、助产专业教学使用。针对当前老年护理教学实际需要，我社及时组织《老年护理与保健》《中医养生》《现代老年护理技术》《老年营养与健康》四本教材的编写工作，作为该套护理类专业教材的补充品种，并即将付梓出版。

本套教材定位清晰、特色鲜明，主要体现在以下方面。

一、内容精练，专业特色鲜明

本套教材的编写，始终满足高职高专护理类专业的培养目标要求，即：公共基础课、医学基础课、临床护理课、人文社科课紧紧围绕专业培养目标要求，教材内容精练、针对性强，具有鲜明的专业特色和高职教育特色。

二、对接岗位，强化能力培养

本套教材强化以岗位需求为导向的理实教学，注重理论知识与护理岗位需求相结合，对接职业标准和岗位要求。在教材正文适当插入临床案例（如"故事点睛"或"案例导入"），起到边读边想、边读边悟、边读边练，做到理论与临床护理岗位相结合，强化培养学生临床思维能力和护理操作能力。

同时注重护士人文关怀素养的养成，构建"双技能"并重的护理专业教材内容体系；注重吸收临床护理新技术、新方法、新材料，体现教材的先进性。

三、对接护考，满足考试需求

本套教材内容和结构设计，与护士执业资格考试紧密对接，在护士执业资格考试相关课程教材中插入护士执业资格考试"考点提示"，为学生学习和参加护士执业资格考试奠定基础，提升学习效率。

四、书网融合，学习便捷轻松

全套教材为书网融合教材，即纸质教材有机融合数字教材、配套教学资源、题库系统、数字化教学服务。通过"一书一码"的强关联，为读者提供全免费增值服务。按教材封底的提示激活教材后，读者可通过 PC、手机阅读电子教材和配套课程资源（PPT、微课、视频、动画、图片、文本等），并可在线进行同步练习，实时反馈答案和解析。同时，读者也可以直接扫描书中二维码，阅读与教材内容关联的课程资源（"扫码学一学"，轻松学习 PPT 课件；"扫码看一看"，即刻浏览微课、视频等教学资源；"扫码练一练"，随时做题检测学习效果），从而丰富学习体验，使学习更便捷。教师可通过 PC 在线创建课程，与学生互动，开展在线课程内容定制、布置和批改作业、在线组织考试、讨论与答疑等教学活动，学生通过 PC、手机均可实现在线作业、在线考试，提升学习效率，使教与学更轻松。此外，平台尚有数据分析、教学诊断等功能，可为教学研究与管理提供技术和数据支撑。

编写出版本套高质量教材，得到了全国知名专家的精心指导和各有关院校领导与编者的大力支持，在此一并表示衷心感谢。出版发行本套教材，希望得到广大师生欢迎，并在教学中积极使用本套教材和提出宝贵意见，以便修订完善。让我们共同打造精品教材，为促进我国高职高专护理类专业教育教学改革和人才培养做出积极贡献。

中国医药科技出版社

2019 年 6 月

　　《老年护理与保健》是在贯彻落实国务院办公厅印发《关于深化医教协同进一步推进医学教育改革与发展的意见》〔2017（63 号）〕等有关教育教学改革文件精神的新形势下，主要根据高职高专护理类专业培养目标和主要就业方向职业能力要求，按照本套数材编写指导思想和原则要求，结合本课程教学大纲，由全国多所院校从事教学和临床一线的教师悉心编写而成。

　　老年护理与保健是护理专业核心课程，学习本课程主要为护理专业（老年护理方向）学生以后从事临床护理工作奠定理论知识和技能基础。全书共十章内容，主要包括绪论、老年护理相关概念及理论、老年人的健康评估、老年保健与健康管理、老年人安全用药与护理、老年人的日常生活护理、老年人常见心理与精神问题的护理、老年人常见的疾病与护理、养老机构管理、老年人的临终护理等。

　　本教材的编写特点有如下几个方面。①凸显老年护理与保健课程的特性：注意与相关专业课程内容的联系与衔接，避免与其他相关教材不必要的重复或遗漏。②实用性：根据当前临床实践和老年护理服务需求编排教材内容，在每章都有案例导入。③新颖性：与护士执业资格考试对接，每章都增加了考点提示。④启发性：每章以学习目标开始，以习题结束，每章均有小结。思考题与我国老年人身心健康与养老服务密切相关，以启发学生思考并积极寻找解决问题的方法。⑤有与教材配套的 PPT、练习题、小视频等。

　　本教材除了满足高职高专护理专业教学使用外，还可作为临床护理人员继续教育、老年护理岗位培训及养老机构工作人员的参考书。

　　本书在编写过程中，各位编者所在单位给予了大力支持和鼓励，在此一并表示诚挚的谢意。

　　由于编写时间有限，且编者的知识水平和能力有限，难免存在错误与疏漏，敬请专家、读者、同行及使用本教材的师生批评、指正。

编　者
2019 年 4 月

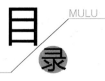

第一章　绪　　论

扫码"学一学"

学习目标

1. **掌握**　老化的特征、人口老龄化的概念、我国人口老龄化的特点、老年人的年龄划分标准。
2. **熟悉**　老年护理的目标与原则；老年护理的特点。
3. **了解**　国内外老年护理的发展。
4. 学会分析人口老龄化带来的影响、解决人口老龄化问题的对策。
5. 具有尊重和爱护老年人的职业素养，以及促进健康老龄化的意识。

随着全球经济的快速发展、社会的进步和生活水平的不断提高，人类平均期望寿命不断延长，人口老龄化已经成为全球性的重大社会问题和人们普遍关注的热点。人口老龄化是社会、经济发展的成就，也是公共卫生发展的成就。然而随着寿命的延长，老年人群各种慢性病的发生大量增加，年龄与慢性病的共同作用还会导致老年人群中失能者比例上升，对医疗卫生和保健服务形成巨大压力，若不能予以有效应对，势必产生严重的后果。

第一节　老年人与人口老龄化

案例导入

截至 2018 年底，我国 60 岁以上老年人口已超过 2.49 亿人，约占总人口的 17.9%，其中 65 岁以上老年人口已超过 1.66 亿人，约占总人口的 11.9%。

请问：

1. 人口老龄化的主要原因有哪些？
2. 应对我国人口老龄化应采取哪些措施？
3. 护士应如何促进老年人的健康老龄化和积极老龄化？

每个人都要经历婴幼儿、童年、青年、中年和老年，在不同的年龄阶段，人体会发生一系列生理和心理改变。"老年"从生理意义上讲，是生命过程中组织器官走向老化和生理功能走向衰退的阶段。

一、老年人的年龄划分

老年人是指达到或超过老年年龄界线的人。这里的关键在于老年年龄界线，因为确定这一界线是统计老年人口的前提条件。在不同时期，不同国家或地区对老年年龄界线是不同的。

考点提示

老年人年龄划分标准。

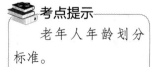

世界卫生组织（WHO）对老年人年龄划分有两个标准：在发达国家将 65 岁以上的人群定义为老年人，而在发展中国家（特别是亚太地区）则将 60 岁以上人群称为老年人。

（一）世界卫生组织对老年人年龄的划分标准

1991 年 WHO 根据现代人生理、心理结构上的变化，将人的年龄界限又作了新的划分：44 岁以下为青年人；45～59 岁为中年人；60～74 岁为年轻老年人；75～89 岁为老老年人；90 岁以上为非常老的老年人或长寿老年人。这 5 个年龄段的划分，把人的衰老期推迟了 10 年，对人们的抗衰老意识将产生积极影响。

（二）我国对老年期年龄的划分标准

我国老年期的年龄划分标准：我国关于年龄的划分界限自古说法不一。民间多用三十而立，四十而不惑，五十而知天命，六十花甲，七十古来稀，八十为耋，九十为耄。1982 年 4 月，中华医学会老年医学学会建议，60 岁作为我国划分老年人的标准。现阶段我国老年人按时序年龄的划分标准：45～59 岁为老年前期，60～89 岁为老年期，90 岁以上为长寿期，分别称为中老年人、老年人和长寿老年人。

（三）人类年龄划分的其他标准

1. 日历年龄（又称历法年龄） 是指按出生年月计算出的年龄，指个体离开母体后，在地球上生存的时间，即活一岁称一岁。日历年龄相同的老年个体身体衰老的差异较大。

2. 生物年龄（又称生理年龄） 是指由维持生命的器官功能状况决定的年龄，例如器官生理功能指标、生化指标等。

3. 心理年龄 是指个体适应环境变动的心理能力，包括思维、想象、记忆、智能、情绪等。

4. 社会年龄 是指个体与其他社会成员关系上承担的角色所表明的年龄，与个体的社会经验、知识和才能积累等有关，如有的人日历年龄大，但处理问题简单、生硬、幼稚，属于社会年龄小，相反有的青年人办事老练，经验丰富，见多识广，思想深刻，表明其社会年龄较高。

二、人口老龄化与老龄化社会

（一）人口老龄化的概念

人口老龄化简称人口老化，是指老年人口占总人口的比例不断上升的一种动态过程。是人口生育率降低和人均寿命延长导致的总人口中因年轻人口数量减少、年长人口数量增加而导致的老年人口比例相应增长的动态。人口老化两个含义：一是指老年人口相对增多，在总人口中所占比例不断上升的过程；二是指社会人口结构呈现老年状态，进入老龄化社会。影响人口年龄结构变化的两个主要因素是出生率和死亡率。人口老龄化是人类生命科学的一种发展和进步，意味着出生率和死亡率的下降，平均寿命的延长。

> **知识链接**
>
> **十九大报告中关于如何应对人口老龄化的对策**
>
> 2017 年 10 月 18 日，习近平同志在十九大报告中指出，实施健康中国战略，积极应对人口老龄化，构建养老、孝老、敬老政策体系和社会环境，推进医养结合，加快老龄事业和产业发展。

（二）人口老龄化常用评价指标

1. 老年人口系数　老年人口系数又称老年人口比重，是指老年人口占总人口的百分比。这是评价老龄化的重要指标。计算公式为：老年人口系数（%）=（60 或 65 岁以上人口数/总人口数）×100%。

2. 老年抚养系数　简称老年系数，又称社会负担系数，是指人口中非劳动年龄人口数中老年部分与劳动年龄人口数之比，是从经济角度反映人口老龄化后果的指标之一，也反映了人口老龄化的程度。计算公式为：老年抚养系数（%）=（60 或 65 岁以上人口数/15~59 岁人口数）×100%。

3. 老少比　又称老龄化指数，即老年人口数与少年儿童人口数之比，亦可反映人口老龄化的程度。计算公式为：老龄化指数（%）=（60 或 65 岁以上人口数/0~14 岁人口数）×100%。

4. 平均期望寿命　即某一地区或国家总人口的平均生存年限，简称平均寿命。是指出生婴儿在今后一生中可能存活的岁数。

5. 长寿水平　又称高龄老人比，即 80 岁以上人口数与 60 岁以上人口数之比。长寿水平的高低，直接反映一个国家（或地区）医疗卫生保健的水平，特别是反映老年保健服务水平的高低。计算公式为：长寿水平（%）=（80 岁以上人口数/60 岁以上人口数）×100%。

6. 性别比　性别比是以女性人口数为 100，与男性人口数之比。性别比 = 男性人口数/女性人口数。

7. 年龄中位数　某个国家或地区人群中，某一年龄以上和以下的人口各占 50% 的那个年龄。反映人口总体年龄特征和状况，通常年龄中位数在 20 岁以下属于年轻人口型，20~30 岁为成年人口型，30 岁以上为老年人口型。

8. 健康期望寿命　是指在健康条件下的期望寿命，即个人在良好状态下的平均生存年数。也就是老年人能够维持良好的日常生活活动功能的年限。

平均期望寿命是以死亡作为终点，健康期望寿命则是以日常生活能力的丧失作为终点来计算的。

（三）老龄化社会

WHO 对老龄化社会的划分有两个标准，针对发达国家和发展中国家的不同人口年龄结构的状况，制定了不同的人口老龄化标准（表 1－1）。

表 1－1　老龄化社会的划分标准

分型	发达国家	发展中国家
老年人年龄界限	65 岁	60 岁
青年型	<4%	<8%
成年型	4%~7%	8%~10%
老年型	>7%	>10%

1. 发达国家的标准　65 岁以上人口占总人口比例的 7% 以上定义为老龄化社会（老龄化国家或地区）。

2. 发展中国家的标准　60 岁以上人口占总人口比例的 10% 以上定义为老龄化社会（老龄化国家或地区）。

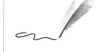

根据老年人所占的比例，可将一个国家或地区的人口年龄结构分为青年型、成年型、老年型。按照人口老龄化程度，世界卫生组织将老龄化社会分为三个等级：65 岁及以上人口占总人口的比例超过 7% 但不超过 14% 时，为老龄化社会；65 岁及以上人口占总人口的比例超过 14% 但不超过 20% 时，为老龄社会；65 岁及以上人口占总人口的比例超过 20% 时，为超老龄社会。

我国学者结合世界各国人口老龄化的实际情况，将人口老龄化进一步细分为：浅度老龄化社会、深度老龄化社会、老龄社会、超老龄社会。65 岁及以上人口占总人口的比例超过 7% 但不超过 10% 时为浅度老龄化社会；65 岁及以上人口占总人口的比例超过 10% 但不超过 14% 时为深度老龄化社会；65 岁及以上人口占总人口的比例超过 14% 但不超过 20% 时为老龄社会；65 岁及以上人口占总人口的比例超过 20% 时为超老龄社会。

三、人口老龄化现状与趋势

人口老龄化是当今世界人口发展的趋势，这种人口年龄结构的变化正在广泛而深刻地影响着人类社会生活的各个方面，人口老龄化已经日益成为世界各国关注的重大人口问题。21 世纪人口发展的特点是发达国家高龄人口比例明显增加，而发展中国家的老年人口增长速度最快。

（一）世界人口老龄化的现状与趋势

1. 世界人口老龄化的速度加快 人口老龄化与总人口数的增长密切相关。WHO 宣布 1987 年 7 月 11 日为"第 50 亿人口日"，世界人口老龄化也随之日趋严重。1900 年全世界 60 岁以上的老年人口约为 1 亿，1990 年则为 4.8 亿，2000 年增加到 5.9 亿，2002 年已达 6.29 亿，占全世界人口的 10%。预计 2050 年可达 19.64 亿，全世界的老年人口将占总人口数的 21%，并将超过 14 岁以下儿童人口总数。世界人口老化始于欧洲，从 1985 年法国成为世界上第一个老龄化社会的国家以来，据统计，2006 年全世界老年人口比例达到或超过 20% 以上的国家有 27 个，其中 19 个发达国家。

2. 发展中国家老年人口增长速度快 目前，世界上 65 岁以上的老年人以每月 80 万的速度增长，其中发展中国家占 66%，到 2000 年发展中国家的老年人口数已占全世界老年人口总数的 60%。到 2050 年，预计全球 80% 的老年人将生活在发展中国家。2009 年至 2050 年，发展中国家的老年人口预计将从 4.81 亿增至 16 亿，而发达国家的老年人口预计将从 2.62 亿增至 4.06 亿。

3. 人口老龄化的区域分布不均衡 欧洲一直是老年人口比例最高的地区，其次是北美洲和大洋洲，但在撒哈拉沙漠以南的非洲地区，老年人口增长则非常缓慢。65 岁以上老年人口各大洲排列顺序为：欧洲占 14%，北美洲占 13%，大洋洲占 10%，亚洲占 6%，拉丁美洲和加勒比海地区占 5%，非洲占 3%。目前日本是世界老龄化问题最严重的国家，其 60 岁以上人口占总人口的 27%；意大利 60 岁以上人口约占 26%；德国约占 25%。世界老龄化问题最轻的国家是科威特、卡塔尔、阿拉伯联合酋长国等。

4. 人口平均预期寿命显著延长 联合国《世界人口前景：2017 年修订本》报告显示：2015 年全球女性平均预期寿命 74.29 岁，全球男性平均预期寿命 69.69 岁，在 1950 年、1980 年全球女性和男性的平均预期寿命分别是 48.50 岁和 45.51 岁、64.37 岁和 59.83 岁，平均预期寿命显著延长。目前日本女性平均预期寿命全球最高，为 87.18 岁，而瑞士男性平均预期寿命全球最高，为 81.61 岁。未来人均预期寿命将持续延长，到 2050 年女性和男性的平均预期寿命将分别达到 79.92 岁和 75.42 岁。目前中国人均寿命已达 76.1 岁，上海、北京人均寿命甚至超过 80 岁。

5. 女性老年人口增长速度快 一般而言，男性老年人死亡率高于女性。由于存在着性别间的死亡差异，使女性老年人成为老年人口中的绝大多数。如美国女性老年人平均预期寿命高于男性 6.9 岁，日本 5.9 岁，法国 8.4 岁，中国 3.4 岁。

6. 高龄老年人口（80 岁以上）快速增长 世界的高龄老年人占老年人口总数的 16%，其中发达国家占 22%，发展中国家占 12%。我国从 1953 年到 1998 年，80 岁以上高龄人口年平均增长速度为 3.97%，特别是从 1982 年到 1998 年，高龄老年人口年平均增长速度达到 4.79%，预计到 21 世纪 40～50 年代，高龄老年人增长速度会更快。

（二）我国人口老龄化现状与趋势

我国是世界上老年人口最多、增长最快的国家。1980 年以来，我国 60 岁以上的老年人口以每年 3% 的速度持续增长，于 1999 年底进入了老龄化国家行列。发达国家老龄化进程长达几十年至 100 多年，如法国用了 115 年，瑞士用了 85 年，英国用了 80 年，美国用了 60 年，而我国只用了 18 年（1981－1999 年）就进入了老龄化社会，而且老龄化的速度还在加快。据国家统计局最新数据结果显示，截至 2018 年底，我国 60 岁以上老年人口已超过 2.49 亿人，约占总人口的 17.9%，其中 65 岁以上老年人口已超过 1.66 亿人，约占总人口的 11.9%。近几年老龄化进程不断加快，中国的养老负担也日益加重。预计到 2025 年，60 岁以上人口将达到 3 亿，成为超老年型国家。预计到 2040 我国人口老龄化进程达到顶峰，之后，老龄化进程进入减速期。

全国老龄办于 2006 年 2 月 23 日发布的《中国人口老龄化发展趋势预测研究报告》指出：2001－2100 年，中国的人口老龄化可分为快速老龄化、加速老龄化、稳定的重度老龄化三个阶段（表 1－2）。

表 1－2 中国人口老龄化发展阶段

阶段名称	时间	老年人口数（亿）	老龄化水平（%）
快速老龄化阶段	2001－2020	2.48	17.17
加速老龄化阶段	2021－2050	4	30
稳定的重度老龄化阶段	2051－2100	4.37	31

第一阶段，从 2001 年至 2020 年是快速老龄化阶段。这一阶段，中国将平均每年增加 596 万老年人口，年均增长速度达到 3.28%，到 2020 年，老年人口将达到 2.48 亿，老龄化水平将达到 17.17%。

第二阶段，从 2021 年至 2050 年是加速老龄化阶段。中国老年人口数量开始加速增长，平均每年增加 620 万人。到 2023 年，老年人口数量将增加到 2.7 亿。到 2050 年，老年人口总量将超过 4 亿，老龄化水平推进到 30% 以上。

第三阶段，从 2051 年至 2100 年是稳定的重度老龄化阶段。2051 年，中国老年人口规模将达到峰值 4.37 亿。这一阶段，老年人口规模将稳定在 3 亿～4 亿，老龄化水平基本稳定在 31% 左右，80 岁及以上高龄老年人占老年人口总数的比重将保持在 25%～30%，进入一个高度老龄化的平台期。

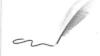

我国人口老龄化的特点如下。

1. 老年人口基数大、发展速度快 我国是世界上人口最多的国家，加之人口平均预期寿命日益延长，老年人口在逐年增加。根据联合国预测，21世纪上半叶，中国一直是世界上老年人口最多的国家，占世界老年人口总数的1/5，21世纪下半叶，中国也还是仅次于印度的第二老年人口大国。

2. 人口老龄化进程快 据统计，我国人口年龄结构从成年型转变为老年型仅用了18年左右的时间，与发达国家相比，速度十分惊人。据1998年WHO人口资料统计，65岁以上老年人口比重从7%上升到14%，法国经历了127年，瑞典85年，美国72年，英国47年，日本24年，我国只用了25年左右的时间，并将长时间保持高速递增，属老龄化速度最快国家之列。

3. 地区发展不平衡 中国各地区经济文化发展不平衡，导致人口老龄化的程度有较大差异。1979年最早进入人口老年型行列的上海和最迟2012年进入人口老年型行列的宁夏比较，时间跨度长达33年。而根据第六次人口普查数据，重庆60岁以上老年人口占总人口的比例达17.42%，是中国老龄化程度最高的地区，其次四川16.30%、江苏15.99%、辽宁15.43%、上海15.07%。西藏、青海、新疆等地区分别为7.67%、9.45%和9.66%，明显低于重庆等地。

4. 城乡倒置显著 大多数国家的城市老龄化程度要高于农村。根据第六次人口普查数据，我国农村人口老龄化的程度已经达到14.98%，比城市11.47%的平均水平高出3.51个百分点，高于城市老龄化程度。由于城乡老年人的主要经济来源存在明显差异，故农村人口老龄化的问题日益突出。

5. 老龄化、高龄化、空巢化同时出现 西方很多国家是先老龄化，后高龄化，再逐步空巢化，我国是老龄化、高龄化、空巢化同时并举，给政府应对人口老龄化增加了难度。第六次人口普查显示，老年人群体中约有40%的老人是"空巢老人"，城市独居老人占49.7%，农村占38.3%。目前我国有1343.4万人，占世界80岁以上老年人总数的22.3%。预计到2050年，我国80岁及以上的老年人口总数将达到9448万，占老年人口的21.78%。第四次中国城乡老年人生活状况抽样调查结果显示，我国失能、半失能老年人大致4063万人，占老年人口18.3%。老年人口的高龄、失能和空巢化将进一步加剧应对人口老龄化的严峻性和复杂性。

6. 女性老年人比例高 老年人口中女性高于男性，随着年龄的增长，女性老年人的比例不断上升。据统计，我国80岁及以上老年人口中，男性所占比例为36.9%，女性为63.1%，百岁老年人中，女性比例达到77%。

7. 文化程度低 由于历史的原因，我国老年人多数未受过良好教育，文盲和半文盲的比例高，占68.28%，尤以农村女性更为突出，文盲高达80%。

8. 人口老龄化与经济发展不平衡 发达国家进入老龄化社会时人均国民生产总值一般在5000~10000美元即"先富后老"，而我国在进入老龄化社会时，人均国民生产总值尚不足1000美元，即使到2020年全面实现小康的时候，人均GDP也只有2000多美元，即"未富先老"。

9. 纯老年人家庭增加 有关调查显示，目前我国纯老年人家庭占老年人家庭比例，城市约为40.3%，农村约为37.8%，并在继续增加。

10. 家庭小型化 第六次全国人口普查数据显示，目前我国平均每个家庭3.1人，家庭小型化使家庭养老功能明显弱化。

四、人口老龄化带来的影响与对策

（一）人口老龄化带来的影响

老龄化社会的到来，必然会给社会、家庭、医疗保健等带来巨大的压力，同时也对老年护理事业提出了新的挑战。我国卫生部官员指出目前老龄化给我国带来的突出表现为4个不适应：一是养老保障机制与养老负担、社会总体负担的剧增不适应；二是医疗卫生保障体系与老年群体医疗保健需求不适应；三是养老护理机构建设与失能老人、病残老人的长期护理需求不适应；四是社区服务网络与居家养老的服务需求不适应。

1. 老年人健康状况比较差，需较高的医疗保健水平 随着年龄的提高，老年人的健康状况不断恶化。60岁及以上老人的慢性病患病率是全体人群的3.2倍，伤残率是3.6倍，老年人消耗的卫生资源是全部人口平均消耗卫生资源的1.9倍。我国老年人在65岁以后大约2/3以上的时间是带病生存的。老年人中约有21.5%生活轻度不能自理，5%～8%生活中度不能自理，2%～5%完全不能自理。老年人心理健康状况也令人担忧，如唐山市离退休老年人中有22.2%的老年人有明显的抑郁症状。无论是生理上，还是心理上，都存在各种各样的健康问题，老年人除了有与其他人群共同的需求之外，还有一些特殊的需求，如饮食、运动、心理、精神等方面。老年医疗服务质量有待于提高，老年人的卫生保健缺乏科学的知识普及和正确的指导，农村地区尤其是贫困地区的老年人还存在缺医少药的状况，病后不能及时就医者高达46.2%。老年人看病难、看不起病的问题尤为突出。应重视老年护理事业，改变"重医轻护"偏向，出台相应政策，加大对老年护理事业的扶持和老年护理人员培养支持力度，打造一个新型的现代化、多功能综合的长期护理队伍和机构。

2. 家庭养老功能弱化，社会化养老服务有待发展 全国老龄办在大中城市进行的老年人居住情况调查结果显示，"三代同堂"式的传统家庭越来越少，"四二一"的人口结构（一对夫妇同时赡养4个老人和1个小孩）愈加明显，大家庭已逐渐为核心家庭所代替，家庭户人口数的减少直接影响到老年人的经济来源和照料等资源的数量。高龄化、家庭少子化，家庭对老年人的赡养功能减弱，养老负担越来越多地依赖于社会。同时老年人与子女分开居住的比例增大，"空巢"老人（即独居老人和仅与配偶居住在一起的老年人）迅速增加。随着城市化的发展和人民生活方式的变化，"空巢"老人的比例还将进一步增加。"空巢家庭"从1982年的25.58%上升到1990年的26.86%，并且比例一直呈增长趋势，大城市更高，截至2010年北京市纯老年家庭人口44.3万，占老年人口总数的18.8%，比上年增加2.8万。第六次人口普查：我国"空巢家庭"31.77%，10年增加9%，其中"独居空巢家庭"占比达16.40%，"夫妻空巢家庭"为15.37%。因此，目前我国老年医疗资源短缺、老年保健和照护体系还不完善，加上我国目前"4+2+1"的家庭模式，完全靠子女照顾老人不是很现实。另外成年人面临日益激烈的社会竞争和在家庭中养老及养小的双重压力，30%左右的成年人已经感到负担很大，表现为经济困难、时间紧张和精力不足等。说明今后尤其值得关注的是独生子女父母的养老问题。应建立以居家为基础，社区为依托，机构为支撑的社会服务体系。

3. 精神文化生活少，社会问题多 由于预期寿命的不断延长，离退休后，老年人的闲暇时间不断增多。目前我国老年人的精神文化生活比较单调，层次不高，以娱乐和健身为主，娱乐活动中绝大部分是看电视、听广播。老年活动场所比较缺乏，对老年人的精神文化生活缺少科学的引导和教育，加之疾病原因，容易受到以治病为诱饵的不良思想的侵袭，需要引起高度重视。老年人面临的社会问题也较多，突出的有再婚困难，赡养纠纷案件增多；侵犯老年人合法权益的事件时有发生等，如果得不到及时、合理的解决，会严重影响老年人群的生活质量。

4. 高龄老年人和老年妇女是最脆弱的老年群体 老年群体的脆弱表现主要在经济收入低下、生活在贫困线以下的人多、健康水平差、家庭生活和社会生活等方面处于较为不利的地位。老年妇女尤为突出，因经济收入更低，对家庭的依赖更大，更容易陷入贫困，老年女性预期寿命长于男性，也因而出现较比男性更多的躯体、心理或精神疾患。

5. 人口老龄化对老龄工作带来的影响 我国老龄工作已在全国启动，基层服务网络基本建立但尚薄弱，专业工作技术缺乏、资源不足。对老年人的服务项目少，服务水平低，服务对象覆盖面窄，老年人的参与率和收益率不高，医疗、护理和健康保健资源不足，不能满足老年人群的需要。

6. 老龄化对社会经济发展的影响 人口老龄化改变了人口的抚养比，我国人口的抚养比逐年增加。中国全面推行计划生育政策后，导致青年人的比例逐年下降，劳动力年龄结构老化以及劳动力资源不足，这必然影响到劳动生产率的提高。老年人口增加，使劳动人口减少，单纯消费人口增加，单纯消费增加。从近期效应看，可以刺激消费，扩大内需，但从长远效应看，则会削弱经济发展需要的强大动力。人口老龄化还使老年社会保障的费用增加，给政府财政带来沉重的负担。为满足老年人的特殊要求，现有的产业结构也需要调整，增加老年人所需要的产业、社会服务业，建设适合于老龄化的住宅、街区和交通，发展老年人衣、食、住、行、用、文等各种消费品，政府及其他机构都要增加相应的投入。

（二）解决人口老龄化问题的对策

随着经济建设的良好发展，我国老龄事业得到了党中央、国务院的高度重视和全社会的关心和支持，中央和各地政府成立了老龄工作的组织协调机构及其办事机构，形成了"党政主导，社会参与，全民关怀"的工作格局，确定了老龄工作的目标是"老有所养，老有所医，老有所教，老有所学，老有所为，老有所乐"，颁布了《中华人民共和国老年人权益保障法》和《中国老龄事业发展"十五"计划纲要》，修订了《老年人建筑设计规范》《城市道路和建筑物障碍设计规范》《老年人权益保障法》等相关条例，方便老年人的居住和出行。目前是老龄工作快速发展的最好时期，主要的发展策略有：

1. 提高全社会对人口老龄化的认识 使人们认识到人口老龄化是我国经济发展和社会进步的标志，是我国人口发展不可逾越的一个阶段。把老龄事业纳入当地的国民经济和社会发展的规划中去。城镇初步建立了养老保险制度和包括老年人在内的医疗保险制度，以及居民最低生活保障制度；农村实行以土地保障为基础的"家庭养老为主与社会扶持相结合"的养老保障制度。许多地方还对救助贫困老年人和高龄老年人采取了特殊措施。2009年，全国城镇基本养老保险参保人数达到2.35亿人，全国31个省（区、市）的320个县（市、区、旗）启动了新型农村社会养老保险试点，1500万左右60周岁以上农村老年人领到了中央财政补贴的基础养老金，农村老年人的"老有所养"有了制度性保障。

2. 建立并完善社区老年医疗保健服务体系 深化医疗改革，发展医疗事业，加强人口老化的医疗保健与照料服务。加强社区建设，进一步完善社区为老年人服务的功能，实施了社区老年福利服务的"星光计划"，3 年内将集中 100 亿元在城乡现有设施基础上新增建 10 万个老年福利服务设施；农村应不断完善合作医疗制度并探索多种形式的医疗保障制度，改善特困老年人的医疗条件。2011 年末，我国基层医疗卫生机构 918003 个，比 2010 年增加 16294 个，全年为 65 岁以上老年人提供健康管理服务 1.03 亿人次。

3. 建立适合我国国情及经济发展水平的社会保障制度 保证老年人正常的收入来源，提高老年人的经济保障能力，尤其是老年人医疗保险体系的完善，进一步发展老年人的福利事业。《2018 年国民经济和社会发展统计公报显示》，截至 2018 年末，全国参加城镇职工基本养老保险人数 41848 万人、参加城乡居民基本养老保险人数 52392 万人、参加基本医疗保险人数 134452 万人。目前我国养老服务机构 3 万余个，养老服务床位 746.3 万张，但我国现有的老年服务设施，仍不能满足老年人口的需要，扩大敬老养老的范围，需进一步建立和完善社区老年服务的福利设施，并要照顾到老年人的特殊性。创造方便、舒适、经济和安全的社会服务环境，让老年人的晚年生活有专门机构、服务产业管理，这既是老年福利事业的需要，也是我国经济和社会发展的需要。

4. 巩固家庭养老服务的基础地位 养老问题是要解决人的生产和再生产，因此离不开物质资料的生产。然而，人的需要是多方面的，除物质需要外，还需要解决文化需要、社会交往需要、尊重需要、自我实现需要等多方面的需要。所以，不能将养老问题归结为社会问题，完全依靠社会解决问题。随着我国社会经济的发展，"家庭养老"模式会随之过渡到新的高级形式，但是从我国的社会实际出发，社会福利和社会保障制度还不完善，社会还无力承担老年人的全部社会福利和社会保险项目，在很大程度上需继续依赖"家庭养老"模式，赡养老年人仍然是家庭成员的责任和义务，"家庭养老"模式中的生活照料和精神慰藉也是社会无法全部取代的。研究显示，经济状况、医疗养老保障是影响家庭功能的主要因素，应引起重视。

5. 创建适合于老年人的文化建设 加强和改善社区环境建设，进一步完善社区老年服务功能，如创办老年学校、老年人俱乐部、老年人联谊会，提高老年人的精神和文化生活质量。

6. 转变传统的"养老"观念，开发老年人力资源，提高自我养老能力 我国老年人口中的低龄老年人，他们有丰富的知识、技能、经验乃至多年养成的良好敬业精神和责任心，并能充分肯定自身的价值，有信心参与社会活动。因此，积极开发和利用老年人的这部分能力，发展一些适合老年人继续就业的行业，帮助老年人实现"资源价值"，老年人由"供养"变成"自养"，增强老年人的自我养老能力，提高老年人的生活质量。

7. 大力发展经济，提高社会承受能力 首要任务是把我国经济建设搞上去，为人口老龄化高峰阶段奠定坚实的物质基础。应充分利用我国劳动力资源极为丰富和抚养比低的有利条件，加快经济发展的速度。

8. 制订长期人口发展规划 我国的人口发展应把控制人口规模，提高人口素质，改善年龄结构作为最终目标有机地结合起来。尤其是要考虑人口红利问题。

9. 各地区间人口发展不平衡，应采取不同的政策 由于我国人口分布和社会经济发展的不平衡性，老龄问题的复杂性显现突出。为了保证有充足的劳动力资源，也不使某地区老龄化程度过于严重，那么东部地区可以在适当的时期先于其他地区调整人口出生率，还可以在这些城市中增加一些面向农村招生的专业技术学校，对农村的劳动力进行职业培训，毕业后留城工作，以缓解城市老龄化的程度。

10. 努力实现健康老龄化与积极老龄化 健康老龄化（healthy aging）是 1987 年 5 月召开的世界卫生大会上首先提出的，WHO 于 1990 年 9 月在哥本哈根的第 40 届会议上正式提出"健康老龄化"的目标。1996 年 3 月中国老龄协会提出"面向 21 世纪，积极倡导和促进健康老龄化是我国老龄化的战略方向"。

健康老龄化，即在老龄化社会中，多数老年人的生理、心理和社会功能均处于健康状态，同时社会和经济发展不受过度人口老龄化的影响。我国学者何慧德教授提出，健康老龄化有两层含义：其一是个体的健康老龄化，即老年阶段健康时期延长，伤残或功能丧失只在生命晚期出现，且持续时间很短；老年人生存质量提高，晚年生活更加有意义。其二是群体的健康老龄化，即健康者在老年人群中所占的比例愈来愈大，老年人口的健康预期寿命延长。健康老龄化的外延包括老年人个体健康、老年人群体健康与人文环境健康三个部分，也就是说老年人具有良好的身心健康和社会适应能力；健康预期寿命延长，并与社会整体相协调；有良好的老龄化社会氛围以及社会发展的持续性、有序性、并符合规律。

积极老龄化是在健康老龄化基础上提出的新观念，2002 年在马德里国际老龄大会上提出。积极老龄化是应对人口老龄化的新思维，也是健康老龄化在理论上的完善和必要条件。是指老年人不仅在机体、社会、心理方面保持良好的状态，还要积极地面对晚年生活，作为家庭和社会的重要资源，继续为社会做出有益的贡献。其内涵是将健康、保障和参与看成三位一体，强调老年人社会参与的必要性、重要性，即老年人应不断参与社会、经济、文化、精神和公民事务；强调尽可能地保持老年人个体的自主性和独立性；强调从生命全程的角度关注个体的健康状况，使个体进入老年期后还能尽可能长时间地保持健康和生活自理。

第二节　老年护理学概述

研究老年人的健康问题，满足老年人的健康需求，提高老年人的生活质量和生活满意度，提供优质的护理服务，是老年护理的方向和重要工作内容。

一、老年护理学及其相关概念

（一）21 世纪全球养老新理念

国际老龄联合会提出 21 世纪世界养老新理念：养老由满足物质需求向满足精神需求方向发展；养老原则由经验养生向科学养生发展；养老目标是动态的，由长寿到目前的健康，再到 21 世纪老龄化社会的尊严。

（二）老年学

老年学是在老年医学、老年生物学、老年心理学和老年社会学等边缘性学科产生和发展的基础上形成的一门综合性学科。老年学是对人体衰老的研究，包括从学科和实际工作领域，对衰老过程从生理、心理和社会方面进行的全方位研究。它涉及社会、经济、环境、保健和其他诸多领域，目前已成为一门重要而独立的科学体系。

（三）老年医学

老年医学是研究人类衰老机制，人体老化改变，老年人卫生保健和老年病防治的科学，它是医学的一个分支，也是老年学的主要组成部分。它包括老年基础医学、老年临床医学、老年康复医学、老年预防保健学、老年流行病学、老年社会医学等内容。

（四）老年社会医学

老年社会医学是从社会学的角度，应用统计学、流行病学、社会学和管理学等方法，研究社会环境（如政治、经济、文化、保健、社会福利和行为习惯等）对人体生命状态的影响，以及如何改善社会条件，进而促进老年人健康长寿。

医务人员不仅要从医学方面，还要从心理学和社会学方面处理老年病患者。当前开展的社区建设是为老年人服务的一项重要任务。

（五）老年护理

老年护理是以老年人群及其主要照顾者为服务对象，提供护理服务的过程，指导老年护理实践的主要方法是护理程序。发展和完善我国的老年护理体系，提高老年人的护理质量和生活质量，是老年护理的首要任务。为老年人提供个体化、专业化、普及化和优质化的护理服务是老年护理的主要工作。

（六）老年护理学

老年护理学是研究、诊断和处理老年人对自身存在和潜在的健康问题反应的学科，源于老年学，是护理学的一门重要学科，涉及生物学、心理学、社会学、健康政策等学科理论，是一门跨学科、多领域，同时又具有其独特性的综合性学科。其应用性和实践性都很强。美国护士协会1987年提出用"老年护理学"概念代替"老年病护理"概念，因为老年护理学涉及的护理范畴更广泛，包括评估老年人的健康和功能状态，制定护理计划，提供有效护理和其他卫生保健服务，并评价照顾效果。老年护理学强调恢复、保持和促进健康，预防和控制由疾病引起的残疾，发挥老年人的日常生活能力，实现老年人机体的最佳功能，保持人的尊严和舒适的生活，直至死亡。

老年护理学的重点在于以老年人为主题，研究自然、社会、文化教育和生理、心理因素对老年人健康的影响，探讨用护理手段或措施解决老年人的健康问题。

二、老年护理的目标与原则

（一）老年护理的目标

传统老年护理的目标是疾病的转归和寿命的延长。而现代老年护理的目标是：

1. 健康老龄化 健康不仅指个体身体状况良好，还包括良好的心理状态和社会适应能力。老年护理是以健康为基础、以患者为中心，护理人员不仅掌握老年疾病的护理知识和技能，更要掌握老年人健康的知识和方法，最大程度改善老年人健康状况、功能水平和生活方式，维持老年人的最佳功能状态和生活状态，使老年人真正享受到"老有所养""老有所医""老有所乐""老有所学""老有所为"和"老有所教"。

2. 增强自我照顾能力 老年人由于年老体衰或患有慢性病时常以被动的形式生活在依赖、无价值、丧失权利的感受中，自我照顾意识淡化，久而久之将会丧失生活自理能力。适时地给予老年人及其照顾者以护理知识技能的教育及监督指导，使老年人出院回归社会后仍能获得连续的自我护理及家人的护理。因此护理人员在尽可能保持老人个人独立及自尊的情况下提供协助，适时给予全补偿、部分补偿的护理服务。

3. 提高生活质量 目前许多发达国家，已经把"提高老年人的生活质量"作为老年护理的最终和最高目标，同时也作为老年护理活动效果评价的一个有效判断标准。因此，老年护理的工作主要是促进老年人在生理、心理和社会适应方面的完美状态，在健康基础上长寿，做到年高不老，寿高不衰，提高生命质量，体现生命的意义和价值。

4. 延缓衰退及恶化 开展健康教育，改变不良的生活方式，避免和减少健康危险因素的危害。通过三级预防，做到早发现、早诊断、早治疗。对疾病进行早期干预，积极康复，防止病情恶化、并发症及伤残的发生。

5. 人性化临终关怀 对待临终老人，护理工作者应敏锐地评估并满足他们及家属的需求，用科学的心理关怀方法、高超精湛的临床护理手段，最大限度地帮助患者减轻躯体和精神上的痛苦，以确保老人能够无痛、舒适、有尊严地度过生命的最后时光，让家属也不留遗憾。

（二）老年护理的原则

针对老年护理工作特殊的规律和专业要求，在护理实践中应遵循以下护理原则。

1. 满足需求 护理人员应增强对老化的认识，将病态和正常老化过程及老年人独特的心理、社会特性与一般护理学的知识和技术相结合，及时发现老年人现存的和潜在的健康问题以及各种需求，使护理活动能及时提供满足老年人的各种需求和照顾，从而有助于老年人的健康发展。

2. 早期防护 一级预防应该及早进行，老年护理的实施应从中青年时期开始入手，进入老年期后应更加关注。要了解老年人常见病的病因、危险因素和保护因素，采取有效的预防措施，防止老年疾病的发生和发展。对于慢性病患者、残疾老人，根据具体情况开始实施康复治疗和护理的时间也越早越好。

3. 持之以恒 衰老加之老年疾病病程长、并发症及后遗症多，多数老年患者的生活自理能力下降，有的甚至出现严重的生理功能障碍，对护理工作有较大的依赖性。对各年龄段健康老人、患病老人均应做好细致、耐心、持之以恒的护理，减轻老年人因疾病和残疾所遭受的痛苦，缩短临终依赖期，对生命的最后阶段提供系统的护理和社会支持。

4. 注重个性 老年人因性别、病情、家庭、经济、社会角色等不同，个体差异性很大，护理人员应充分认识到老年人的个性特征、疾病特点、家庭状况、经济状况、人际关系和社会参与程度的重要性，既要遵循一般性护理原则，又要注意因人施护，执行个体化护理的原则，做到实用、有效。

5. 整体护理 老年人的健康受生理、心理、社会适应能力等多方面因素的影响，特别是老年病具有临床表现不典型、多种疾病并存、病程长、病情重、易发生意识障碍和水、电解质紊乱等特点，所以护理人员必须树立系统化整体护理的理念。一方面要求护理人员在护理工作中注重患者身心健康的统一，解决患者的整体健康问题；另一方面要求护理业务、护理管理、护理制度、护理科研和护理教育各个环节的整体配合，共同保证老年护理水平的整体提高。

6. 长期护理 由于慢性疾病或衰弱导致老年人生活自理能力下降，在一个相对的时期内，需要他人给予广泛的援助。随着我国人口老龄化的持续发展，老年人口日益高龄化，以及家庭结构变化使家庭照料功能削弱，老年人的长期护理问题越来越突出。应为老年人提供针对性的护理场所和设施，建立社区护理服务模式，依据社区老年人的年龄分布、生理特征、居住特征和照顾来源，设计个性化的护理服务，解决家庭成员在护理技术上的缺陷,减轻家庭的照护负担,提高家庭护理质量。

三、老年护理的特点

(一)老年护理场所

目前照料老年人的护理现状:一是配偶照料;二是子女照料;三是保姆、钟点工照料。各种养老机构(如老人院、日间或夜间老年人护理中心、老人之家等)、老年人家庭和社区、各种长期照顾老年人的机构、临终关怀中心、医院或门诊等均是老年护理工作的场所。

(二)老年专科护理人员角色

老年专科护理人员的角色呈现多元化形式,即照顾者、执业者、个案管理者、沟通者、协调者、咨询者、教育者、研究者以及医疗团队的成员或领导者、维护老年人健康和权利的代言人与保护者,甚至是社会活动者等。

(三)健康老年人的护理

1. 心理特点与护理

(1)心理特点 主要表现为精神活动能力减弱,运动反应时间延长,学习和记忆能力减退以及人格改变和情绪变化。如注意力不集中、记忆力下降、孤独、多疑、自卑、抑郁以及情绪不稳、脾气暴躁等消极情绪。

(2)护理 护理人员要以极大的耐心和爱心护理老年人,加强情感沟通,帮助老年人树立正确的人生观、死亡观,抛开一切烦恼,乐享天年。

2. 生理特点与护理

(1)生理特点 组织器官储备能力减弱,各种功能衰退,免疫功能下降,对内外环境的适应能力降低,容易出现各种慢性退行性疾病;视觉、听力减退,反应迟钝,操作能力和反应速度降低,手足协调功能下降,生活自理能力差;平衡功能减退,易发生跌到。

(2)护理 注意保护老年人的安全,避免发生意外损伤,必要时使用日常生活辅助用品;注意做好健康教育,可进行健康运动、营养膳食及自我保健等方面的指导。

3. 社会问题与护理

(1)社会问题 老年人由于离退休、经济收入减少、生活贫困、丧偶、疾病等原因,其家庭和社会角色发生了变化,产生诸多不适应的心理社会问题。

(2)护理 要加强老年社会学方面的研究,帮助老年人保持健康的心态,成立老年协会、休闲娱乐活动中心,扶助健康老年人再就业,鼓励老年人多参与社会活动,促使老年人保持乐观的情绪和良好的心态,保证家庭和社会的稳定。

(四)患病老年人的护理

老年慢性病多系慢性退行性改变,有时难以区分生理和病理的界限。即使老年人与青年人患同一种疾病,其临床症状和体征、疾病进展、康复与预后也不完全一致。

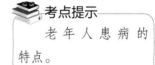
考点提示
老年人患病的特点。

1. 临床表现及体征不典型 老年人的感受性降低,有时疾病发展到严重程度,患者尚无症状或症状不典型,如肺炎患者的典型表现为咳嗽、咳痰、发热等,而老年患者却没有此类症状,有的仅表现为食欲不振、精神萎靡。据统计,35%~80%的老年人发生心肌梗死时无疼痛,常呈无痛性急性心肌梗死,49%的老年人患腹膜炎时无明显疼痛反应,严重感染时也仅仅有低热,甚至不发热,因此容易被漏诊或误

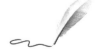

诊。故护理人员要仔细观察，及时发现不典型症状，准确评估老年患者的健康状况，为及早明确诊断提供依据，以免延误诊治。

2. 多种疾病同时存在 约有70%的老年人同时患有两种或两种以上的疾病，而且各种症状的出现及损伤的累积效应也随着年龄的增长而逐渐增加，因而病情错综复杂。故护理老年人应制订全面的护理计划，才能满足老年人的需要。

3. 病程长、恢复慢、并发症多 由于老年患者免疫力低下，抗病能力与修复能力弱，常导致病程长、恢复慢，且容易出现意识障碍、水电解质紊乱、运动障碍、多器官功能衰竭、出血倾向等多种并发症，导致病情危重。故护理老年人要特别注意观察病情，多进行疾病护理及预防并发症的健康教育，同时鼓励老年患者及家属树立战胜疾病的信心，使老年人和家属共同参与康复护理计划的制订。

（五）养老机构老年人的特殊心理需求与护理

1. 养老机构老年人的心理需求

（1）苦闷与自卑 养老机构中的老年人远离了家庭与社会，难以直接感受到家庭的温馨和丰富的社会生活，精神上易产生压抑与苦闷，进而导致自卑。

（2）渴望亲情 人到老年，最渴望的即是亲情。居家的老年人会直接得到子女的服侍与慰藉，子孙辈们也是老年人快乐的源泉。入住养老机构后，缺乏儿孙承欢膝下的家庭亲情。与原来生活相比，显然活力不足，沉闷有余。

（3）自尊心强 老年人来到养老机构，生活环境与生活方式发生了巨大变化，会产生"无用感"。故刚入住养老机构的老年人常常会表现出较强的心理防御机制，自尊心极强，敏感。

（4）好胜心强 养老机构中拥有大量的同龄老年人。为了显示自己仍然年轻、充满活力，在日常生活、身体锻炼，或平时的琴棋书画等诸多方面，老年人之间总喜欢相互较劲、相互竞争。

2. 养老机构老年人的心理护理

（1）以"老人为本"，充当"儿女角色" 作为养老机构中与老年人日夜相伴的护理人员，要有爱心和孝心、细心和耐心，还要有责任心，做到任劳任怨，特别是对待平时缺少或无子女看望的老年人，更应注意护理过程中的言行，说话语气与措辞方式，要在思想上将老年人当成自己的父母一样来对待。

（2）要一视同仁 入住养老机构的老年人虽然情况各异，但绝无等级之分。护理人员要一视同仁，无论老年人有何背景，均应尊重其独立性和需要，并以此表达对个人内在价值的认同。

（3）因人而异，采取不同的服务方式 老年人之间存在着一定的性格、爱好兴趣的差异。为了满足每一位老年人不同的需要，护理人员应遵循"个体化"原则，针对老年人的具体情况采取不同的服务方式。如性格内向者，要给予合理的心理疏导，让老年人积极地投入到现在的生活之中。性格外向，喜欢与人交谈者，护理人员要帮助老年人实现愿望，充当耐心的倾听者，使其感到愉快和满足，增强老年人生活的信心，更好地适应养老机构的生活。

（4）鼓励和帮助老年人参加有利于身心健康的运动 合理运动对调节情绪，增强毅力，促使老年人保持健康的个性品质有着非常重要的作用。因此，护理人员应鼓励老年人积极参加适当的文体活动，并在养老机构有限的场地内组织一些符合我国老年人身心特点的活动，如太极拳等。

（5）开展丰富多彩的趣味活动，给老年人一个表现自己的舞台 每个老年人都希望自己的晚年生活充实而富有意义，养老机构中的老年人也需要一个表现自我的机会与场所。因此，应根据每位老年人的兴趣和爱好组织一系列活动，如讲故事、当老师、种花、钓鱼等。

四、老年护理的道德准则和执业标准

（一）老年护理的道德准则

老年人由于生理、心理、社会的特殊性，使他们处于弱势群体。因此，老年护理是一种更具社会意义和人道主义精神的工作，对护理人员的道德修养提出了更严格的要求。奉献、关怀、尊重、真诚、平等是老年护理道德的基本原则。

1. 尊老爱老，扶病解困 每个人都有被尊重的需要，老年人更是如此。不论在任何情况下，护士都必须关心、理解、尊重老年人，不使老年人处于尴尬、难堪的境地。如礼貌的称谓、关切的目光、耐心的倾听，努力为老年人提供最佳护理服务。

2. 热忱服务，一视同仁 热忱服务是护理人员必需的工作态度，也是尊老爱老的具体表现。在护理工作中要始终贯穿诚心、爱心、细心、耐心、责任心的原则，尽量满足要求，保证老年人的安全和舒适。对老年人应一视同仁，无论职位高低、病情轻重、贫富贵贱、远近亲疏、自我护理能力强弱，都要以诚相待，尊重人格，体现公平、公正的原则，并提供个性化护理，始终给老年人留下亲切温和、热情可信的感觉。

3. 高度负责，技术求精 老年人反应慢，不善于表达自己的感受，加之许多疾病临床表现不典型，病情发展迅速，很容易延误病情。这不仅要求护理人员具有较高的护理知识水平和熟练的护理操作技能，更要有强烈的责任心。在护理中做到仔细、审慎、周密，千方百计地减轻和避免后遗症、并发症，绝不能因为工作中的疏忽而给老年人带来不良后果。

4. 良好沟通，无私奉献 老年人面临的健康问题通常是比较复杂的，有时甚至是十分危急的，必须及时发现与处理，因而需要各学科、各专业以及医护之间的密切合作，还需要亲属的理解与配合。护理人员所处地位独特，是驾于各类人员之间的桥梁，因此必须具有良好的沟通技巧和合作精神，才能促进专业人员、老人、亲属之间的沟通与交流，让他们相互理解、相互协作，才能及时发现与解决问题，更好地实现维持老年人健康，促进老年人康复的最终目标。

由于老年人生理功能减退，动作迟缓，依赖性强；老年人常患多种慢性疾病，病程冗长，使护理工作变得更为繁重；且老年人已形成的人格类型难以改变，人生观、价值观也可能与现代护士的自身观念相反。这一切使护理老年人更为艰辛，所以，奉献精神是从事老年护理工作者首先应具备的素质。

（二）老年护理的执业标准

护理人员必须通过学校教育、在职教育、继续教育和岗前培训等增加老年护理专业的知识和技能。其目的是指引护士自我发展直到执业精熟程度。我国目前主要参照美国的老年护理执业标准。它是根据护理程序制定的，强调增加老年人的独立性及维持其最高程度的健康状态。

美国的老年护理执业标准如下。

1. 老年护理服务的组织　所有的老年护理服务必须是有计划、有组织且是由护理人员执行管理。执行者必须具有学士以上学历且有老年护理及老年长期照料或急性救护机构的工作经验。

2. 理论　护理人员参与理论的发展和研究，护理人员以理论的研究及测试作为临床的基础，用理论指导有效的老年护理活动。

3. 收集资料　老年人的健康状态必须定期、完整、详尽、正确且有系统的评估。在健康评估中所获得的资料可以和健康照护小组的成员分享，包括老人和其家属。

4. 护理诊断　护理人员使用健康评估资料以决定其护理诊断。

5. 护理计划及持续护理　护理人员与老年人和适当人选共同制订护理计划。计划包括共同的目标、优先顺序、护理方式以及评价方法，以满足老年人治疗性、预防性、恢复性和康复性需要。护理计划可协助老年人达到及维持最高程度的健康、安宁、生活质量和平静的死亡，并帮助老年人得到持续的照顾，即使老年人转到不同境地也能获得持续照顾，且在必要时修改。

6. 护理措施　护理人员依据护理计划的指引提供护理措施，以恢复老年人的功能性能力并且预防并发症和残疾的发生。护理措施源自护理诊断且以老年护理理论为基础。

7. 评价　护理人员持续评价老年人和家属对护理措施的反应，以决定目标完成的进度，并根据评价结果修正护理诊断和护理计划。

8. 医疗团队合作　护理人员和健康保健小组成员合作，在各种不同的情况下给予老年人照顾服务。小组成员定期开会以评价对老年人及家属护理计划的有效性，并依需要的改变调整护理计划。

9. 研究　护理人员参与研究设计以发展有组织的老年护理知识宣传，并在临床应用。

10. 伦理　护理人员依据"护理人员手册"作为伦理抉择的指标。

11. 专业成长　护理人员不仅对护理专业的发展负有责任，而且应该对健康保健人员的专业成长做出贡献。

第三节　老年护理的发展

老年护理作为一门具有独立理论体系的综合性应用学科，它的发展大致经历了 4 个阶段：①理论前期（1900—1955）：在这一阶段没有任何的理论作为指导护理实践的基础；②理论基础初期（1955—1965）：随着护理专业的理论和科学研究的发展，老年护理的理论也开始发展和研究，第一本老年护理教材问世；③推行老年人医疗保险福利制度后期（1965—1981）：老年护理的专业活动与社会活动相结合；④全面完善和发展的时期（1985年至今）：老年护理学的全面实施。经过理论－实践－理论等总结与概括，形成了比较完善的老年护理学理论，指导护理实践，使老年护理工作更加完善。

一、国外老年护理的发展

老年护理学源于老年学，相伴于老年医学而发展，并作为一门学科最早出现于美国。1900 年在美国，老年护理作为一个独立的专业被确定下来，至 1966 年，美国已经形成了比较成熟的老年护理专业。1961 年美国护理协会设立老年护理专科小组。1966 年美国护理协会成立了"老年病护理分会"，确立了老年护理专科委员会，老年护理真正成为护理学中一个独立的分支。1975 年开始颁发老年护理专科证书，同年《老年护理杂志》创刊，"老年病护理分会"更名为"老年护理分会"，服务范围由老年患者扩大至老年人群。1976 年美国护理协会提出发展老年护理学，从护理的角度与范畴执行业务活动，关注老年人对现存和潜在的健康问题的反应，从护理的角度和范畴执行业务活动。美国老年护理的发展，对世界各国老年护理的发展起到了积极的推动作用。老年护理的发展受护理专业的发展影响较大。在许多国家，老年护理内容是大学本科护理课程中一个重要的组成部分，而且有老年护理专业的硕士学位和博士学位的项目。美国护理协会每年为成千上万名护理人员颁发老年护理专科证书。1993 年，美国护士就已经可以参加证书考试以取得特殊的老年护理的执业执照。对这一考试资格的要求包括拥有注册护士的执照和 2 年从事老年护理工作的经验。

二、我国老年护理的发展

我国老年医疗、强身、养生活动已有 3000 多年历史，但作为现代科学的中国老年学与老年医学的研究开始于 20 世纪 50 年代中期。我国老年护理学长期被划入成人护理学范围，发展较慢。20 世纪 80 年代以来，政府对老龄事业十分关注，先后发布了《关于加强老龄工作的决定》《中国老龄事业发展"十五"计划纲要》和《中国老龄事业发展"十一五"规划》《国务院关于促进健康服务事业发展的若干意见》（国发〔2013〕40 号）等，有力地促进了老龄事业的发展。在政策指引、机构发展、人力配备、国内外交流、人才培养和科研等方面，卫健委、民政部、国家科委以及各级政府都给予了关心和支持，成立了中国老龄问题委员会，建立了老年学和老年医学研究机构，促进了我国老年学的发展，老年护理也随之得到了发展。中国老年护理体系的雏形是医院的老年人护理，如综合性医院设的老年病科，主要以系统划分病区，按专科管理患者。20 世纪 80 年代中期，在一些大城市设立老年病专科医院与老年病门诊，按病情的不同阶段进行有针对性的护理。急性期，主要加强治疗护理；恢复期，主要加强康复护理；慢性期，主要加强生活护理；终末期，主要实施以心理护理及家庭护理为主的临终关怀。我国是世界上老龄人口绝对数最多的发展中国家，经济还不发达，老年护理院、老年医院起步较晚。从 1984 年起，北京、上海、广州等城市相继成立了老年病医院，沿海城市的一些街道还成立了老年护理中心，对管辖区域内的高龄病残、孤寡老年人提供上门医疗服务，设立家庭病床，送医上门。对老年重症患者建立档案，提供定期巡回医疗护理，老年人可优先入院并接受相应的治疗、护理和临终关怀服务。1985 年天津市成立第一所临终关怀医院；1996 年 5 月，中华护理学会倡导要发展和完善我国的社区老年护理；1997 年上海市成立了老人护理院，随后深圳、天津等地相继成立了社区护理服务机构。

20 世纪 90 年代，我国高等护理教育发展迅速，老年护理学也陆续被全国多所护理高等院校列为必修课程，各种杂志关于老年护理的论著、经验总结文章陆续发表，有关老年护理的研究开始起步。至今，部分护理院校正酝酿开设老年护理专业，护理研究生教育中也设立了老年护理研究方向。此外，国内外老年护理方面的学术交流逐步开展，有的院校与国外护理同行建立了科研合作关系。

随着我国人口老龄化问题日益严重，老年护理遇到了前所未有的挑战，我国老年护理的发展还远远不能满足老年人的需求，老年护理教育还比较滞后，老年护理研究进展缓慢，在中国还没有老年护理资格证书的考试，老年护理专业人员的数量不足，质量不高。老年护理的发展应及时适应新时期的变化，重视老年护理教育和专业老年护理人员的培养，借鉴国外的先进老年护理经验，构建具有中国特色的老年护理理论与实践体系，不断推进我国老年护理事业的发展。

本章小结

本章主要介绍了老年人与人口老龄化的概念、划分标准、现状与趋势和我国应对人口老龄化应采取的措施，以及老年护理学的概述。重点内容包括老龄化社会的划分标准及常用指标，老年护理的目标与原则，老年护理的特点。难点是在老年护理实践工作中，如何落实老年护理的原则，达到老年护理的目标，协助老年人度过一个愉快的晚年生活。同学们在学习时应抓住重点和难点，进一步收集人口老龄化的相关资料，了解国内外人口老龄化的现状与趋势，明确人口老龄化问题是全球高度关注的世界性问题，是全社会都在积极探讨应对措施的热点问题。应对人口老龄化的问题老年护理人员责任重大，老年护理的发展迫在眉睫。

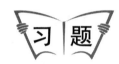

习题

扫码"练一练"

一、选择题

【A1 型题】

1. 发展中国家，60 岁老年人口达到哪个数值标志着这个国家属于老年型国家

    A. >4%   B. >6%   C. >8%

    D. >10%   E. >12%

2. 下列说法正确的是

    A. 我国是世界上老化最严重的国家

    B. 我国是世界上老年人绝对数最多的国家

    C. 我国是世界上老年人口平均寿命最长的国家

    D. 我国是世界上老龄化问题最严重的国家

    E. 我国是世界上老年人最多的国家

3. 中国进入老龄化的时间是

    A. 1997 年   B. 1999 年   C. 2005 年

    D. 2010 年   E. 2011 年

4. 老年护理被确定为一门独立专业是

    A. 1900 年   B. 1935 年   C. 1955 年

    D. 1965 年   E. 1981 年

5. 发展中国家老年人的划分标准为
　　A. ＞50 岁　　　　　　　B. ＞55 岁　　　　　　C. ＞60 岁
　　D. ＞65 岁　　　　　　　E. ＞70 岁

6. 老年人口总量居世界首位的是
　　A. 日本　　　　　　　　B. 中国　　　　　　　　C. 美国
　　D. 英国　　　　　　　　E. 德国

7. 张大爷，65 岁，依照 WHO 关于人的年龄界限新的划分标准，张大爷属于
　　A. 中年人　　　　　　　B. 年轻老人　　　　　　C. 中老年人
　　D. 老老年人　　　　　　E. 长寿老人

8. 反映人口老龄化的重要指标是
　　A. 老年人口数　　　　　B. 老年人口系数　　　　C. 老年人平均寿命
　　D. 老年人期望寿命　　　E. 老年抚养系数

9. 我国人口老龄化进程中的高峰阶段是指
　　A. 2000—2010 年　　　B. 2010—2025 年　　　C. 2000—2025 年
　　D. 2010—2050 年　　　E. 2025—2050 年

10. 世界上最早出现人口老龄化的国家是
　　A. 瑞典　　　　　　　　B. 美国　　　　　　　　C. 荷兰
　　D. 英国　　　　　　　　E. 法国

11. 老年护理作为一门学科最早出现于
　　A. 瑞典　　　　　　　　B. 美国　　　　　　　　C. 荷兰
　　D. 英国　　　　　　　　E. 中国

12. 关于人口老龄化的概念错误的是
　　A. 人口老龄化是老年人口数量绝对增加的过程
　　B. 人口老龄化随着社会经济的发展是可逆的
　　C. 人口老龄化初期对社会经济发展是有积极作用的
　　D. 人口老龄化和老年人口不同
　　E. 人口老龄化通常是指群体老龄化

13. 老年护理学研究的对象是
　　A. 老龄化社会　　　　　B. 老年健康人　　　　　C. 老年人
　　D. 老年患者　　　　　　E. 以上都是

14. 世界上老龄化程度最高的国家是
　　A. 英国　　　　　　　　B. 瑞典　　　　　　　　C. 日本
　　D. 丹麦　　　　　　　　E. 美国

15. 我国人口老龄化带来的问题不包括
　　A. 社会负担加重
　　B. 社会文化福利事业发展跟不上需要
　　C. 老年人医疗费用负担加重
　　D. 老年人的需求大大超过其他人
　　E. 家庭人均养老负担增加

16. 目前，全世界平均预期寿命最长的国家是

    A. 日本   B. 英国   C. 瑞典

    D. 冰岛   E. 中国

17. 我国人口老化的特点不包括

    A. 我国是老年人口在世界上绝对值最大的国家

    B. 我国是世界上人口老化速度最快的国家之一

    C. 我国人口老龄化东部快于西部

    D. 我国人口老龄化城市快于农村

    E. 未富先老

18. 下列不属于老年人患病的特点的是

    A. 发病缓慢，临床表现不典型

    B. 多种疾病同时存在

    C. 并发症多

    D. 病程长，恢复慢

    E. 自觉症状明显

19. 以下哪项不是老年人的患病特点

    A. 患病率高   B. 疾病的并存性

    C. 可以全面正确的提供病史   D. 病情发展迅速

    E. 症状不典型

二、思考题

王先生，48 岁，事业单位中层领导。妻子李女士，45 岁，三甲医院儿科护士长。两人育有一女，12 岁。李女士父亲 71 岁，身体状况尚好，母亲 68 岁，患有高血压、糖尿病。王先生母亲 71 岁，患有类风湿关节炎、骨质疏松，父亲 74 岁，于一周前体检时发现患有肺癌。近一周来王先生一直请假陪父亲就医检查，联系住院和手术照顾。作为独生子女的王先生和李女士虽然身心疲惫，还是坚定的承担起了照顾老人的责任。

1. 根据这个典型的 4 - 2 - 1 家庭状况分析我国老龄化社会的特点。

2. 我国老龄化社会的解决策略有哪些？

3. 根据这个案例谈谈老年人患病的特点有哪些？

（杨术兰）

第二章 老年护理相关概念及理论

学习目标

1. **掌握** 老化的概念；老化过程的特点；老化的基因程控理论、长寿和衰老理论；老化的生物学理论；老年人各系统的生理变化；老年人心理社会变化。

2. **熟悉** 老化的人的需要理论、人格发展理论；老化的隐退理论、活跃理论；老化的心理学理论；老化的社会学理论。

3. **了解** 老化的其他生物学、心理学及社会学理论。

4. 学会分析判断老年人生理与心理的正常与异常变化。

5. 具有尊重和保护患者权利的素质。

衰老是一个复杂过程，与多种因素有关，有多种理论。目前，生命科学领域有关衰老机制的研究，正处于百花齐放时期。人为什么会老化，是人类一直在探究的课题。"长生不老"是人类一直美好的向往与追求。老化、死亡是人类不可抗拒的自然客观规律。由于衰老过程极其复杂，影响因素千变万化，因此目前还没有一种单一的理论能完全解释老化现象，普遍认为是生物、心理、社会等多种因素综合作用的结果。

第一节 老 化

案例导入

孙奶奶，某沿海城市人，今年春节前将过90岁生日，其子孙满堂，自5年前老伴去世后就搬进该城市的老年公寓居住。今年她的儿孙亲戚朋友将为她举行隆重的生日宴会。由于孙奶奶未曾庆祝过自己的生日，所以她感到特别高兴和惊奇，因此嘴里不停地嘟囔着："春节要到了，春节要到了……"孙奶奶除精力不太好和经常跌倒外，还有风湿引起的疼痛及逐渐加重的呼吸困难，但她认为自己很健康，很少去看医生，只是最近才到医院作了一些检查。孙奶奶时常在深夜因为尿急而惊醒，然后就很难再入睡，通常她会在这时喝点牛奶，然后放松自己，直到再入睡；白天她总是穿尿不湿，以避免咳嗽或大笑时尿失禁。

请问：

1. 你认为孙奶奶发生了哪些老化变化？

2. 请用相关的老化理论解释孙奶奶的变化。

老化是一种正常的生命过程。作为生物性个体都要经过生长、发育、成熟、衰老及死亡过程。人类的生长发育在20～25岁达到成熟，个别器官成熟期较晚，在30岁左右，至成熟期各种生理功能达到最高功能储备、活力及潜力状态。此后，各种生理功能、代谢功能及形态结构等逐渐出现生物衰老表现。一般在20～30岁时老化速度较缓，至60～65岁老化速度加快。

一、老化与衰老的概念

老化（aging）并不是一种疾病，也不是一种具有摧残性的力量。老化是指个体在成熟期后的生命过程中所表现出来的一系列形态学以及生理功能方面的进行性变化。老化通常与衰老并提，衰老也不是必定的身心老朽状态。衰老（senility）是指老化过程的最后阶段或结果，如心智钝化记忆力减退、体能失调等，是所有生物种类在生命过程中的一种生命现象。

老化与衰老是人生必经的历程，我们必须去认识、接受，并加以了解与享受。我们可以把老化视为一种自然过程，任何生物（包括人类）都严格地按照生物规律，经历由胚胎到出生、生长、发育、成熟和衰老，直至死亡的过程。老化是人体在生命的后阶段所发生的全身性、多方面、循序渐进的细胞组织、器官、形态结构、生理速度不尽一致功能退化过程，结果使人体适应能力及储备能力下降。老化是进行性、随增龄而加重的不可逆变化。老化进行最快的时期是老年期。

二、老化的特征

老化可分为生理性老化和病理性老化。生理性老化（physiological senility）符合自然规律，即机体在生长过程中随增龄而发生的生理性、衰退性的变化，是一种正常的老化现象。病理性老化（pathological senility），即在生理的基础上，因某些生物、心理、社会及环境等因素所致的异常老化。两者很难严格区分，往往结合在一起，从而加快了老化的进程。老化具有如下特征。

1. 累积性 老化并不是一朝一夕形成的，而是在日复一日、年复一年的岁月中，机体在结构和功能上一些微小变化长期逐步积累的结果。这些变化一旦表现出来，则不可逆转。

2. 渐进性 老化是一个循序渐进的演变过程，是逐步加重而并非跳跃式发展的。往往是在不知不觉中出现了老化的征象，而且同一物种所表现出来的老化征象相同。

3. 普遍性 老化是多细胞生物普遍存在的现象，且同种生物的老化进程大致相同。

4. 内生性 老化源于生物本身固有的特性（如遗传）。环境因素只能影响老化的进度，或加速老化，或延缓老化，但不能阻止老化。

5. 危害性 老化过程是机体衰老的过程，导致机体功能下降乃至丧失。因而往往对生存不利，使机体免疫力下降，越来越容易感染疾病，最终导致死亡。

> **考点提示**
> 老年人老化的特点。

这就是老化的丘比特（Cupid）标准。由此可见，老化是从生殖成熟后才开始或逐渐加速的，是可以预计的。在整个生命历程中，使机体会越来越丧失功能，感染疾病，最终死亡。

第二节　老化的理论

人体老化是一种遗传因素和内外环境间多种复杂因素相互作用的生物学过程，是机体退行性功能下降和紊乱的综合表现。人体老化的机制作为一个认识过程仍在不断探索和发展之中，至今人体老化的真正原因和机制尚未完全清楚。关于人体老化机制的学说虽然很多，但可以归纳为生物学理论、心理学理论和社会学理论。

一、老化的生物学理论

老年学家 Leonard Hayflick 在 1988 年首次提出该理论。这一理论主要研究年龄增长与重要生命器官功能水平变化之间的关系，其代表理论有基因理论、免疫理论、自由基理论等，上述理论观点有助于在老年护理学中加以应用。如所有人群都会发生衰老，这是自然的、必然的、进行性的过程；衰老过程中存在个体差异，同一个体内的各器官和组织的衰老速度也不同；虽然老年人疾病易感性增加，但老化是一生理过程，并不是病理过程。因此，护士要了解老年人生理功能变化，理解老年人的高度易感性，从老年学的观点进行护理评估和设计各种干预措施，帮助老年人实现最佳生理功能。

（一）基因程控学说

基因程控学说（genetic program theory）认为，遗传因素决定了生物的衰老过程，衰老只是个过程而已。生物体的出生、发育、成熟、衰老和死亡这一自然过程是由遗传程序安排的，研究者们称其为"生物钟"。因此，有人把基因程控学说称为"生物钟学说"。此学说认为，衰老的最初启动源于细胞，细胞内在的预定程序决定了细胞寿命的长短。预定程序是由父母生殖细胞中染色体带来的遗传信息决定的。染色体中的 DNA，以其特定的核酸排列顺序决定着生物个体的全部特征，这就是所谓的遗传基因。

与人体老化有关的基因可以归纳为三类：①与年龄有关的疾病基因：老化与年龄相关，研究与年龄相关的疾病可认识到引发老化的机制，即参与老化的基因可能也参与同年龄相关的疾病过程。很多老年病（如糖尿病、关节炎、心脏病、癌症、高血压、神经退行性疾病、痴呆等）都有遗传因素。以阿尔茨海默病为例，人们最早认识到有害的基因是类淀粉前质蛋白（App）基因，位于第 21 号染色体上。后来发现载脂蛋白 E_4（$apoE_4$）等位基因与阿尔茨海默病占优势有关，该基因广泛存在，可能不少老年人的疾病与它的潜在危害性有关。②与老化有关的基因：20 世纪 90 年代，学者们通过成纤维细胞分裂倍增实验发现，细胞老化与基因表达及其产物活性有关。衰老细胞被阻滞在细胞周期 G_1 期而不能进入 S 期，从而不再分裂倍增。这是因为老化细胞高度表达多肿瘤抑制基因 p21 和 pl6，pl2 与周期素（cyclin）、周期素依赖激酶（cyclin depedent kinase，CDK）以及增生细胞核抗原（proliterating cell nuclear antigen，PCNA）形成一种四联体，抑制激酶活性，阻滞细胞通过 G_1 期进入 S 期；p16 能与周期素 D – CDK_4 复合物结合，抑制其激酶活性使细胞阻滞在 G_1/S 期。由此可见，p21 和 p16 基因与细胞老化有关。最近有学者发现，载脂蛋白 E（apoE）基因和血管紧张素转换酶（angiotensin converting enzyme，ACE）基因与寿命有关，这些基因在百岁老年人中的出现率较 20 ~ 70 岁对照组低。③体内长寿保障备试基因：体内具有一些在分子水平和细胞水平上的防御体系，如自由基清除剂、DNA 修复酶、P450 类、某些抑制肿瘤的基因热休克与其他应激蛋白、免疫球蛋白类、调节细胞分化素（如干扰素、肿瘤坏死因子、白细胞介素及其他生长调节因子）等。虽然目前还没有确认老化基因，但对上述防御体系有重要作用的基因，即所谓长寿保障基因，有可能被选定作为备试基因。老化基因程控学说已得到多数学者认同，然而目前对于基因是如何程控老化过程还知之甚少。

（二）自由基学说

自由基学说最早是由 Harman（1956）提出。当时他发现对动物进行射线照射，可使其寿命缩短。射线照射可使被照射的机体产生自由基。如果预先给被照射的动物服用抗氧化剂，则对动物的机体具有保护作用。因此，这些抗氧化剂被认为是"自由基消除剂"。此外，Harman 给鼠类喂以抗氧化剂，可使其寿命增加。在这种情况下，Harman 提出了老化的自由基学说，认为"老化是由于细胞代谢过程中自由基产物有害作用的结果""难以控制的自由基反应，在各种病理过程中是细胞损害的重要源泉，它们能够导致老化"。此后，许多学者对自由基进行了大量研究，发现自由基在机体老化和疾病发生发展过程中具有重要影响。一方面他们认为，在细胞代谢过程中产生的自由基破坏的靶子是类脂质、蛋白质和DNA，可使类脂质发生脂质过氧化，从而破坏生物膜并形成脂褐素、脂褐素在细胞中蓄积增加，致细胞老化、死亡；类脂质的过氧化，可生成醛，从而促进胶原蛋白的交联；自由基还可使蛋白质羟基化和巯基丢失，引起酶的失活、增大蛋白分解等，这些均被认为是老化发生的主要机制。另一方面发现，机体内有对抗自由基的成分：超氧化物歧化酶（SOD）、过氧化氢和还原型谷胱甘肽（GSH）过氧化物酶，这三种酶被认为是体内抗氧化剂，可以说是机体内源性的"抗老化物质"随着年龄增长，机体防御功能下降，内自由基的损伤作用增加，有害物质不断蓄积，从而导致体内各种生理功能障碍，促进多种疾病的发生和发展。

（三）体细胞突变学说

体细胞突变学说认为，机体内的细胞可以发生突变，体内发生突变的细胞积累到一定程度后，就会导致细胞老化，使得机体的各种功能减退，从而引起机体的衰老与死亡。

Faille 在 1958 年提出，生物的衰老是由于体细胞的显性突变引起。体细胞的突变可由射线引起，也可由其他不良的物理、化学、生物因素引起，导致生物细胞中的遗传物质发生改变，使其形态发生变化和功能发生失调。该学说自提出以来，许多学者进行了深入的研究，部分研究发现其结果与该学说相悖。如 Clark 和 Rubin（1961）对性染色体不同的两种（一种为单倍体，另一种为二倍体）雄性黄蜂进行照射。结果发现，这两黄蜂的寿命并无差异。此外，地球上的动物所受自然照射大致相同，但它们的寿命相差甚远。对此很难用体细胞突变学说解释。因此，体细胞突变学说存在局限性，尚未得到公认。

（四）免疫学说

机体免疫的重要组成，是通过淋巴细胞识别和歼灭入侵的细菌、病毒、真菌、其他入侵者及癌细胞而使机体得到保护。参加免疫的细胞，有来自胸腺的 T 淋巴细胞和来自骨髓的 B 淋巴细胞巨噬细胞。T 淋巴细胞能搜索入侵者，并加以歼灭；吞噬细胞能吞噬颗粒；B 淋巴细胞受 T 淋巴细胞激活，通过间接方式产生和释放大量抗体攻击；Walford 发现，在个体性成熟之后，T 淋巴细胞、B 淋巴细胞的数量和功能随着年龄的增长而下降，然而自身免疫的现象却大为增加。自身免疫是体液免疫的应答力过强而识别力减弱，结果免疫系统不但攻击病原体和癌细胞，而且也侵犯自身正常的健康组织，导致机体的衰老和死亡。在免疫系统的衰退过程中，胸腺的变化发生最早，也最明显。到了老年期，胸腺小到几乎找不到的程度，因胸腺素减少，成熟 T 淋巴细胞也减少。

（五）差错灾难学说

差错灾难学说由 Medvedev 和 Orgel 于 1961、1963 年先后提出。该学说认为，老化是由于从 DNA 复制至最终形成蛋白质的遗传信息传递过程中错误积累的结果，又称为"错误成灾学说"。在人类和动物生命过程中，体内的蛋白质具有各种不同功能。如蛋白质合成发生错误，就可能影响机体的生理功能。在 DNA 复制或转录过程中，如果错误的核苷酸进入 DNA 或 mRNA，就产生错误的 DNA 或 mRNA，从而指导合成（翻译）错误的蛋白质。错误蛋白质的逐渐增多，破坏了正常的生理功能，给机体带来灾难（老化与死亡），这就是所谓"差错灾难"。Orgel 发现，蛋白质合成时差错发生率随着年龄增长而增高。

二、老化的心理学理论

人体老化的心理学理论主要解释老化过程对老年人的认知思考、智力行为和学习动机的影响，包括人的需求理论、自我概念理论和人格发展理论。

（一）人的需求理论

人的需求理论主要强调动力和人的需求等概念。根据心理学研究发现促使人类学习社会规范的动力，首先是人的本能，其次是人的需求。在人类需求理论中，最具有代表性的是马斯洛（Maslow）的"人的基本需要层次理论"。在对人类行为动机进行深入研究后，马斯洛于 1954 年提出了人的基本需要层次理论。该理论认为，人类受许多基本需要所支配，这些需要引导人类发生行为，直至需要获得满足。该理论指出人类有 5 个不同自我的需要层次，从低级到高级分别为：生理的需要、安全的需要、爱与归属的需要、自尊的需要以及自我实现的需要。马斯洛强调，获取这些需要有先后层次的倾向，低一级层次的需要得到满足后才会产生对高层次需要的需求。人在不同的阶段有不同的需求，人在一生中的需要在各层次中不断变化，但总是向更高层次的需要努力。马斯洛进一步解释，只有完全成熟的个体，并具有自主、创造、独立以及良好人际关系，才会有自我实现的需要。老年人属于成熟个体，他们有基本生理需求，也渴求其高层次需要（如爱与归属、自尊甚至自我实现等方面）得到满足，所以该理论特别适用于老年人。

（二）自我概念理论

自我概念（self – concept theory）是一个人对自己角色功能的认知与评价。它是随个体心理成长、人格发展而逐步产生的，是通过社会互动与社会沟通而形成的。它强调一个人的自我思想、情感和行为。它不是出生时就已经存在，而是后天社会化的产物。每个人在社会上往往同时扮演多种不同的角色，由于扮演角色的不同，自我概念也就不同。由于人类能意识到自己的存在，不仅能认识自己、评价自己、反省自己存在的价值发展目标，而且还能进行自我发现、自我设计、自我确立、自我教育、自我发展等一系列能动性活动。进入老年期，个体的工作角色发生转变，从全职工作中退出，成为部分或全部退休者；家庭角色也面临多重改变，由原来的主要经济收入者变为次要经济收入者，由照顾者角色逐渐转变被照顾者，从父母角色逐渐转换成祖父母角色。由于扮演角色的不同，自我概念也会发生改变。老年人常常由于所扮演社会和家庭角色的改变，再加上生理健康衰退，致使对自己角色功能的认知与评价减弱，出现老化心态。

（三）人格发展理论

人格发展理论（life – course and personality development theories）又称为心理社会理论。心理学家发现，个体的一生可用几个主要的阶段来划分。美国哈佛大学心理学教授艾瑞克森（Erikson）将整个人生过程从出生到死亡分为 8 个阶段：婴儿期、幼儿期、学龄前期、学龄期、少年期（青春期）、青年期、成年期和晚年期。每一个发展阶段有其特定的发展任务，若能顺利完成或胜任该任务，个体将呈现正向的自我概念及对生命的积极态度，人生则趋向成熟和完美；相反，个体则呈现负向的自我概念及对生命的消极态度，人生则走向失败，出现发展停滞或扭曲的现象。

三、老化的社会学理论

人体老化的社会学理论主要研究社会互动、社会期待、社会制度和社会价值，对人体老化过程适应的影响，解释社会与老年人之间的相互作用。有关人体老化的社会学理论研究早期出现于 20 世纪 60 年代，集中研究老年人失去原来的角色和社会群体后，重新适应调整的过程。此阶段的社会学理论有隐退理论、活跃理论、次文化理论、持续理论等；20 世纪 70 年代，研究范围逐渐扩大，集中研究社会和社会结构大环境对人体老化过程的影响，该阶段的代表理论有年龄阶层理论。近年来，研究范围更为扩大，进一步探索老年人与其生理、政治及社会经济环境之间的相互关系，以及个体的生命过程对老化的社会学理论包括隐退理论、活跃理论、次文化理论、持续理论、年龄阶层理论等。

（一）隐退理论

卡明（E. Cumming）和亨利（W. Henry）1961 年提出隐退理论。隐退理论认为社会平衡状态的维持，决定于社会与老年人退出之间相互作用所形成的彼此有益的过程。即进入老年阶段，老年人和年轻一代间的一种有制度、有秩序、平稳的权利与义务的转移，就像选手将接力棒交给下一个选手一样，老年从社会角色与社会系统中隐退是成功老化必须经历的过程，也是促进社会进步、安定和谐及人类生命代代相传的完善途径。该过程是社会发展的需要，也是老年人本身衰老的必然结果，具有一定的规律性，且不随个人意愿而改变。

（二）活跃理论

1963 年，Havighurst 等提出活跃理论（activity theory）。该理论认为：社会活动是生活的基础，人们对生活的满意度是与社会活动紧密联系在一起的，老年人若能保持参与社会活动的最佳状态，就能充分地保持老年人生理、心理和社会等方面的活力，更好地促进老年人生理、心理和社会等方面的健康发展。活跃理论建议个体社会结构所失去的活动必须被新角色、新关系、新嗜好与兴趣所取代。因此，老年人积极参与社会活动，贡献自己的才能，其晚年的生活品质及满意度就会提高。

（三）持续理论

持续理论（continuity theory）由 Neugarten 等于 1968 年提出，该理论更加注重的是老年人的个体差异，主要探讨当社会文化约束老年人生活行为时，老年人身体、心理及人际关系等方面的调适。该理论认为：个体在成熟过程中会将某些喜好、特点、品味、关系及目标纳入自己人格的一部分。当人们进入老年期时，经历了个人及人际关系的调适，表现出有助于调适的过去生活经验的行为。一个人的人格会随着老化过程而持续地动态改变，如个体能适时地改变人格，适应不同阶段的生活，则能较成功地应对老化过程。人的生命周期的发展表现出明显的持续性，老化是人的持续发展的结果，也是老年人适应发展经历的结果，而发展状况的不同必然会导致老年人适应结果的不同。

（四）年龄阶层理论

1972 年，美国学者赖利（MW. Riley）等提出年龄阶层理论（age stratification theory）主要观点有：同一年代出生的人不仅具有相近的年龄，而且拥有相近的生理特点、心理特点和社会经历。新的年龄层群体不断出生，因所处的社会环境不同，对历史的感受也不同。社会根据不同的年龄及其扮演的角色而分为不同的阶层。每一个人都从属于一个特定的年龄群体，随着成长，不断地进入另一个年龄群体。社会赋予不同的年龄群体以不同的角色与期望，一个人的行为会随着所属的年龄群体的改变而改变。老化过程与社会变化之间的相互作用动态变化。因同一年龄阶层的老年人其老年社会化过程相互影响，使老年人群体拥有某些普遍行为模式。老年人的人格与行为特点是一个群体相互影响的社会化结果。

（五）次文化理论

次文化理论（subculture theory）由美国学者 Rose 于 20 世纪 60 年代提出。次文化是社会学中的一个术语，它意味着与主流文化的不同。老年人作为一个在数量上越来越庞大、社会影响上越来越强烈的群体，必然会形成具有自身特殊色彩的文化现象，以此与青年人或中年人区别开来，这就是老年次文化。老年人拥有自己特有的文化特质，就像少数民族拥有不同于主流人群的生活信念、习俗、价值观及道德规范，形成一个次文化团体。在这个次文化团体中，个人的社会地位是由过去的职业、教育程度、经济收入、健康状态或患病情形等认定的。随着老年人口的增加，这类次文化团体逐渐壮大，许多相关的组织也随之设立，如美国退休协会（American Association of Retired Persons，AARP）的老年大学、老年人活动中心、老年人俱乐部等。该理论指出，同一文化团体中的群体间的相互支持和认同能促进适应成功老化。老年人本身已经与主流社会产生了疏离，过分强调老年次文化，在一定程度上可能唤醒社会对老年这个特殊群体的关注，但也可能会将老年人进一步从主流社会推开，加剧老年人与主流社会的疏离感。

（六）角色理论

角色（role）即社会角色，是按一定的社会规定表现出特定社会地位的模式化行为，即处在不同社会地位的人，社会对其有不同的行为期待。人在不同的生命阶段扮演不同的角色。年轻时的角色较为单纯，随着年龄增长，扮演的角色也增加，表现出不同的行为。退休前，个体成熟的社会化行为主要是功能性角色，如父母、职员或教师、领导等，社会对个体的期待较重视工作能力和责任，而表现出较偏向积极进取的行为模式。随着年龄的不断增长，老年人从工作岗位上退下来后，功能性角色逐渐被情感性角色所取代，行为特点逐渐变为保守、谦和。进入老年后若能对角色理论有所认识，并对角色改变的自然过程有所认知并接受，将有助于其对老年生活的适应。

第三节 各系统的老化改变

一、呼吸系统

呼吸系统主要由呼吸道和肺组成，呼吸道由鼻、咽、喉、气管、支气管、细支气管及终末细支气管组成，具有传送气体、排出痰液和异物的作用。肺是最重要的呼吸器官，从40岁左右开始，肺的结构和功能就会有一些变化，呼吸系统各器官和组织在形态和功能方面均发生不同程度的退行性改变。

（一）鼻

鼻腔是呼吸道与外界相通的关口，鼻黏膜有丰富的黏液腺和纤毛，对吸入的空气有加温、过滤等防御功能。老年人鼻黏膜变薄、腺体萎缩、鼻道变宽均可引起防御功能下降，容易患鼻窦炎及呼吸道感染。

（二）咽

咽位于鼻腔、口腔之后，喉之上，是呼吸道和消化道的共同通道，咽部有保护和防御功能。咽腔黏膜内附有腺体，咽肌收缩可阻止食物反流入鼻腔或吸入气管。若有异物进入咽部，可阻止下行，并产生呕吐反射，吐出异物。老年人咽黏膜萎缩、咽肌退行性变时易出现吞咽功能障碍。

（三）喉

喉腔黏膜上皮大多为假复层纤毛柱状上皮，纤毛向口腔方向摆动，有助于喉腔内尘埃的清除。随年龄增长喉的位置逐渐下降，喉黏膜变薄、感受器敏感性降低使喉反射及咳嗽反射减退，因此，老年人易发生误吸。

（四）气管和支气管

老年人的气管和支气管黏膜萎缩，弹性组织减少，纤维组织增生，黏膜下腺体和平滑肌萎缩，纤毛运动减弱，使防御和清除能力下降，易患老年性支气管炎；支气管软骨钙化、变硬，管腔扩张，小气道杯状细胞数量增多，黏液分泌增多导致气道内阻力增加，易发生呼气性呼吸困难，同时也影响分泌物的排出，造成呼吸道阻塞。

（五）肺

老年人肺组织老化的主要特点为：①肺泡数量及肺泡壁弹性纤维减少，肺泡腔增大、弹性减弱；②气道阻力加大，肺顺应性差；③肺泡壁变薄，毛细血管及血流量减少；④肺泡管及呼吸性支气管均增大；⑤长期吸入的尘粒积在肺组织，使肺组织呈灰黑色。以上变化导致老年人肺活量（VC）降低，残气量（RV）增多，最大通气量（MVV）减少；PaO_2逐年降低，易发生缺氧，同时对低氧血症和高碳酸血症的通气反应降低，运动耐力下降等。

（六）胸廓及呼吸肌

老年人椎体骨质疏松而下陷，脊柱弯曲后凸，胸骨前突，导致胸廓的前后径增大，横径变小，出现桶状胸。肋软骨钙化，肋间肌和其他呼吸肌萎缩，收缩力降低，胸廓变形僵硬，活动度受限。老年人由于生理性老化，导致肺功能生理性下降，故易发生上呼吸道感染、老年性慢性支气管炎与阻塞性肺气肿、老年性肺炎、老年性内源性哮喘、老年性肺结核、支气管肺癌、肺纤维化等，同时发生呼吸衰竭的可能性较中青年多。

知识链接

肺减容手术

肺减容手术方式是由 Brantigan 等在 20 世纪 50 年代为缓解肺气肿患者的症状而设计的。由于医用材料的改进及这一手术本身的重要应用价值，Cooper 等在 1994 年又重新使用了这个手术。肺气肿时，肺组织失去弹性，对细支气管的正常外周弹性拉力消失，使细支气管无法维持扩张状态而萎陷。手术切除肺内空气滞留的 20%～30% 肺容积，可在一定程度上恢复胸膜腔负压，即通过改善肺弹性回缩力来提高对气道的辐射状牵引，增加对小气道外周弹性拉力，降低气道阻力和增加呼气驱动力，减少肺过度充气，膈肌恢复到更接近正常的位置而产生更大的吸气力，以改善患者呼吸困难的症状。这一手术为肺气肿治疗展示了喜人的前景。

二、循环系统

循环系统是机体内的运输系统，分心脏和血管两大部分，通过血液循环维持机体内环境稳态和保证新陈代谢的正常进行。随年龄增长循环系统逐渐出现老化，先有形态结构上的变化，继而出现生理功能减退，40 岁开始，心脏向全身输送血液的效率开始降低，因此，老年人心血管疾病发生率增加。

（一）心脏

1. 结构改变　心脏的形态随着增龄而变化，表现在老年人心底与心尖的距离缩短，左、右心室容积在收缩期和舒张期均有轻度缩小，左心房扩大 20%，主动脉根部右移和扩张。

老年人心脏生理性变化还表现为：①心房、心室脂肪浸润、硬化、肥厚。②心外膜的间质纤维和结缔组织增多，束缚了心脏的收缩与舒张。③心脏内膜和瓣膜由于硬化和纤维化而增厚，柔韧性降低，影响瓣膜的正常开放与关闭，从而产生狭窄与关闭不全，使血流动力学改变，造成心功能不全。④心肌纤维随着脂褐质沉积，心肌呈褐色萎缩，可引起细胞内蛋白质合成障碍而减少心肌纤维内收缩蛋白的补充。老年人心肌间质容易发生组织增生、脂肪浸润及淀粉样变，房间隔的脂肪浸润可累及传导系统，产生房室传导阻滞。⑤心脏传导系统随着老化表现为细胞成分减少、纤维组织增多、脂肪浸润，使心脏内在节律性降低。窦房结内起搏细胞数量减少，妨碍了激动的形成和传导，是老年人产生病态窦房结综合征的重要原因；房室结的老化和二尖瓣环钙化，使老年人容易发生房室传导阻滞。

2. 功能改变

（1）心排血量减少　原因主要有①心肌收缩力减弱，心率减慢；②静脉回心血量减少。老年人因静脉壁弹性纤维和平滑肌成分改变，伴随血管周围肌群收缩力减弱使静脉腔变大、血流缓慢，致使回心血量减少，影响心排血量；③心室壁顺应性降低，心室舒张终末期压力明显高于年轻人，引起心排血量下降。

（2）代偿与调节　随着老化，心脏的调节能力呈进行性下降。一旦出现缺氧、高碳酸血症、代谢性酸中毒、低血钾等内环境的改变，均可影响心肌兴奋性诱发心力衰竭。

3. 心电图、超声心动图特点　老年人心电图有轻度非异性改变，包括心电轴左偏倾向和低电压，P 波轻度平坦，T 波倒置，P－R 间期和 Q－T 间期延长，缺血性 ST 段下移，右束支传导阻滞，期前收缩等。超声心动图可表现，每搏量较低，心室流出道正常或缩小，左室壁增厚，左室后壁活动弱，室间隔增厚，二尖瓣前叶活动减弱等心室顺应性减退表现。

（二）血管

1. 动脉 随着年龄的增长，动脉血管壁弹性纤维减少，胶原纤维增多，动脉血管内膜逐渐呈粥样硬化，管壁中层常发生钙化，使老年人血管增厚、变硬、阻抗力增加，导致血压升高，通常是收缩压升高为主。此外，老年人血管对压力反应能力大大降低，较易发生体位性低血压。

2. 静脉 静脉管壁内膜增厚、弹性降低管腔增大，使血管床扩大而全身静脉压降低，同时静脉瓣萎缩而易引起静脉曲张。随着静脉压调节功能的减退，老年人常见突然直立时、热水浴及进餐后出现血压降低。

3. 毛细血管 有功能的毛细血管数量减少，基膜增厚，内皮细胞数减少，外膜纤维胶原化，管壁脆性增加、弹性减弱、通透性降低，导致血流缓慢，组织灌注不足。

三、消化系统

随着年龄的增长，消化系统各器官和组织在形态和功能方面均发生不同程度的退行性改变，导致消化、吸收等各项功能亦发生相应的变化，逐渐出现消化系统的相应病症而影响老年人的健康。

（一）口腔

1. 牙齿 牙釉质和牙本质长期磨损，使牙本质内的神经末梢外露，引起对冷、热、酸等食物的过敏而酸痛；牙髓腔缩小、牙髓钙化、牙龈萎缩，导致牙齿松动、脱落，加之食物残渣易残留，龋齿发生率增加；同时牙周膜变薄、退缩，牙根暴露，易患牙周病。

2. 唾液腺（涎腺） 唾液腺（涎腺）萎缩、唾液分泌量减少，影响口腔的自洁和消化功能；口腔黏膜萎缩、角化，容易出现口干、说话不畅，易于发生口腔感染和损伤。

3. 味蕾 味蕾逐步萎缩，数量减少，功能也在减退（主要是甜、酸、咸、苦）。其中，女性的退化比男性出现得早。

（二）食管

老年人食管黏膜逐渐萎缩，黏膜层的弹力纤维增加，易发生不同程度的吞咽障碍；食管非蠕动性收缩增强，伴食管下端括约肌松弛，活动减慢，而食管蠕动性收缩减少输送食物的功能减弱，食物通过时间延长，引起老年人进食减少，营养吸收困难；食管下端括约肌位置上移、松弛、压力降低，易发生反流性食管炎、食管癌和食管裂孔疝。

（三）胃肠道

1. 胃

（1）胃黏膜 胃黏膜萎缩变薄，黏液分泌减少，"黏膜屏障"作用减弱，易发生胃黏膜损伤。

（2）胃液分泌 多数老年人腺体萎缩，酸及胃蛋白酶分泌减少，影响蛋白质消化。有人认为老年人胃酸减少或缺乏是由于幽门螺杆菌染引起，而非生理性老化，在未感染幽门螺杆菌的老年人不下降。胃酸的减少或缺乏具有要临床意义，一些依赖胃酸才能吸收的物质如铁和钙在胃酸缺乏时吸收减少；对随食物进胃内的细菌杀灭作用亦减退，引起细菌过生长综合征。

（3）胃排空时间 老年人胃壁肌肉萎缩，胃蠕动缓慢，使食物排空延缓，也可影响药物的生物利用度。

2. 肠

（1）小肠　老年人小肠黏膜萎缩，肠上皮细胞数目减少，肌层萎缩。小肠腺体的萎缩，使小肠液分泌减少。由于小肠的老化，使小肠蠕动减弱，吸收功能减退，影响维生素糖、脂肪钙、铁等的吸收和输送，造成老年人吸收不良。

（2）大肠　大肠黏膜萎缩，大肠黏液分泌减少，平滑肌层萎缩，使肠蠕动减慢，故容易发生便秘。

（四）肝、胆、胰

老年人肝体积缩小，肝细胞数量减少，纤维组织增多，易造成肝纤维化和肝硬化；肝血流速度也随增龄而减慢，肝功能减退，肝合成蛋白质的能力下降，使白蛋白减少、球蛋白增加，影响了血浆胶体渗透压，导致组织液生成及回流障碍，易出现水肿；肝细胞内各种酶的活性降低，对各种毒素的解毒能力下降，易引起药物性肝损伤；由于老年人消化吸收功能差，易引起蛋白质等营养缺乏，导致肝脂肪沉积。

胆囊及胆管变厚、弹性降低，胆汁不易排空、胆固醇增多，易发生胆囊炎、胆汁淤积和胆石症。

胰腺萎缩，外分泌腺功能下降，胰液分泌减少，胰脂肪酶的量及活性下降，影响了老年人对脂肪的消化吸收，易产生脂肪性变；胰岛细胞变性，胰岛素分泌减少，导致葡萄糖耐量下降，增加了发生胰岛素依赖型糖尿病的危险。

四、内分泌系统

内分泌系统是人体重要的调节系统，由多种内分泌腺和内分泌组织所组成的一种体液调节系统，调节人体代谢过程、脏器功能、生长发育、生殖衰老等生命现象，维持体内环境相对稳定，以适应体内、外多变的复杂变化。人体主要的内分泌腺包括下丘脑、垂体、甲状腺、甲状旁腺、肾上腺、胰岛、性腺等。这些内分泌腺和内分泌组织通过分泌一类高效能的生物活性物质——激素，进行信息传递，发挥调节作用。随着人体老化，内分泌与代谢系统在功能和形态上也发生了一系列改变，问题也越来越突出。因此，充分了解内分泌与代谢系统的解剖生理和老化过程，护理人员才能更全面、正确地行评估，实施整体护理。

（一）下丘脑

下丘脑控制垂体前叶激素的分泌和抑制，在调节水、电解质平衡、摄食、生殖、体温、内分泌及免疫反应各种基础活动，维持人体自身稳定中起关键作用。

随年龄增长，下丘脑的重量减轻，血供减少，细胞形态发生改变。老年人下丘脑中调控内分泌的多巴胺、去甲肾上腺素等生物胺含量减少；下丘脑受体数减少，对糖皮质激素和血糖的反应减弱；下丘脑对负反馈抑制的阈值升高，这可能与老年人垂体的嗜酸性细胞减少有关。研究表明，衰老时下丘脑发生明显的老年性改变，并提出衰老是由中枢调节功能失常所引起，是受"老化钟"即下丘脑的控制。

（二）垂体

垂体是人体最复杂的内分泌腺，所产生的激素不但与身体骨骼和软组织的生长有关，且可影响其他内分泌腺的活动。随着年龄增长，垂体在解剖、组织和生理上会发生相应的变化。正常成年人垂体的平均重量为400mg，到80岁时降至315mg，体积减小30%，其近端与远端间发生纤维性收缩，形成皱褶。组织学表现为供血减少，嗜碱性粒细胞相对增加，嗜酸性粒细胞相对减少。随着衰老的进展，垂体的结缔组织增加，铁沉积逐渐增加，组织结构成纤维化改变，垂体可发生含胶样物质的囊肿。

老年期垂体分泌激素水平多无明显变化。垂体分泌的生长激素随年龄增长释放减少，生长激素减少可导致肌肉萎缩，骨矿物质减少，脂肪增多，蛋白质合成减少，骨质疏松等。神经垂体分泌抗利尿激素在老年期也减少，以致肾小血管重吸收减少，出现夜尿增多，引起细胞内、外水的重新分布，使老年人泌尿的昼夜节律发生改变，出现夜间尿量增多，尿中电解质增多。

（三）甲状腺

老年人的甲状腺萎缩、纤维化，导致体积缩小、重量减轻，有淋巴细胞浸润和结节化，甲状腺素的合成减少，以T3最为明显。由于血中甲状腺素的含量下降，蛋白质合成减少，基础代谢率下降。甲状腺的老化，给老年人带来了全身性变化，如基础代谢率下降、体温调节功能受损、皮肤干燥、怕冷、便秘、反射减慢、思维缓慢、精神障碍等。

（四）甲状旁腺

甲状旁腺是较小的内分泌器官，可分泌激素，即甲状旁腺激素、降钙素和维生素D_3，主要调节钙的代谢。随着年龄增长，甲状旁腺的主细胞减少、脂肪细胞增多、结缔组织增生、血管缩窄，且老年人的肾脏对甲状旁腺激素的敏感性下降、甲状旁腺激素的活性下降。因此，老年人维生素D_3的生成量减少，影响肠道对钙的吸收，引起血钙降低，出现手足搐搦症，也是老年人骨质疏松的主要原因之一。

（五）肾上腺

老年人肾上腺的皮质及髓质细胞减少、重量减轻、皮质变薄、皮质细胞内脂褐素沉积、结缔组织增生，包膜、间质、血管周围纤维组织增生。因此，肾上腺可能出现以纤维化为特征的退行性变和腺体增生。肾上腺激素生成减少，肾素、血清醛固酮水平下降，在应激状态，儿茶酚胺分泌迟缓。下丘脑－垂体－肾上腺系统功能减退，清除激素的能力下降，导致老年人适应寒冷、炎热等特殊外界环境的能力下降，对过冷、创伤等应激的反应能力减弱。

（六）胰腺

由于老化和血管硬化导致胰岛萎缩，胰岛内有淀粉样沉积，结缔组织增生，腺泡萎缩。因老年人胰岛细胞减少，胰岛素释放延迟或分泌减少，故糖尿病的发病率增加；胰液中的消化酶减少，老人消化吸收脂肪的能力也随之降低。

（七）性腺

老年女性卵巢出现纤维化，子宫和阴道萎缩，分泌物减少，乳酸菌减少发生老年性阴道炎。40岁以后，由于卵巢滤泡减少至丧失，雌激素和孕激素分泌减少，可出现生殖功能减退月经停止。由于雌激素的减少，可使中老年女性出现更年期综合征的表现。

老年男性血清总睾酮和游离睾酮水平下降，85岁时比成年人下降约35%，使老年人出现性功能减退。因缺乏雄激素，对骨密度、肌肉、脂肪组织、造血功能会造成不利影响。

五、泌尿系统

泌尿系统由肾、输尿管、膀胱、尿道及其有关的血管神经组成。

（一）肾脏

老年人肾脏的变化主要表现为结构的改变和功能的减退。

1. 结构的改变　老年人肾脏逐渐萎缩，重量也逐渐减轻。青年时期单个肾脏重200~270g，到80岁时减轻至180~200g。其结构改变主要有以下三个方面。①肾血管改变。肾动脉发生粥样硬化，肾小动脉弯曲、缩短、管壁内膜增厚，导致肾血流量减少。②肾小球逐渐纤维化，出现肾小球玻璃样变和基底膜增厚，毛细血管塌陷，肾小球容量减少。80岁时硬化的肾小球高达30%左右，肾血流量仅为青壮年人的53%，严重者肾小球全部被透明样物质取代而导致肾单位萎缩退化。③肾的近曲小管出现脂肪变性，基底膜增厚，严重时会出现肾小管完全堵塞，部分萎缩或扩张。远曲小管出现憩室，其大小数量随年龄的增长而增多，憩室内含有微生物和上皮碎片，这种憩室可能扩大形成老年人常见的肾囊肿。

2. 功能的减退　由于肾脏的结构发生了退行性改变，导致其生理功能出现相应性减退，主要表现在三个方面：①肾小球滤过率（GFR）下降。由于肾动脉的硬化、肾小球数量的减少，肾血流量和肾小球容量均减少，导致肾小球滤过率降低。40岁时肾小球滤过率大约为120ml/min，而到85岁时肾小球滤过率大约只有60ml/min。②肾小管浓缩功能减退。由于肾小管对抗利尿激素的反应低下、健全肾单位减少、近曲小管的部分堵塞和远曲小管的憩室形成，导致尿液的浓缩功能减退，昼夜排尿规律紊乱，夜尿增多，尿渗透压随年龄的增长而下降。③水、电解质及酸碱平衡调节能力降低。老年人对钠代谢的调节能力受损，当机体缺钠时，保钠能力下降，而在钠负荷增加时，排钠能力下降，易导致水钠潴留；老年人可维持正常范围的 pH 及 HCO_3，但是，当酸负荷增大时，动用碱贮备及改变尿 pH 的代偿能力慢且费时，碱负荷时情况相似，因此易发生酸碱失衡、酸碱中毒和急性肾功能衰竭等。

（二）输尿管

老年人的输尿管平滑肌层变薄，支配肌肉活动的神经细胞减少，输尿管收缩力降低，将尿送入膀胱的速度减慢，并容易反流，易患肾盂肾炎。

（三）膀胱

膀胱肌肉萎缩，纤维组织增生，膀胱括约肌收缩无力，膀胱缩小，容量减少。50岁以后膀胱容量比20岁时减少约40%左右，由于肌肉萎缩，收缩无力，使膀胱既不能充盈，也不能排空，故老年人容易出现尿外溢，残余尿增多，尿频，夜尿量增多等。又因为膀胱肌肉的纤维组织增生，易造成流出道梗阻引发尿潴留。老年人饮水减少，尿液中的代谢产物易在膀胱中积聚形成结石；结石长期刺激膀胱内壁，容易诱发膀胱癌。老年女性可因盆底肌肉松弛膀胱出口处呈漏斗样膨出，常引起尿失禁。

（四）尿道

老年人尿道肌肉萎缩，纤维化变硬，括约肌松弛使尿液流出速度减慢、排尿无力。老年女性尿道腺体的腺上皮分泌黏液减少，尿道抗菌能力减弱，使泌尿系感染的发生概率增高。

六、运动系统

随着年龄的增长，老年人在不同程度上都会出现关节僵硬、活动受限、肌肉酸痛等症状，降低了老年人的生活质量。运动是维持老年人健康所必需的条件，因此预防骨骼肌肉疾病的发生并使其对老年人的影响降至最低是老年护理工作的一项重要任务。

（一）骨骼

老年人骨骼的大小和外形无明显变化，但质量减轻。骨骼中的有机物质如骨胶原、骨黏蛋白质含量减少，骨质发生进行性萎缩，其韧性降低、脆性增加。骨骼中的矿物质不断减少，内部构造出现明显变化，致骨质密度降低，出现身材变矮、脊柱弯曲等变化。进入老年期，性腺功能减退，性激素分泌减少，导致骨吸收与骨生成失去原有平衡，当这种负平衡发展到一定程度，则表现为骨皮质变薄，骨小梁减少变细，骨量减少，骨骼的持重能力明显减退，甚至不能承受正常的生理负荷，骨骼容易发生变形和骨折。同时又因骨骼的新陈代谢缓慢，造成老年人骨的修复与再生能力逐渐减退，骨折不愈合的比例明显增加。

（二）关节

1. 关节　软骨关节软骨中的蛋白质、黏多糖、硫酸软骨素A及水分减少，使软骨变黄弹性和韧性减退。透明软骨面变薄，软骨粗糙、破裂，完整性受损，表面软骨成为小碎片脱落于关节腔内形成游离体，即"关节鼠"，可使老年人在行走时关节疼痛；由于关节软骨的老化以及连接与支持骨和关节的韧带、腱膜、关节囊因纤维化及钙化而僵硬，使老年人关节活动受限；此外，在退化的关节软骨边缘出现骨质增生形成骨刺加重老年人关节活动障碍。

2. 滑膜　老年人的滑膜萎缩变薄，纤维增多，基质减少，滑膜的代谢功能减弱。滑膜下层的弹力纤维和胶原纤维随退行性变而增多，引起滑膜表面和毛细血管的距离扩大，造成循环障碍。

3. 椎间盘　青春期后人体各组织即出现退行性变，其中椎间盘的变化发生较早，主要变化是髓核脱水，脱水后椎间盘失去正常的弹性和韧性，在此基础上由于较重的外伤或多次反复的不明显损伤，造成椎间盘脱出或破裂后，含水量进一步减少，椎间盘结构松散，椎间盘周围韧带松弛，在椎体活动时出现错动不稳。颈腰部纤维环前厚后薄，髓核易向后外侧脱出，突入椎管或椎间孔，压迫脊髓或脊神经时老年人就会出现相应的症状和体征。

4. 滑液　滑液主要由透明质酸构成。退变时滑液减少而黏稠，悬浮有许多软骨碎片及断裂的绒毛。滑液中透明质酸减少，细胞数明显增加，并发炎症时，则滑液中存在有大量炎症细胞。

总之，由于关节的老化与退行性变，使关节活动范围随年龄增长而缩小，尤其是肩关节的后伸、外旋，肘关节的伸展，前臂的旋后，脊柱的运动，髋关节的旋转及膝关节伸展等运动明显受限。

（三）骨骼肌

成年人全身骨骼肌占体重的40%～50%，60岁以上仅占25%。肌纤维萎缩，弹性下降，肌力减退。肌肉的力量下降，会影响人的运动，使人很容易出现肌肉拉伤、骨折等情况；加上老年人神经系统功能的衰退，活动更加减少，导致老年人动作迟缓，运动幅度降低。

七、神经系统

神经系统由中枢神经系统和周围神经系统组成，神经系统在人体适应内外环境和维持正常生命活动过程中起着主导作用。老年人由于机体的衰老，导致神经系统在形态、生理和功能上都发生一系列显著变化，给老年人带来了许多健康问题。

周围神经系统由脑神经、脊神经和自主神经构成，主管传递神经冲动。脑神经是自脑部神经细胞延伸而成的神经纤维束，主要接受大脑皮质发出的神经纤维在脑神经核完成的信息传递。脊神经指自脊髓神经细胞延伸而成的纤维素，接受大脑发出的神经纤维在脊髓前角完成的信息传递。自主神经指有不受主观意志支配的不随意性、反射性功能的神经，是神经系统中分布于内脏、心血管和腺体的部分。中枢神经系统是由脑和脊髓组成，脑又包括大脑、间脑、脑干和小脑。中枢神经系统通过其中的纤维束将感觉信息传递到高级中枢，运动信息传递至脊髓前角运动细胞和脑干的神经运动细胞，并经过分析、断、整理体内外的信息后做出适宜的处理。

（一）脑和神经细胞

中年以后神经系统可出现大体形态及组织结构改变。正常成年人脑重约1400g，45岁以后脑重逐渐减轻，60岁时减轻6%，80岁时约减轻10%。神经细胞的数量会随着正常的老化而减少。正常人大脑约有140亿个神经细胞60岁以后以每天减少约10万个的速度萎缩死亡，70~90岁时，大脑神经细胞比年轻时减少20%~45%。由于神经细胞的数量减少、变性和胶质增生，老年人脑体积缩小，重量减轻导致脑萎缩，可见脑回缩小，脑沟变深，特别是额叶、颞叶和顶叶最显著。

（二）神经递质

随着年龄的增长，神经递质逐渐减少。老年人脑合成递质的能力下降，引起一系列老年性疾病。

1. 儿茶酚胺　儿茶酚胺类递质参与调节情感及睡眠等脑的高级功能。随年龄增长，儿茶酚胺类递质合成、释放减少，人脑内的儿茶酚胺类递质含量降低，对情感及睡眠等高级功能调控作用减弱，导致老年人睡眠障碍、神情淡漠、精神抑郁等。

2. 多巴胺　多巴胺递质系统包括中脑边缘系统、黑质－纹状体系统和结节－漏斗三大部分。老年人的黑质－纹状体多巴胺合成、释放减少，含量显著降低，黑质多巴胺能神经元变性丢失，通路变性，最终可导致运动障碍，表现为肌肉震颤、麻痹和动作迟缓等。此外，中脑边缘系统多巴胺也会随年龄的增长而逐渐减少，可能导致智能减退、行为情感异常等。

3. 乙酰胆碱　大多数老年人随着年龄的不断增长，记忆力和认知功能会衰退，而造成这种衰退的一个重要原因就是老年人脑内的乙酰胆碱的合成和释放减少。由于乙酰胆碱含量减少，活性降低，使得突触后膜对钾、钠的通透性下降，引起记忆力和认知功能减退，突出的表现是近期遗忘。

（三）丘脑－垂体系统

随着年龄的增长，丘脑－垂体系统会发生退行性改变，丘脑对内环境的控制能力降低，直接导致机体应激能力下降，代谢紊乱。

（四）脑血管

随年龄增长，脑血管发生退行性变，脑血管血流量逐渐减少，脑耗氧量降低。部分老年人脑血管特别是脑膜血管发生淀粉样变性，血液循环阻力增大，血流量减少。老年人脑血供减少，代谢率降低，与脑血流量及神经元萎缩相平行，几乎所有老年人的脑葡萄糖代谢均减少。老年人的血脑屏障退化，功能减弱，易发生神经系统的感染性疾病。

（五）其他

随年龄增长，神经元纤维结节、老年斑逐渐出现，后者的量与智力衰退程度有关。脑电活动随年龄增长也有一定变化。老年人在出现认知功能下降时 α 活动减慢更显著，β 活动减少，尤以额部明显，慢活动明显增多，以颞叶显著。

八、感官系统

感官系统的改变会影响老年人的生理和心理，随着年龄增长，感官器官的功效也明显减退，使得老人对内外环境刺激的反应能力下降，会出现焦虑、社会隔离、感知觉改变、语言交流能力的受损和自我保护能力的受损等问题。

（一）皮肤

皮肤是机体最外层的组织，是机体的第一道防御屏障，也是重要的感觉器官。随着年龄的增长，体内外各种因素会影响皮肤的老化过程。皮肤的老化是最早且最容易观察到的现象。

表皮变薄，真皮萎缩，皮肤的沟纹变深而出现明显的皱纹。皮肤干燥，光泽消失，结缔组织减少，弹性纤维失去弹性，导致皮肤松弛、弹性降低。色素沉着而颜色加深，易出现老年斑。皮下脂肪和汗腺萎缩，小汗腺分布的范围和数量减少、功能降低，故汗液分泌减少，皮肤干燥易痒。

（二）视觉

视觉的功能主要由眼睛完成，眼睛随年龄增长其结构和功能也出现老化。

1. 角膜 为一透明体。进入老年期角膜表面的微绒毛显著减少，导致角膜干燥及角膜透明度降低，视力减退；角膜变平，使角膜屈光力减退，引起远视及散光；有些老年人角膜边缘基质层出现灰白色环状类脂沉积，称"老年环"。

2. 晶状体 进入老年期密度增大，弹性下降，睫状肌调节能力减退，视近物能力下降，出现"老花眼"。晶状体中非水溶性蛋白增多，使晶状体变浑浊，透明度降低，增加了老年性白内障的发病率。睫状肌松弛，悬韧带张力降低，使晶状体前移，前房角变狭窄，影响房水回流，致眼压升高，而发生青光眼。

3. 玻璃体 老年人主要变化为液化和玻璃体后脱离。由于玻璃体老化，透明度减退，常常出现飞蚊症。玻璃体脱离后可引起视网膜脱离，因此在暗处会偶然出现闪光感。

4. 视网膜 老年人眼底动脉硬化，脉络膜变厚，视网膜变薄，出现老年性黄斑变性。对高血压或糖尿病的老年人，易引起出血或血管阻塞。视网膜血管变窄、硬化甚至闭塞，黑色素减少，脂褐质增多，使视力显著下降。由于视网膜变薄和玻璃体的牵引，增加了老年人视网膜脱离的危险。

5. 结膜 分为睑结膜、穹隆部结膜和球结膜。老年人下睑结膜松弛，容易出现"眼袋"；由于血管硬化、变脆，老年人又容易出现球结膜出血，即白眼球上有大片红色出血。

6. 虹膜 虹膜血管与虹膜实质的硬化和弹性减退，导致瞳孔变小、对光反射不灵敏。老年期瞳孔括约肌张力相对增强，使瞳孔处于缩小状态，进入眼内的光线减少，视野明显缩小。对强光特别敏感，到室外感觉耀眼，由明到暗时感觉视物困难。

7. 泪器 老年人的泪腺萎缩，泪液分泌减少，易致眼干燥。部分老年人因泪管周围肌肉、皮肤弹性减弱，收缩力差，分泌的泪液不能通过泪管流出，致使其常流眼泪。

（三）听觉

1. 外耳　老年人外耳道皮肤、皮脂腺及耵聍腺萎缩，分泌物减少，腔道变宽，鼓膜因脂肪和胆固醇代谢障碍可变得浑浊、增厚、弹性丧失。

2. 内耳　随增龄，耳蜗的螺旋器呈进行性变性，淋巴液分泌减少，听毛细胞减少和变性，蜗神经萎缩，听觉传导通路出现退行性变化。通常在 65 岁以上的老年人中约有 1/3 的老年人有不同程度的听力障碍。老年人耳聋的特点是高频率，即 >1kHz 的声音听力下降最为明显，并有一定的性别差异，男性的听力障碍比女性明显。

（四）味觉

70 岁时味蕾数减少到 100 个以下。味蕾逐渐萎缩，数量减少，使得老年人味觉迟钝，常常感到食而无味。口腔黏膜细胞和唾液腺（涎腺）萎缩，唾液分泌减少，也会促成味觉功能的减退。老年人活动减少，机体代谢缓慢，可造成食欲减退。同时长期吸烟、饮酒、佩戴不合适义齿等都可以导致味觉减退。由于味觉减退，在烧饭时会放入过多的糖、盐等调味品，导致高血压、糖尿病、高血脂等代谢性疾病相应增多。

（五）嗅觉

嗅觉感受的灵敏度也随着年龄增长而下降。老年人鼻内感觉细胞逐渐衰竭，导致嗅觉迟钝，对气味的敏感性降低引起食欲缺乏，从而影响机体对营养物质的摄取。

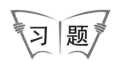

本章小结

本章主要介绍了老化的概念；老化过程的特点；老化的基因程控理论、长寿和衰老理论；老化的生物学理论；老年人各系统的生理变化；老年人心理社会变化；老化的人的需要理论、人格发展理论；老化的隐退理论、活跃理论；老化的心理学理论；老化的社会学理论。重点内容包括老化的概念，老化过程的特点，老化的基因程控理论，老年人各系统的生理变化。难点是在老年护理实践工作，根据老年人各系统的生理变化，与病理性症状相区分，给予恰当的护理措施。同学们在学习时应抓住重、难点，学会分析判断老年人生理与心理的正常与异常变化，逐渐养成尊重和保护患者权利的素质。

习题

一、选择题

【A1 型题】

1. 基因突变理论认为老化是

　　A. 基因程序预先设定了动物的生命周期

　　B. 体内细胞的基因有固定的生命周期

　　C. 体细胞突变造成老年人体内细胞特性改变

　　D. 以细胞分化的次数来决定个体的寿命

　　E. 衰老是基因突变的结果

扫码"练一练"

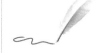

2. 关于老化说法错误的是
　　A. 是自然过程　　　　　　　　　　B. 全身多方面功能衰退
　　C. 不可逆　　　　　　　　　　　　D. 老年期最快
　　E. 人体适应力下降

3. 哪项不符合老年性聋的特点
　　A. 双侧对称性听力下降，以低频听力下降为主
　　B. 听人说话，喜慢怕快，喜安静怕嘈杂
　　C. 常有听觉重振现象，即"低音听不见，高音又感觉刺耳难受"
　　D. 言语理解不连贯，常常打岔
　　E. 常伴有高频性耳鸣，开始为间歇性，渐渐发展成持续性

4. 老年性白内障临床表现正确的是
　　A. 是老年人常见的致盲性双眼病
　　B. 为单眼病，很少累及双眼
　　C. 主要表现为疼痛性、突发性视力下降
　　D. 核性白内障是本病最常见的一种
　　E. 视力障碍程度与晶体混浊轻重无关

5. 生命过程发展理论是属于
　　A. 老化的生物学理论　　　　　　　B. 老化的心理学理论
　　C. 老化的社会学理论　　　　　　　D. 老化的生物－心理－社会学理论
　　E. 不属于老化理论的范畴

6. 下面哪组因素都与衰老有关
　　A. 文化程度、遗传、环境、生活方式
　　B. 文化程度、遗传、生活方式、自我保健
　　C. 遗传、环境、生活方式、自我保健
　　D. 遗传、环境、性别、文化程度
　　E. 遗传、环境、文化程度、爱好

7. 下列属于老化的特征的是
　　A. 累积性、渐进性、普遍性、危害性
　　B. 累积性、渐进性、普遍性、规律性
　　C. 规律性、渐进性、普遍性、危害性
　　D. 规律性、累积性、渐进性、普遍性
　　E. 偶然性、普遍性、危害性、规律性

8. 老龄化指数又称为
　　A. 年龄中位数　　　　B. 老年人口系数　　　　C. 老少比
　　D. 老人负担系数　　　E. 人均预期寿命

9. 应对社会老龄化，世界卫生组织提出的行动纲领是
　　A. 加强老年保健　　　　　　　　　B. 开展老年健康教育
　　C. 健康老龄化、积极老龄化　　　　D. 加强老年人自我保健
　　E. 健康促进

10. 长寿水平又称为

    A. 年龄中位数   B. 老年人口系数   C. 老少比

    D. 高龄老人比   E. 人均预期寿命

二、思考题

刘大爷，74 岁，体检测量身高为 172cm、体重 76g。他看上去精神状态较好，稍许驼背，步稍缓慢，步态平稳，讲话清楚，头发呈 "M" 样脱发，双耳大、稍垂，面容富态。他风趣地向护士说："对不起，我又忘了你贵姓？我怀疑这量尺有问，要不为什么越量越矮了呢？可别看我现在这模样，我年轻时身高 177cm、穿西装系领带，还蛮帅气的。唉，岁月不饶人。"他还说，他不知为什么总是期待生命不息，从来不想变老。他还告诉护士，他除按医嘱服用治疗冠心病和高血压药物外，还服用了老伴给他买的一种抗衰老的保健药。

1. 你认为刘大爷的人体老化表现有哪些？

2. 请分析刘大爷心理学变化最突出的两个特点。

（吕　颖）

第三章　老年人的健康评估

扫码"学一学"

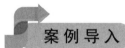

学习目标

1. **掌握**　老年人健康评估的原则、方法和注意事项；老年人身体健康评估、心理健康评估和社会健康评估的内容。

2. **熟悉**　老年人身体、心理、社会健康和生活质量的评估的方法和常用工具。

3. **了解**　老年人认知、情绪与情感的变化特点。

4. 学会对不同健康状况的老年人进行健康评估。

5. 具备良好的沟通技巧，尊重老年人，注意保护隐私，有爱心、细心、热心、耐心和诚心，有责任意识。

　　老年人处于机体衰老阶段，面临着生理功能不断衰退和慢性病患病概率增加的双重考验，因此，老年人有着不同于一般成年人的健康需求，且这些需求受自身生理、心理和社会等多种因素的影响。护理人员在制定老年人护理与保健计划前，应采用正确的方式、方法全面、客观地评估老年人的健康需求，以促进老年人的健康。

第一节　概　述

案例导入

　　王女士，65岁，高血压病史15年。平时性格开朗，近年来自觉记忆力下降，易激动。半年前开始出现失眠、食欲下降、坐立不安、不敢独处，感觉反应更慢了，情绪低落。

　　请问：

　　1. 护士应从哪些方面对王女士进行健康评估？

　　2. 应如何重点评估王女士的心理状况？

　　3. 针对王女士情况，常用的心理测评工具有哪些？

　　老年人的健康评估包括老年人身体健康状况评估、心理健康状况评估、社会健康状况评估和生活质量评估。对老年人进行综合系统的健康评估，有利于制定全面科学的老年人护理与保健计划。

知识链接

老年综合健康评估

老年综合健康评估（comprehensive geriatric assessment，CGA）是指采用多学科方法评估老年人的躯体情况、功能状态、心理健康和社会环境状况等，并据此制订以维持和改善老年人健康及功能状态为目的的治疗计划，最大限度地提高老年人的生活质量，是现代老年医学的核心技术之一。

目前，国外 CGA 工具包括老年人资源与服务评价量表（older American resources and services，OARS）、综合评价量表（the comprehensive assessment and referral evaluation，CARE）、老年人评估系统量表（European assessment system for care of old people，EASY—Care）。

我国 CGA 有 OARS 量表中文版、中国老年人健康综合功能评价量表、老年健康功能多维评定量表、老年健康综合评估量表等工具，但仍缺少操作规范，因此根据国际规范结合我国国情，国家老年医学中心编写了《老年综合评估技术应用中国专家共识》。

一、老年人健康评估原则

老年人健康评估是指对老年人有计划、系统地进行健康资料的收集和判断的过程。但因老年人有其特殊性，因此，护理人员应根据老年人的特点，有针对性地进行健康评估。具体应遵循以下原则。

考点提示
老年人健康评估的原则。

（一）身心变化的特点

衰老是生命过程的自然规律，随着年龄的增长，机体发生着一系列的变化。

老年人身体变化特点：随自然衰老出现退行性改变包括形体的变化和生理功能的低下，如身高下降、体重减轻；毛发变白；皮肤松弛、色素沉着；牙齿松动、脱落；各器官功能下降等；因退行性改变的发生，老年人机体抵抗力和对周围环境的适应能力均下降，因此容易引发各种慢性病。对于老年人来讲，上述退行性改变和慢性病多同时存在，且相互影响，因此，护理人员需仔细评估，以确定、区分是自然衰老还是健康问题。

老年人心理变化特点：身心变化非同步，个体差异大。具体表现：记忆能力下降，但逻辑记忆能力相对下降不明显；思维迟钝、逻辑障碍，且个体差异大；在接受新知识、新事物方面的能力较低；情感意志相对稳定；易怀旧、多疑、固执、保守等。

（二）辅助检查结果的解读

老年人辅助检查结果受多种因素影响，自然衰老、疾病、服用的药物均可致辅助检查结果异常。目前关于老年人辅助检查结果参考值的介绍相对少，因此，护理人员应结合老年人病情变化，注意个体差异，综合分析、解读辅助检查结果，以确认异常的辅助检查结果是生理性退化还是病理性改变导致的，避免因此误诊或处理不当而造成严重后果。

（三）疾病的非典型性表现

多数老年人患病为多种疾病共存，往往一种疾病掩盖另一种疾病的表现，或表现为各种疾病的累积效应，加之老年人各器官系统功能衰退，因此，老年人患病后其疾病的临床表现不典型。由于此特点导致了老年人患病后诊断相对困难，容易误诊、漏诊，因此，对

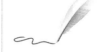

老年人进行疾病诊断时应充分结合客观检查结果，重视细微变化如生命体征的变化、生活方式的突然改变等。

二、老年人健康评估方法

老年人接受信息能力差、思维迟钝，且各感官功能降低，因此，护理人员在收集健康资料时，应注意使用语言和非语言沟通技巧，通过多个途径、多种方法有效获取正确全面的评估资料。

（一）交谈

交谈指通过与老年人本人及其照顾者、亲友、相关医务工作者等进行交流，了解老年人的健康状况。护理人员首先应与被沟通者建立良好的信任关系，再有效使用语言沟通技巧，同时注意使用非语言沟通，从而获得有效的健康资料。

（二）观察

观察指护理人员运用自身感官收集老年人的健康资料。护理人员可通过视、触、嗅、听等各种感官的作用，获取老年人的各种健康资料，包括症状、体征、心理变化、家庭社会改变等，以便发现现存或潜在的健康问题，必要时也可借用辅助仪器设备，以便有效获取健康资料。

（三）体格检查

体格检查指运用视诊、触诊、叩诊和听诊等体格检查方法对老年人进行有目的的检查，从而获取相关健康资料。

（四）阅读

阅读指通过查阅各种病历、护理记录和辅助检查结果等资料，获取老年人相关健康信息。

（五）测试

测试指利用评估工具包括标准化的问卷或量表对老年人的身体、心理、社会健康状况和生活质量等进行量化评估，从而收集健康资料、判断健康问题。

三、老年人健康评估注意事项

在老年人健康评估过程中，护理人员应结合老年人特点，注意以下事项。

（一）提供适宜的环境

因老年人各感官功能下降，体温调节功能和免疫能力降低，因此，对老年人进行健康评估时，注意选择相对独立的空间，保护老年人隐私，室内安静，室温 22～24℃，避免光线直接照射老年人。

（二）安排合理的时间

因老年人思维迟钝、行动迟缓、听力和视力下降，加之疾病影响易疲劳，因此，对老年人进行健康评估时，要预留充足的时间，可有针对性地根据老年人具体情况，分次进行评估，既使老年人有充足时间忆过去，又避免了疲劳评估。

（三）选择合适的方法

对老年人健康评估时，应按照评估要求进行。在全面评估的基础上，重点检查已发生病变和潜在病变的情况；取合适体位，尤其身体移动障碍的老年人；检查口耳时不要忘记取下义齿和助听器；感觉减退的老年人在进行感知觉检查时，注意避免损伤。

（四）运用恰当的沟通

对老年人健康评估时，应考虑到老年人听力、视力、记忆力和反应能力下降，因此，在收集资料时，在尊重关心老年人的前提下，注意使用恰当的沟通技巧，如注意语速要慢，发音清楚，通俗易懂，适时停顿，必要时重复，给予鼓励表扬，最后不忘表示感谢；选择与老年人合适的沟通距离，耐心倾听；注意使用非语言沟通技巧，如面带微笑，身体倾向老人，自然大方等；必要时可由老年人的照顾者或家属提供资料。

（五）收集客观的资料

对老年人进行健康评估时，首先应全面收集资料，在此基础上，进行准确客观的分析，避免主观判断。尤其在老年人身体健康状况中功能状态评估时，护理人员应在直接观察的基础上进行合理分析和判断，避免各种主观因素影响。

（六）进行全面的评估

对老年人进行健康评估时，要考虑整体性、全面性和相互间的影响。老年人健康评估包括身体健康状况评估、心理健康状况评估、社会健康状况评估和生活质量评估等，评估时要综合考虑上述所有因素及其间的相互影响，重在预防。

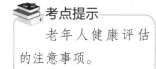

考点提示

老年人健康评估的注意事项。

第二节　老年人身体健康状况评估

老年人身体健康状况评估是老年人健康评估的重要内容，包括生理功能评估、疾病评估和日常生活能力评估。

一、健康史

健康史采集主要指收集老年人现在、过去健康状况及生活情况的相关资料。主要通过交谈方式，向老年人或其照顾者采集健康史。

（一）一般资料

一般资料即老年人基本情况，包括老年人的姓名、性别、年龄、民族、籍贯、婚姻状况、文化程度、职业、宗教信仰、医疗费支付形式、家庭地址、联系人和联系方式、入院时间等。

（二）健康状况

1. 目前资料　目前资料主要包括主诉和现病史，具体指老年人目前有无疾病；疾病的起病情况、主要症状、病情的发展与演变、有无伴随症状、诊断与治疗、护理经过；疾病对老年人日常生活能力等有无影响。

2. 既往资料　既往资料主要包括既往史、个人史、用药史和家族史，具体指老年人既往健康状况、住院或手术史、过敏史、日常生活状况；月经史、婚育史；既往用药史；老年人及配偶、直系亲属健康与患病情况，尤其有无遗传疾病等。

二、体格检查

老年人一般每1~2年进行一次全面健康检查，体格检查时，帮助老年人采取舒适的体位如坐位或半坐位，通过视诊、触诊、叩诊、听诊和嗅诊等方法按照由大到小、由全身到局部的顺序进行检查。

扫码"看一看"

（一）全身

1. 营养情况 测量身高、体重，计算体重指数（BMI）；评估每日食物摄入量和每日活动量。因骨质疏松、椎间盘退变等，一般随年龄增长，身高逐渐降低，女性较男性明显，50 岁以后女性平均变矮 4.9cm，男性平均变矮 2.9cm；体重逐渐增加，65 ~ 75 岁达高峰，之后逐渐下降；BMI（中国）正常范围 18.5 ~ 23.9，< 18.5 提示体重过低，≥24 提示超重，24 ~ 27.9 提示偏胖，≥28 提示肥胖，但 BMI 不适用于身体虚弱或久坐不动的老年人，应结合其他检查进行营养评估。

2. 生命体征

（1）体温 因老年人基础代谢率低，因此其基础体温较低，70 岁以上的老年人即便有感染发生体温也常表现为不升高，但如果午后比早晨体温高 1℃ 以上应考虑为体温升高。

（2）脉搏 老年人脉率 55 ~ 60 次/分；测量脉搏时，每次不应少于 30 秒；同时注意脉率是否规则。

（3）呼吸 老年人呼吸应从呼吸的方式、节律和有无呼吸困难进行评估。老年人呼吸频率稍慢，16 ~ 25 次/分，当出现下呼吸道感染、充血性心力衰竭或其他疾病时，呼吸频率可表现为超过 25 次/分。

（4）血压 40 岁以后，血压会随年龄增长而逐渐升高，因此，老年人容易出现高血压。其次，老年人还容易出现直立性低血压。直立性低血压诊断标准：平卧 10 分钟后测量血压，再于直立 1、3、5 分钟分别测量血压，若直立时任何一次收缩压比卧位时降低 ≥20mmHg 或舒张压降低 ≥10mmHg 即可诊断。

3. 智力和意识 老年人对周围环境的认识和对自身所处状况的识别能力，以及记忆力的评估，可帮助判断某些病变情况。

4. 体位和步态 某些疾病可使体位发生改变，如心功能不全的老年人可出现强迫体位，胆绞痛等各种疾病引起疼痛时可出现辗转体位等；步态的类型也有助于诊断某些疾病如帕金森病出现慌张步态，小脑疾病或酒精中毒出现醉酒步态，脑性瘫痪可出现剪刀步态等。

（二）体表

1. 皮肤 60 岁以后老年人皮肤萎缩，表现为皮肤变软、变薄，少光泽，低弹性，出现皱纹、色素沉着如老年斑等，皮肤的触觉、温觉、痛觉等减退。评估老年人皮肤时注意皮肤颜色、温度、湿度、完整性及有无病变等。如长期卧床的老年人着重评估皮肤有无破损，有无压疮。

2. 毛发 随年龄增长，毛囊萎缩，色素减退。因此，老年人表现为头发、鼻毛、睫毛依次变白，额或额顶 – 颞、枕部毛发依次脱落，眉毛、胡须也相应发生上述变化。

3. 指甲 老年人角质层增厚，因此，指甲表现为变硬、变黄、加厚，表面不平。

（三）头面部

1. 眼睛与视力 老年人由于脂肪组织减少眼球内陷；皮肤松弛眼睑下垂；瞳孔直径缩小反应慢；泪腺分泌减少易眼干；角膜周围类脂性浸润，随年龄增长角膜上易出现灰白色云翳；晶状体硬化，且随年龄增长而变厚，房水回流受阻，睫状肌衰弱，眼睛调节能力下降，致使渐进性视力下降、青光眼等；玻璃体浑浊可致白内障；眼底动脉硬化易发生眼底出血等。因瞳孔缩小、视网膜再生能力衰退，老年人色彩区分和暗适应能力降低。

2. 耳朵与听力 老年人耳廓增大，皮肤干且弹性差，耳垢干燥，70 岁后尤其明显；老年人因中耳听骨退行性变、内耳听觉感受细胞减少等，致使听力随年龄增长逐渐减退，甚至老年性耳聋，因此评估时可通过询问、控制音量等来检查；老年人对噪声或高音量易产生焦虑；常有耳鸣，在安静环境下尤为明显。对佩戴助听器的老年人检查时应取下助听器。

3. 鼻部与嗅觉　老年人鼻腔黏膜萎缩变薄，鼻腔干燥，易出血，嗅觉减退，尤其 50 岁以后。

4. 口腔与味觉　老年人因毛细血管血流减少而唇周颜色变淡，口腔黏膜及牙龈苍白；牙周组织萎缩而牙根暴露；唾液分泌减少而口腔黏膜干燥；味蕾退化而味觉降低；受老化和各种疾病影响，牙齿发黑、变黄、缺失等，常有义齿。

（四）颈部

老年人颈部与成年人相似，无明显变化，评估时注意有无颈部淋巴结肿大，有无颈强直等表现。

（五）胸部

1. 胸肺部　老年人胸肺部检查方法和过程同成年人。老年人由于生理性死腔增大，肺部叩诊常为过清音，肺弹性回缩减弱，潮气量减少；胸廓前后径略小于左右径或相等，呈圆柱形，受疾病影响可出现扁平胸、桶状胸等；因骨连接处老化，胸廓扩张受限。

2. 心前区　老年人因脊柱弯曲致使心脏下移，心尖搏动可出现在锁骨中线旁；但因胸廓坚硬，心尖搏动幅度减小；心脏收缩力降低，排血量减少，瓣膜变硬，弹性降低，易出现狭窄或关闭不全，听诊有杂音，心电图检查可见心律失常或心肌缺血表现。

3. 乳房　随年龄增长乳房出现退行性变，具体表现为脂肪组织减少，乳房变得松弛、平坦，如触诊有肿块，应高度怀疑癌肿。男性老年人如有乳房发育，应考虑是否由药物或其他因素导致。

（六）腹部

老年人脂肪易堆积在腹部，使腹部隆起，肥胖常会掩盖一些腹部体征，但因腹肌松弛易触诊，老年消瘦者因腹壁较薄且松弛，即便腹膜炎也不易发生腹肌紧张，但肠梗阻时易快速出现腹部膨隆；因膈肌下降致使肋缘下可触及肝脏；随年龄增长，膀胱容量减少，较难触及充盈的膀胱；胃肠蠕动减弱，听诊可闻及肠鸣音减少。但受疾病影响可能出现蛙状腹、腹壁静脉曲张等。

（七）泌尿生殖系统

老年女性因卵巢功能衰退，雌激素水平降低，致使阴毛稀疏，灰色；阴唇萎缩，皱襞增多；阴蒂变小；阴道黏膜变薄，皱襞不明显，阴道分泌物减少，阴道壁干燥；宫颈变短，子宫和卵巢缩小，出现绝经；生殖系统抵抗力降低，易出现女性生殖系统炎症如萎缩性阴道炎。老年男性同样因激素水平降低，致使阴毛稀疏，灰色；阴茎、睾丸变小，阴囊皱襞消失；前列腺组织增生，易导致尿道梗阻，排尿困难。老年人因肾脏萎缩变小，肾血流量减少，肾小球滤过率及肾小管重吸收能力下降，导致肾功能减退；膀胱逼尿肌萎缩，膀胱括约肌松弛，因此，老年人常有多尿、夜尿；老年人生育功能和性功能随之下降。

（八）脊柱四肢

老年人因肌张力降低，椎间盘退行性变，导致颈部和头部前倾，脊柱后凸；四肢关节也发生退行性变，关节活动受限，骨质疏松，评估时注意检查各关节活动情况，有无肿胀、疼痛、畸形及下肢皮肤溃疡、循环不良等。

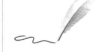

（九）神经系统

老年人脑组织萎缩，神经传导速度减慢，对刺激的反应时间延长，加之关节活动受限，因此老年人活动能力下降，反应慢，平衡力降低，动作不协调，注意力不集中，记忆力减退，易疲劳。

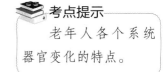

考点提示

老年人各个系统器官变化的特点。

三、功能状态评估

功能状态评估是指对老年人日常生活能力的评估，护理人员通过对老年人功能状态的评估，可判断老年人有无功能缺失，为促进老年人独立性和提高其生活质量有着重要的意义。功能状态评估的方法包括自述法和观察法，可以通过老年人或其照顾者提供的信息进行评价，注意客观评价，避免主观判断及"霍桑效应"（老年人知道护理人员在对其进行评估，因此努力完成所交给的任务，从而掩盖了其平时的实际情况）。

（一）功能状态评估内容

老年人功能状态受多种因素影响，评估时注意客观评价，避免主观判断，结合身体、心理和社会健康状况等进行全面评估。功能状态评估的内容包括日常生活能力、功能性日常生活能力和高级日常生活能力。

1. 日常生活能力（ADL） 即基础性日常生活能力，指老年人自我照顾和每天从事的必需的日常生活能力，如衣、食、行和个人卫生等。日常生活能力是老年人最基本的自理能力的反映，同时，日常生活能力评估还是老年人是否需要补偿服务和残疾率评估的指标。

2. 功能性日常生活能力（IADL） 即工具性日常生活能力，指老年人单独在家中或寓所中时的自我照顾能力，如家务整理、药物服用、交通工具和家用电器使用、外出购物、财务管理等，功能性日常生活能力是老年人独居生活能力的反映。

3. 高级日常生活能力（AADL） 指与老年人生活质量相关的活动，包括娱乐、社交活动等，反映老年人的智能能动性和社会角色功能。但随着老化和疾病的发生，高级日常生活能力相对日常生活能力和功能性日常生活能力较早出现缺失。一旦高级日常生活能力缺失，意味着老年人功能状态会严重下降，因此，若老年人高级日常生活能力下降，应及时进行日常生活能力和功能性日常生活能力的评估。

（二）评估工具

护理人员可以通过使用标准化量表进行功能状态评估，如 Katz 日常生活功能指数评价量表、Lawton 功能性日常生活能力量表、Barthel 指数评定等。

1. Katz 日常生活功能指数评价量表 Katz 日常生活功能的指数评价量表是由 Katz 等设计并制定的语义评定量表，可用于评定老年人日常生活能力，可自评或他评，是目前应用最广泛的功能评价指数。总分值越高，说明被测者日常生活能力越强（表 3 - 1）。

表 3 - 1 Katz 日常生活功能指数评价量表

评定内容	能力	分值
进食	独立进食，无需帮助	2
	独立进食，但需辅助备餐	1
	部分或全部需要喂食或鼻饲	0

续表

评定内容	能力	分值
更衣	独立完成，能独立拿取衣物穿上并扣好	2
	能独立拿取衣物穿上，但需帮助系鞋带	1
	部分或全部穿衣需协助	0
如厕	独立如厕，或能借助辅助器具如厕	2
	需帮助如厕、便后清洁或整理衣裤	1
	不能自行如厕	0
沐浴	独立完成，无需帮助	2
	部分帮助（如背部或腿部）	1
	不能自行沐浴	0
控制大小便	能完全控制	2
	偶尔大小便失禁	1
	需要别人帮助处理大小便如导尿、灌肠等	0
移动	独立完成（可用手杖、助行器等）	2
	需要帮助	1
	不能起床	0

2. Lawton 功能性日常生活能力量表　Lawton 功能性日常生活能力量表于 1969 年由美国的 Lawton 等制定，可用于评定功能性日常生活能力。总分值越高，说明被测者日常生活能力越强（表 3 - 2）。

表 3 - 2　Lawton 功能性日常生活能力量表

评定内容	能力	分值
电话	无需帮助	2
	需要帮助	1
	完全不能自己打电话	0
购物	无需帮助	2
	需要帮助	1
	完全不能自己出去购物	0
备餐	无需帮助	2
	需要帮助	1
	完全不能自己做饭	0
整理家务	无需帮助	2
	需要帮助	1
	完全不能自己做家务	0
使用交通工具	无需帮助	2
	需要帮助	1
	完全不能自己出行	0
理财	无需帮助	2
	需要帮助	1
	完全不能自己理财	0

四、辅助检查

自然衰老、老年人患病、老年人服药均可影响辅助检查结果，护理人员应结合老年人病情综合分析、正确解读。

（一）常规检查

1. 血常规 老年人红细胞、血红蛋白和血细胞比容较成人低，高龄者无性别差异。老年人贫血诊断标准：红细胞计数 $< 3.5 \times 10^{12}/L$，血红蛋白 $< 110g/L$，血细胞比容 < 0.35。但贫血不是老年人正常生理变化，需结合其他检查全面评估。白细胞计数参考值范围 $(3.0 \sim 8.9) \times 10^9/L$，其中 T 淋巴细胞减少，B 淋巴细胞随年龄增长无明显变化。

2. 尿常规 老年人肾糖阈值升高，可出现血糖升高而尿糖阴性的情况；老年人泌尿系统防御功能随年龄增长而降低，因此，尿沉渣白细胞 > 20 个/HP 才有意义；老年人中段尿培养污染率高，老年人真性菌尿的判断标准：男性中段尿培养菌落计数 $\geq 10^3/ml$，女性中段尿培养菌落计数 $\geq 10^4/ml$；其余尿常规检查与成人无异。

3. 红细胞沉降率（血沉） 健康老年人血沉变化范围较大：$30 \sim 40mm/h$。若血沉 $\geq 65mm/h$，考虑肿瘤、感染或结缔组织病。

（二）生化检查

老年人生化检查主要包括电解质、血糖和血脂检查。血清钙随年龄增长男性逐渐降低，女性逐渐升高；总胆固醇和低密度脂蛋白 $60 \sim 70$ 岁达高峰，之后随年龄增长逐渐降低；高密度脂蛋白 70 岁以后，随年龄增长逐渐降低；空腹血糖随年龄增长而升高，餐后血糖升高为主。但当老年人血糖、血脂等升高，以及各种代谢水平下降的情况下进行生化检查时，应注意多方面综合检查（表 3 - 3）。

表 3 - 3 健康老年人生化检查结果

检查项目	成人参考值范围	健康老年人变化
肌酐清除率	$80 \sim 100ml/min$	降低
血尿酸	$120 \sim 240 \mu mol/L$	轻度升高
乳酸脱氢酶	$50 \sim 150U/L$	轻度升高
碱性磷酸酶	$20 \sim 110U/L$	轻度升高
三碘甲状腺原氨酸 T_3	$1.08 \sim 3.08nmol/L$	降低
甲状腺素 T_4	$63.2 \sim 157.4nmol/L$	降低
促甲状腺素	$2.21 \pm 1.1mU/L$	无变化或轻度升高
空腹静脉血糖	$3.9 \sim 6.1mmol/L$	轻度升高
总蛋白	$60 \sim 80g/L$	轻度升高
总胆固醇	$2.8 \sim 6.0mmol/L$	60（男性）、70（女性）岁达高峰，之后逐渐降低
低密度脂蛋白	$< 3.1mmol/L$	60（男性）、70（女性）岁达高峰，之后逐渐降低
高密度脂蛋白	$1.1 \sim 1.7mmol/L$	60 岁后升高，70 岁后逐渐降低
甘油三酯	$0.23 \sim 1.24mmol/L$	轻度升高

（三）功能检查

功能检查主要包括肝脏、肾脏和心肺等功能的检查。老年人肝脏功能减退，如合成蛋白和合成各种酶的功能降低，因此老人年血清蛋白降低，肝脏解毒功能降低，易出现中毒如药物中毒情况；肾脏肾小球滤过率降低，血尿素氮、肌酐水平升高，同时肾小管产氨能力和处理酸碱能力降低，因此老年人容易出现水、电解质和酸碱平衡紊乱；肺通气不足，气体交换能力下降，动脉血氧分压＜70mmHg 为异常。

（四）心电图检查

健康老年人心电图有轻度非特异性改变，如 P 波平坦、P－R 间期延长、Q－T 间期延长、T 波变平等。老年人心电图检查有利于发现无症状心肌缺血、心肌梗死等。

（五）影像学检查和内窥镜检查

影像学检查已广泛应用于老年人健康评估中，如 X 线、CT 和 MRI 等有利于心脑血管疾病的诊断；内镜检查也广泛应用于老年人胃肠道肿瘤、呼吸系统疾病等的诊断。

第三节　老年人心理健康状况评估

随着自然衰老、退化，老年人会出现记忆力下降（个体差异大）、思维迟钝、联想缓慢、精力难集中、敏感而致多疑、知觉反应慢且定向困难等变化特点。另外，进入老年期，面临各种社会生活的改变，如离退休、丧偶、再婚、丧子（女）、经济困难等问题，继而会引发各种精神心理活动，而精神心理状况又会直接影响老年人身体健康、社会健康状况以及某些疾病的治疗和预后。因此，老年人心理健康是老年人健康不可或缺的一部分，正确评估老年人心理健康状况有助于维护和促进老年人身心健康。

一、情绪与情感评估

情绪与情感是人们对事物的态度的体验，是人的需要是否得到满足的反映。老年人因各种社会生活方式的改变常会产生情绪与情感的变化，其中最常见的是焦虑和抑郁。

（一）焦虑

焦虑（anxiety）是对个体对自身或亲人生命安全、前途命运等的过度担心而产生的一种烦躁情绪，表现为着急、紧张、恐慌、不安等心理变化以及心悸、睡眠障碍等生理改变。常用的焦虑评估方法包括交谈法和观察法、心理测试法、焦虑可视化标尺技术。

1. 交谈法和观察法　交谈是最常用的方法，可通过与老年人、其配偶和子女的交谈获得主观资料；通过观察可以获取情绪与情感的客观资料，并可印证交谈获取的主观资料。

2. 心理测试法　心理测验量表评估老年人是否存在焦虑及焦虑的程度，常用的量表包括汉密顿焦虑量表（Hamilton anxiety scale，HAMA）、状态－特质焦虑问卷（state－trait inventory，STAI）、Zung 焦虑自评量表（self－rating anxiety scale，SAS）、贝克焦虑量表（Beck anxiety inventory，BAI），其中最常用的是汉密顿焦虑量表（HAMA）和状态－特质焦虑问卷（STAI）。

（1）汉密顿焦虑量表　汉密顿焦虑量表（HAMA）于 1959 年由 Hamilton 编制，用于评定焦虑严重程度的他评量表，是目前应用最广泛的焦虑评定量表，做一次评估需要 10～15 分钟。

1）量表内容和结构　该量表内容共包含 14 个条目。其中，第 1～6 项和第 14 项用于评估精神性焦虑，第 7～13 项用于评估躯体性焦虑（表 3－4）。

表 3 - 4　汉密顿焦虑量表（HAMA）

项目	主要表现
1. 焦虑心境	担心、担忧，感到最坏的事情将要发生，容易激惹
2. 紧张	紧张感、易疲劳、不能放松，情绪反应，易哭、颤抖、感到不安
3. 害怕	害怕黑暗、陌生人、一人独处、动物、乘车或旅游、公共场合
4. 失眠	难以入睡、易醒、睡眠不深、多梦、夜惊、醒后感到疲倦
5. 认知功能/记忆	注意障碍、注意力不能集中、记忆力差
6. 抑郁心境	丧失兴趣、对以往爱好缺乏快感、早醒、抑郁、昼重夜轻
7. 躯体性焦虑（肌肉系统）	肌肉酸痛、活动不灵活、肌肉抽动、肢体抽动、牙齿打颤、声音发抖
8. 躯体性焦虑（感觉系统）	视物模糊、发冷发热、软弱无力感、浑身刺痛
9. 心血管系统症状	心动过度、心悸、胸痛、血管搏动感、昏倒感、心搏脱漏
10. 呼吸系统症状	胸闷、窒息感、叹息、呼吸困难
11. 胃肠道症状	吞咽困难、嗳气、消化不良、肠动感、肠鸣、腹泻、体重减轻、便秘
12. 生殖泌尿系统症状	尿频、尿急、停经、性冷淡、早泄、阳痿
13. 自主神经系统症状	口干、潮红、苍白、易出汗、紧张性头痛、毛发竖起、起鸡皮疙瘩
14. 会谈时行为表现	一般表现：紧张、忐忑不安、咬手指、紧握拳、摆弄手帕、手发抖、不停顿足、面部肌肉抽动、皱眉、表情僵硬、肌张力高、叹息样呼吸、面色苍白 生理表现：反复吞咽、呃逆、安静时心率快、呼吸快（20 次/分以上）、腱反射亢进、震颤、瞳孔放大、眼睑跳动、眼球突出、易出汗

2）评分方法　由 2 名专业人员对被评估者进行评估，然后各自评分。除第 14 项需结合观察评估外，其余所有项目均需根据被评估者口述情况进行评分，特别强调被评估者的主观感受。采用 0 ~ 4 分的 5 级评分法记分：0 = 无症状；1 = 轻度；2 = 中等，有肯定的症状，但不影响生活或劳动；3 = 重度，症状重，影响生活、劳动或需进行处理；4 = 极重，症状极重，严重影响生活。

3）结果判读　总分小于 7 分者，提示无焦虑；超过 7 分者，提示可能有焦虑；超过 14 分者，提示一定有焦虑；超过 21 分者，提示有明显焦虑；超过 29 分者，提示可能有严重焦虑。一般以 14 分为分界值。

3. 焦虑可视化标尺技术　请被评估者在焦虑可视化标尺相应位点上标出其焦虑程度（图 3 - 1）。

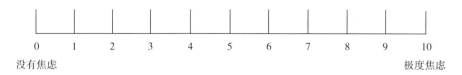

图 3 - 1　焦虑可视化标尺

（二）抑郁

抑郁是个体失去某种其重视或追求的东西时产生的情绪，在情感、认知、生理和动机方面出现不同的表现：情绪低落、悲观失望、无助感、感到生活无趣；思维缓慢、注意力不集中；食欲减退、睡眠差、易疲劳；生活懒散、逃避现实，甚至自杀。抑郁是一种最常见的情绪反应，常用的抑郁评估方法包括交谈法、观察法、心理测试法和抑郁可视化标尺技术。

1. 交谈法和观察法　可通过交谈和观察了解老年人的语言、行为，判断有无情绪低落、睡眠障碍、食欲减退等表现。

2. 心理测试法　用心理测验量表评估老年人是否存在抑郁及抑郁的程度，常用的量表包括汉密顿抑郁量表（Hamilton depressed scale，HAMD）、老年抑郁量表（the geriatric depressed scale，GDS）以及流行病学调查中用到的抑郁自评量表（self - rating depression scale，SDS）。

（1）老年抑郁量表　老年抑郁量表（GDS）于1982年由Brink等编制，专门用于老年人抑郁筛查的量表。在临床上，该量表比其他抑郁量表有更高的符合率，尤其在年纪较大的56岁以上的老年人中这种优势更加明显。该量表操作方便，做一次评估大约需要15分钟。

1）量表内容和结构　该量表内容共包含30个条目，包括情绪低落、活动减少、容易激惹、退缩痛苦的想法、对过去和现在以及未来的消极评分（表3 - 5）。

表3 - 5　老年抑郁量表（GDS）

指导语：请根据您一周以来最切合的感受回答。

项目	回答	
＊1. 你对生活基本满意吗	是	否
2. 你是否已放弃了许多活动与兴趣	是	否
3. 你是否觉得生活空虚	是	否
4. 你是否常感到厌倦	是	否
＊5. 你觉得未来有希望吗	是	否
6. 你是否因为脑子里一些想法摆脱不掉而烦恼	是	否
＊7. 你是否大部分时间精力充沛	是	否
8. 你是否害怕会有不幸的事落到你头上	是	否
＊9. 你是否大部分时间感到幸福	是	否
10. 你是否常感到孤立无援	是	否
11. 你是否经常坐立不安、心烦意乱	是	否
12. 你是否希望待在家里而不愿去做些新鲜事	是	否
13. 你是否常常担心将来	是	否
14. 你是否觉得记忆力比以前差	是	否
＊15. 你觉得现在活得很惬意吗	是	否
16. 你是否常感到心情沉重、郁闷	是	否
17. 你是否觉得像现在这样活着毫无意义	是	否
18. 你是否总为过去的事忧愁	是	否
＊19. 你觉得生活很令人兴奋吗	是	否
20. 你开始一件新的工作很困难吗	是	否
＊21. 你觉得生活充满活力吗	是	否
22. 你是否觉得你的处境已毫无希望	是	否
23. 你是否觉得大多数人比你强得多	是	否
24. 你是否常为些小事伤心	是	否
25. 你是否常觉得想哭	是	否
26. 你集中精力有困难吗	是	否
＊27. 你早晨起来很快活吗	是	否
28. 你希望避开聚会吗	是	否
＊29. 你做决定很容易吗	是	否
＊30. 你的头脑像往常一样清晰吗	是	否

注：＊为反向记分

2）评分方法　每个条目要求被评估者回答"是"或"否"，是＝1，否＝0，带有＊条目为反向计分。

3）结果判读　当量表用于一般筛查目的时建议采用：总分0～10分，提示无抑郁；11～20分，提示轻度抑郁；21～30分，提示中重度抑郁。但是56岁以上健康老年人，会有食欲减退、睡眠障碍等表现，因此，针对这一老年群体易误判为抑郁。所以，对于56岁以上老年人使用该量表评估时，若分数超过11分需做进一步的检查。

3. 抑郁可视化标尺技术　请被评估者在抑郁可视化标尺相应位点上标出其抑郁程度（图3-2）。

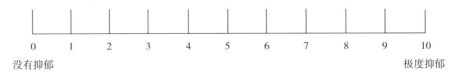

图3-2　抑郁可视化标尺

二、认知评估

认知是人们获得知识、应用知识的过程。它是人的最基本的心理过程，包括感觉、知觉、记忆、思维、语言和想象等。认知过程即信息加工过程，是指人脑接受外界的信息，经过加工处理，转换成内在的心理活动，进而支配行为。

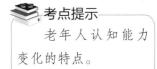

考点提示

老年人认知能力变化的特点。

老年人随着机体衰老会出现不同程度的认知能力障碍，如老年人随着年龄增长，感觉器官功能下降，敏感性降低，出现感觉反应异常；知觉也会随之下降，但因经验、知识等有所弥补，故知觉较感觉衰退晚、轻，但易出现定向力障碍而致走失；老年人初级记忆保持较好，次级记忆减退明显，但再认能力保持较好，机械记忆力差，逻辑记忆力较好，远期记忆好，近期记忆差，无意识记忆力下降；思维衰退相对晚。

老年人认知能力的障碍会影响老年人的日常生活能力，因此，认知功能对老年人独立生活有重大影响。但很多认知功能障碍早期是可逆的，因此，尽早发现老年人认知功能障碍或对老年人进行认知功能评估，可及时采取措施有效提高老年人生活质量。

老年人认知功能评估主要包括语言能力、思维能力和定向力的评估。常用的老年人的认知功能评估工具包括简易智力状态检查表（mini - mental state examination，MMSE）和简易操作智力状态问卷（short portables mental status questionnaire，SPMSQ）。

第四节　老年人社会健康评估

护理人员对老年人进行全面健康评估时，除了对身体状况、心理状况进行评估外，还应对老年人社会健康进行评估。社会健康评估包括社会健康状况和社会功能评估，具体包括角色功能评估、环境评估、文化评估和家庭评估等。

一、角色功能评估

角色是由人的社会地位和身份所决定的一套社会行为模式，而非自定的，是符合社会期望包括社会规范、责任和义务等的。角色功能是指从事正常角色活动的能力，包括家务劳动、工作和社会活动等。

老年人一生中经历了多种角色的转变和适应，包括家庭角色和社会角色的变更，以及由此带来的角色期望的变更。但因老化和某些功能的退化，使得老年人角色功能下降；老年人角色的适应也受年龄、性别、家庭、环境、社会及经济等因素的影响。护理人员在对老年人角色功能评估时，应重点评估老年人对角色的认知、对承担角色的满意情况和适应情况，及时发现问题，及时处理，避免因角色功能障碍影响老年人健康。

角色功能评估方法包括交谈法和观察法。评估内容包括如下。

（一）角色认知的评估

角色认知是个体认识自己和他人的身份、地位和各种社会角色的区别与联系的过程。了解老年人对自己承担的角色的感受、是否与自己的角色期望相符，当角色发生变更时对自己产生的影响。同时，还应询问他人对老年人角色期望的认同情况。如，您退休后适应吗？您乐意为自己的孩子做家务吗？您愿意参加各种老年人的活动吗？……

（二）角色扮演的评估

角色扮演是指在现实生活中表现出来的与自己身份、年龄和地位相符的行为模式。老年期老人会有很多角色扮演，包括一般角色、家庭角色和社会角色，评估时注意评估所"扮演"的角色是什么；能否"扮演"好这些角色；是否乐意"扮演"以及当角色发生变化时是否对其产生影响等。

1. 一般角色　一般角色决定个体的主体行为，是必须承担的角色。可询问老年人：您现在是否还在工作？具体做什么工作？您感到工作任务过重、过多还是不足？您认为目前哪些事情占据了您的大部分时间？您感到很悠闲还是休息、娱乐时间不足？

2. 家庭角色　家庭角色是指老年人在家庭中所占有的特定地位或拥有的特定身份。老年人在家庭中承担一个以上角色，如一位老年男性在家庭中承担祖父、父亲、丈夫、公公等角色。如果老年人不能很好地"扮演"其角色，可能会导致角色冲突，进而导致个人情绪变化、身体健康问题及家庭健康问题的发生。可询问老年人：您平时是否照顾孙辈们？您老伴还在吗？您对您的家庭满意吗？您的子女是否对您的生活有安排？您对子女给您安排的生活满意吗？

3. 社会角色　社会角色是指与一定社会地位相关联的符合社会要求的个人行为，或者是个体在社会群体中被赋予的身份及其应发挥的功能。可收集老年人的活动资料，对其社会关系进行评估，并询问：您如何评价自己的一生？您对自己的未来有何规划？您喜欢参加集体活动吗？您是安于养病，还是积极配合治疗使自己尽快康复？

（三）角色适应的评估

角色适应是指个体角色表现与角色期望一致或达到角色期望的要求，是为达到认识的角色而采取的行动过程。评估时可请老年人描述对自己的角色的满意情况，并观察有无角色冲突、角色模糊和角色匹配不当等角色适应不良的表现，具体包括头晕、头痛、失眠、紧张、焦虑、抑郁等。

二、环境评估

环境是人类赖以生存的空间，人与环境之间相互影响。健康即意味着人与环境处于和谐、平衡状态，一旦这种平衡被打破，即可能会引起健康问题。同样，老年人的健康与其生活的环境息息相关，因此，在对老年人健康进行评估时，还要对老年人所生活的各种环境包括物理环境和社会环境进行评估，以去除不利于健康的因素，促进或创造有利于健康的环境。

（一）物理环境评估

物理环境是自然环境的一部分，指存在于机体外环境的一切物理因素的总和。其中，居住环境是指老年人生活、学习、娱乐、休息的场所，评估时应注意评估老年人居住环境是否健康，包括老年人的生活环境、社区中的特殊资源、老年人对目前生活环境或社区的特殊要求等，尤其老年人居家环境安全是重点评估内容，可通过家庭访视采用老年人居家环境安全评估表进行评估（表3-6）。

表3-6　老年人居家环境安全评估表

场所	部位	评估要点
一般居室	光线	光线是否充足，通风是否良好
	温度	是否适宜
	地面	是否平整、干燥、无障碍物
	地毯	是否平整、不滑动
	家具	放置是否稳固、固定有序，有无阻碍通道，拐角是否圆滑
	床	高度是否在老人膝下、与老人小腿长基本相等
	电线	安置如何，是否方便，是否远离火源、热源
	取暖设备	设置是否妥善
	电话、应急灯/铃	紧急电话号码是否放在易看见、易取到的地方，应急灯/铃是否正常
厨房	地板	有无防滑措施
	燃气	"开""关"标志是否醒目
浴室	浴室门	门锁是否内外均可打开
	地板	有无防滑措施
	便器	高低是否合适，有无扶手
	浴盆	高低是否合适，盆底有无防滑垫
楼梯	光线	光线是否充足
	台阶	是否平整无破损，高低是否合适，台阶间色彩差异是否明显
	扶手	有无扶手

（二）社会环境评估

社会环境指人们所处的社会政治环境、经济环境、文化环境和法治环境等宏观因素的综合。社会环境对人们的健康有着重大影响，尤其老年人进入老年期，面临很多社会生活方面的变化，因此，护理人员在评估时应注意评估老年人所处的社会环境，主要包括经济状况、生活方式、社会关系和社会支持等。

1. 经济状况评估　经济是对老年人的健康影响最大的社会环境因素。老年人因退休或给予经济支持的配偶去世，经济收入减少，尤其农村老年人由于劳动力丧失，因此在经济方面转向依赖子女，失去家庭、社会甚至生活的独立性。护理人员可通过对老年人的询问了解其经济来源、日常支出、家庭经济困难与否和医疗费用支付方式等，具体：您的经济来源是什么？单位工资福利如何？上述收入是否足够支付食品、生活用品以及部分医疗费用？家庭有无经济困难？家庭里是否有待业、失业人员？医疗费用的支付方式有哪些？

2. 生活方式评估 通过交谈和观察了解老年人饮食、睡眠、活动和娱乐等生活方式和习惯，评估有无吸烟、酗酒等不良嗜好，若有不良生活方式，应进一步评估其影响。另外，评估时还应注意不同民族、不同地区、不同职业和不同社会阶层等对老年人生活方式的影响。

3. 社会关系和社会支持评估 社会关系是指人们在共同的物质和精神活动过程中所结成的相互关系的总称，泛指人与人之间的一切关系。社会支持是指在自己的社会关系网络中获得的来自自身之外的各种支持，分为物质支持和精神/情感支持，而情感支持对老年人的健康影响更大。对老年人社会关系和社会支持的评估内容主要包括：家庭关系、与邻里或同事的关系、老年人可获得的来自家庭的支持和帮助、老年人可获得的来自社会各机构或专业人员的支持和帮助情况等。也可借助社会支持评定量表对社会支持进行评估，社会支持评定量表是 1986 年由肖水源制定，1990 年修订，内容共包含 10 个条目和 3 个维度：客观支持、主观支持和对社会支持的利用度。

三、文化与家庭评估

（一）文化评估

文化因素包括价值观、信仰、风俗习惯等可影响老年人的健康信念，进而影响老年人的健康行为。护理人员在工作中会面对具有不同文化背景的老年人，因此，对老年人进行文化评估，有利于了解老年人的健康状况及医护工作的开展。对老年人的文化评估内容主要包括价值观、信念/仰、习俗、语言等。老年人的文化评估同成年人，但对于住院老年人，因老年人面对医院这一陌生环境、远离亲人、缺乏沟通、对疾病存在恐惧心理等，易出现文化休克，文化休克即指人们在陌生文化环境中所产生的迷茫和失落的经历。因此，对住院老年人应通过与其交谈，询问其住院感受，并观察有无文化休克表现综合评估。

（二）家庭评估

家庭是由两个或多个人组成的，是家庭成员共同生活和彼此依赖的场所。家庭是社会最基本的组成单位，传统的家庭以血缘为纽带，以婚姻为基础，个体又是家庭的组成单位，家庭为每一位家庭成员提供支持，满足其需要，反之，个体的健康也受家庭及家庭成员的影响。老年人作为家庭的一员，尤其退休后，家庭是其主要活动场所，因此，家庭对老年人的健康必然产生影响。老年人家庭评估的内容主要包括家庭基本情况、家庭结构、家庭功能及家庭压力等。

1. 家庭结构评估 家庭结构是指构成家庭单位的成员及成员间的关系，即家庭外部结构和家庭内部结构，家庭外部结构即家的类型，家庭内部结构即家庭关系。因此，老年人家庭结构评估内容包括家庭成员构成、家庭角色、家庭权利、沟通方式和价值系统等。

2. 家庭功能评估 家庭功能是指家庭本身固有的性能和作用，包括情感功能、社会化功能、生殖功能、经济功能和健康照顾功能。健康的家庭能够满足所有家庭成员成长的需要，能够适应各种家庭角色的转变，并具有促进健康成长的潜能，家庭健康不是简单的家庭成员健康之和，而是强调家庭功能的发挥，反之，家庭功能的健全与否，关系到各家庭成员的身心健康和疾病的预防，因此家庭功能评估是家庭评估中最重要的内容。可通过交谈法、观察法、量表评定等方法评估。

（1）交谈法和观察法 通过交谈和观察，了解老年人的衣着、饮食、居住条件，以及家庭成员间的关爱与支持情况、对老年人的照顾和健康保健情况等。

（2）量表评定法　采用量表评估家庭功能，常用的量表包括 APGAR 家庭功能评估表、Procidano 和 Heller 的家庭支持量表。

3. 家庭压力评估　家庭压力是指家庭系统中的压力、紧张。被称为"家庭压力理论之父"的 Hill 提出家庭压力是指家庭面临危机时，由于资源匮乏所产生的压力。家庭在家庭生活发展周期的不同阶段都会面临不同的发展任务，如能够充分利用家庭资源正确处理，则不会出现家庭压力事件，反之，该家庭就容易出现家庭压力事件，从而出现家庭健康问题。老年人所在家庭面临的家庭压力事件包括家庭成员、家庭角色、健康照顾、财政等方面的变化，尤其健康照顾是主要家庭压力来源，因此，在家庭中对老年人进行护理、照顾的人即家庭照顾者的评估是家庭护理评估的重要内容之一。

（1）家庭照顾者压力　家庭照顾者包括子女、亲属和保姆等，照顾者压力即照顾者在照顾老年人期间所感受到的与照顾有关的身体、心理、社会和经济方面的压力。压力程度取决于客观和主观两方面因素。

1）客观因素　照顾者的年龄、身体健康状况；被照顾的老年人的年龄、身体健康状况；照顾者的经济负担情况；照顾的时间和可支配使用的时间的多少；照顾者可获得的支持系统；照顾者需要完成的其他工作情况。

2）主观因素　指与照顾者心理和情绪相关的因素，包括照顾者的个性心理特征和负性情绪的有无等。

（2）家庭照顾者压力评估

1）家庭照顾者压力评估内容　被照顾的老年人的数量及老年人能够完成的自我护理情况；照顾者必须为老年人提供的照顾有哪些；照顾的时间和可支配使用的时间的多少；照顾者可获得的支持系统情况等。

2）家庭照顾者压力分度　可分三度：①轻度：照顾者无明显身心应激症状，照顾老年人全面周到；②中度：照顾者间断出现某些身心应激症状，有时对老年人的照顾欠周到；③重度：照顾者出现明显的身心应激症状，同时出现照顾者对老年人照顾不当，如：老年人皮肤有伤口、未处理的压疮等损伤；照顾者对老年人皮肤损伤的解释不合理；老年人伤口等呈现某种令人疑惑的特殊性；老年人出现营养不良、脱水表现，但照顾者对其饮食、液体摄入情况解释不清；老年人多次出现尿液、粪便污染或全身不洁情况；经常让老年人独居，未采取使老年人感到愉悦的措施；老年人需要的医疗帮助如所需医疗设备、药物没有及时解决；老年人害怕交流有关其皮肤损伤或生活情况。

第五节　老年人生活质量评估

随着医疗模式的转变和疾病谱的改变，与健康有关的生活质量这一概念开始出现。随着世界人口老龄化的加重，健康老龄化及科学为健康老龄化服务成为全球解决老龄化的奋斗目标，提高老年人生活质量也就成为老年护理的目标之一。

一、生活质量概念及特点

生活质量（quality of life，QOL）最早是由美国经济学家加尔布雷斯于 1958 年提出，也被译为"生存质量""生命质量""生命质素"等。1993 年，世界卫生组织（WHO）将生活质量定义为：不同文化和价值体系中的个体对他们的生存目标、期望、标准及所关心的事情相关的生存状况的感受。中国老年医学会指出老年人生活质量是针对 60 岁或 65 岁以上老年人身体、精神、家庭和社会满意度的程度和老年人对生活的全面评价。也可以简单理解为生活质量是人们对生活的适应状态和主观感受。

不同学科的不同学者对生活质量认识不同，生活质量的定义具有多维的、主观的、和社会相关的或具有文化依赖性。

二、生活质量影响因素

老年人生活质量受很多因素影响，包括年龄、性别、文化程度、婚姻状况、经济收入、身体状况、心理状况、生活方式、社会因素等。

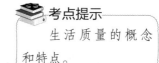

考点提示

生活质量的概念和特点。

1. 年龄 随着年龄的增长，老年人机体功能包括生理、心理和社会适应能力等逐渐衰退，其生活质量不断下降。

2. 性别 因老年女性受教育程度较低，尤其在我国，长期受男尊女卑思想影响，老年女性主要以家庭劳动为主，其主观幸福感不高，生活质量较低。

3. 文化程度 老年人受教育程度越高，文化水平越高，其健康意识越强，且具有一定的经济能力支持其自我保健等，因此生活质量相对高。

4. 婚姻状况 婚姻状况与生活质量密切相关，当家庭生活周期发展到"空巢期"阶段，"老伴儿"即是彼此的依靠和寄托，但"丧偶"也是每个家庭必然面临的一个事件，家庭事件的变化会导致老年人出现各种身体、心理等问题。因此，有配偶的老年人生活质量较无配偶者高。

5. 经济收入 经济收入是维持老年人生活质量的保证。显而易见，经济条件好，即有能力进行自我保健以及处理各种健康问题，以提高生活质量。

6. 身体状况 身体健康是维持老年人生活质量的前提。老年人不可避免地面临衰老，以及衰老带来的各种健康问题。但老年人可以通过各种积极地方式、途径减缓衰老、预防疾病，从而维持较好的生活质量。

7. 心理状况 伴随躯体的老化，老年人心理也发生着一系列变化，易出现焦虑、抑郁等心理问题，而这些心理问题均影响生活质量。

8. 生活方式 健康的生活方式，可以增强体质，预防疾病，促进健康，提高生活质量。

总之，影响老年人生活质量的因素是多方面的，不同国家、不同地区和不同民族的老年人生活质量的影响因素也不尽相同，因此在评估老年人生活质量时要综合考虑。

三、老年人生活质量测定

生活质量测定目前已成为医疗评价的重要指标之一。老年人生活质量测定可通过交谈法、观察法和量表评定法进行。

1. 交谈法和观察法 通过与老年人交谈，观察老年人的言行等，评估老年人生活质量。

2. 量表评定法 常用的老年人生活质量评定量表包括：老年人生活满意度指数 A 量表（LSIA）、纽芬兰纪念大学幸福度量表（MUNSH）、生活质量综合评定问卷和老年人生活质量评定表等。

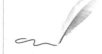

（1）老年人生活满意度指数 A 量表（LSIA）　生活满意度量表是 1961 年由纽加滕等编制，包括三个分量表：一个他评量表即生活满意度评定量表，两个自评量表即生活满意度指数 A 和生活满意度指数 B。

（2）纽芬兰纪念大学幸福度量表（MUNSH）　该量表是 1980 年由 Albertkozma 编制，1985 年首次引用入我国用于老年人精神卫生的评估研究。

（3）生活质量综合评定问卷　该量表用于评估老年人与健康相关的生活质量，共包含 74 个条目，躯体功能、心理功能、社会功能和物质生活状态 4 个维度和 20 个因子。

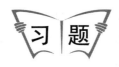

本章小结

本章主要介绍了老年人健康评估的概述，老年人身体健康评估、心理健康评估、社会健康评估和生活质量评估。重点内容包括老年人健康评估的原则、方法和注意事项；老年人健康评估的内容、方法和常用工具。难点仍是老年人健康评估的内容和方法，老年护理人员应将理论知识应用到老年护理实践工作中，能够针对不同健康状况老年人进行健康评估，以便更好地制定护理措施。同学们在学习课本知识的同时，也应了解目前国内外关于老年人健康评估新进展，随时更新知识，更好地开展老年护理工作。

习 题

扫码"练一练"

一、选择题

【A1 型题】

1. 以下关于老年人健康评估原则叙述不正确的是
   A. 注意老年人生理老化特点
   B. 注意老年人心理变化特点
   C. 注意区分身体正常老化和病理性改变
   D. 正确解读辅助检查结果
   E. 注意疾病的典型性改变

2. 以下关于老年人健康评估时的注意事项叙述不正确的是
   A. 室温维持 22～24℃　　B. 可分次评估　　　　C. 注意使用沟通技巧
   D. 主要由家属提供资料　E. 选择合适的体位

3. 老年人躯体健康的评估内容不包括
   A. 健康史的采集　　　B. 身体评估　　　　C. 功能状态评估
   D. 社会功能评估　　　E. 辅助检查

4. 以下关于老年人身心变化特点叙述不正确的是
   A. 身心变化同步　　　　　　　　B. 记忆力下降、变慢
   C. 接受新事物的能力较年轻人差　D. 反应速度慢
   E. 情感、意志相对稳定

5. 直立性低血压是指

    A. 直立时任何一次收缩压比卧位降低≥20mmHg 或舒张压降低≥5mmHg

    B. 直立时任何一次收缩压比卧位降低≥20mmHg 或舒张压降低≥10mmHg

    C. 直立时任何一次收缩压比卧位降低≥15mmHg 或舒张压降低≥10mmHg

    D. 直立时任何一次收缩压比卧位降低≥20mmHg 或舒张压降低≥15mmHg

    E. 直立时任何一次收缩压比卧位降低≥15mmHg 或舒张压降低≥5mmHg

6. 老年人功能状态的评估内容不包括

    A. 穿脱衣帽、修饰打扮的能力   B. 功能性日常生活能力

    C. 个人卫生能力   D. 高级日常生活能力

    E. 变换体位的能力

7. 以下不属于老年人功能性日常生活能力的是

    A. 做饭   B. 购物   C. 乘车

    D. 做家务   E. 排便

8. 洗漱、淋浴属于

    A. 操作性日常生活能力   B. 日常生活能力

    C. 功能性日常生活能力   D. 高级日常生活能力

    E. 以上均不是

9. 以下关于老年人辅助检查结果叙述不正确的是

    A. WBC 3.0×10^9/L 属正常   B. 血沉≥65mm/h 要考虑肿瘤、感染

    C. 尿沉渣 WBC >20 个/HP 才有病理意义 D. 老年人血糖偏低

    E. 60~70 岁总胆固醇达高峰

10. 老年人最常见的情绪是

    A. 自卑   B. 悲伤   C. 焦虑和抑郁

    D. 兴奋   E. 孤独

11. 以下常用于评估老年人焦虑的量表是

    A. HRSD   B. HAMA   C. GDS

    D. SDS   E. FIM

12. 老年人社会健康评估的内容不包括

    A. 角色功能评估   B. 环境评估   C. 文化评估

    D. 家庭评估   E. 心理评估

13. 老年人角色功能评估的内容包括

    A. 一般角色   B. 家庭角色   C. 社会角色

    D. 角色认知   E. 以上均是

14. 以下不属于家庭功能的是

    A. 情感功能   B. 社会化功能   C. 经济功能

    D. 救助功能   E. 生殖功能

15. 下列人员中不属于家庭照顾者的是

    A. 护士   B. 子女   C. 父母

    D. 亲人   E. 保姆

16. 以下属于照顾者压力产生的主观因素的是

    A. 照顾者年龄   B. 照顾者个性心理特征

    C. 照顾者的经济负担   D. 照顾者可支配的时间

    E. 需照顾的老年人的数量

17. 以下关于生活质量的特点叙述不正确的是

    A. 是非常客观的评价指标

    B. 既能测量健康不良状态，又能反应健康良好情况

    C. 更注重疾病后果

    D. 必须建立在一定的文化价值体系中

    E. 是一个多维概念

18. 以下关于生活质量的叙述不正确的是

    A. 是一种健康测量技术

    B. WHO 对生存质量的定义主要强调个体的主观感受

    C. 主要测量个体或群体的健康不良程度

    D. 具有文化依赖性

    E. 生命质量测量主要包括躯体健康、心理健康、社会健康和综合评价四个维度

【A2 型题】

19. 李先生，62 岁，退休在家。妻子 2 年前去世，育有 2 子，均已成家且在外地。李某近期常闭门不出，且亲戚发现他最近经常莫名紧张不安，但没有明确的原因。您考虑李某最可能发生了

    A. 抑郁   B. 老年痴呆   C. 焦虑

    D. 神经衰弱   E. 脑衰弱综合征

20. 李女士，62 岁，育有 1 子，去年因车祸去世，自此之后，李某一直活在自责中，对生活失去了信心，伴有失眠、头痛等。对此老年人在日常生活护理中应尤其注意避免

    A. 伤人   B. 坠床   C. 药物治疗

    D. 与外人接触   E. 自杀

二、思考题

陈大爷，76 岁，退休教师。患高血压 20 余年，长期服用降压药，沐浴、穿衣等部分日常生活活动需人协助。与妻子刘大妈育有 2 个子女，均在外地工作。平日与老伴同住，日常起居也由刘大妈帮忙照顾，但老伴 5 个月前因病去世，陈大爷也因此打击，2 个月前因脑出血住院，出院后生活自理能力严重受损。

    1. 对陈大爷进行健康评估的内容有哪些？根据评估情况确定其目前存在的主要护理问题有哪些？

    2. 针对陈大爷进行健康评估时应注意哪些问题？

（王　辉）

第四章　老年保健与健康管理

扫码"学一学"

学习目标

1. **掌握**　老年保健的概念、基本原则；老年保健的重点人群；老年人自我保健的概念、措施、注意事项。

2. **熟悉**　老年保健的目标、内容、策略；居家养老与机构养老的基本特征与优缺点。

3. **了解**　国内外老年保健的发展；老年保健服务对象的特点；老年照护机构的质量监控；老年人的长期照护模式。

4. 能运用所学知识分析老年保健的影响因素。

5. 具有高度的责任心，以人为本，尊重、关心、善待老年人。具备指导老年人进行自我保健，促进老年人健康的能力。

　　人口老龄化已经成为21世纪不可逆转的世界性趋势，随着人口老龄化速度的加快及面对我国庞大的老年人口数量，建立和完善老年保健组织和养老照顾体系及养老机构，为老年人提供满意的医疗保健，是当前我国社会十分重要和重视的任务。

　　随着我国社会经济和医疗保健事业的不断进步，人们生活及健康水平的不断提高，人类平均寿命在逐渐延长，老年人口不断增多，因此，满足老年人的健康需求，提高老年人的生活质量，是当前我国十分重要的任务。作为老年保健工作者，不仅仅追求延长老年人寿命，更应当树立"健康寿命"新观念，为此，做好老年保健工作具有重要意义。

第一节　概　述

案例导入

　　李爷爷和老伴儿孙奶奶今年均过70岁了，李爷爷长期有高血压，孙奶奶有糖尿病，一直长期吃药，目前和唯一的儿子一家生活在一个小区，住同栋楼不同单元。小张夫妻均在单位上班，家里还有一个上高中的儿子。儿媳小李是独生女，父母也在本市，均退休。这是典型的中国式4-2-1家庭结构。最近张爷爷经常头痛，经医院检查发现患有脑梗死，现住院治疗，生活尚能自理。

　　请问：

　　1. 分析小张夫妻俩能否提供其父母未来的长期照护？

　　2. 根据张爷爷家庭的现状制订保健和照护方案？

随着年龄的增长，老年人健康状况日益衰退，做好老年人保健工作，为老年人提供满意和适宜的医疗护理保健服务，有利于老年人健康长寿，延长生活自理的年限，提高生活质量，促进健康，同时还促进社会的稳定与发展。

一、老年保健的概念

WHO 老年卫生规划项目认为，老年保健是指在平等享用卫生资源的基础上，充分利用现有的人力、物力，以维护和促进老年人健康为目的，发展保健事业，使老年人得到基本的医疗、护理、康复、保健等服务。延长健康预期寿命，实现健康老龄化是老年保健的目标。

老年保健事业是以维持和促进老年人健康为目的，为老年人提供疾病的预防、治疗、功能训练等综合性服务，促进老年保健和老年福利事业的发展。建立健康手册、健康教育、健康咨询、健康体检、功能训练等保健活动都属于老年保健范畴。

实施老年保健需要在医院、中间机构、社区、家庭及临终关怀机构等多系统中进行，充分利用社会资源，重视长期保健护理的需要，把"老有所养，老有所医"的要求落在实处。其中护理人员在保障老年人的健康和生活中具有重要意义。

二、老年保健的重点人群

（一）高龄老年人

根据老年学划分，高龄老人是 80 岁以上的老年人，随着人们生活水平的逐步改善，高龄老人比例将会增高。高龄老人是体质脆弱的人群，其中 60%～70% 有慢性疾病，常有多种病并存，易出现多系统功能衰竭，住院时间也较其他人群长。随着年龄增长，老年人的健康状况不断下降，同时心理健康状况也令人担忧。因此，高龄老年人对医疗、护理、健康保健等方面的需求加大。

（二）独居老年人

随着社会的发展和人口老龄化、高龄化及我国过去几十年推行计划生育政策，家庭结构小型化，空巢家庭或独居老人家庭比例在逐渐增高。特别是我国农村，青年人外出打工的人数越来越多，导致老年人单独生活的现象比城市更加严重。独居老年人很难外出看病，对医疗保健在内的社区卫生服务的需求量增多。因此，帮助老年人购置生活必需品，定期巡诊、送医送药上门，提供健康咨询或开展社区老年人保健服务具有重要意义。

（三）丧偶老人

丧偶老人随年龄增高而增加，丧偶对老年人的生活影响很大，女性丧偶的概率高于男性。所带来的心理问题也是非常严重。丧偶使多年的夫妻生活，所形成的互相关爱、互相支持的平衡状态，突然被打破，使夫妻中的一方失去了关爱和照顾，常会使丧偶老人感到孤独、寂寞、绝望、乏味，甚至积郁成疾。据 WHO 报告，丧偶老人的孤独感和心理问题发生率均高于有配偶者，这种情况严重影响了老年人的健康，尤其是近期丧偶者，常导致疾病发生或原有疾病的复发。

（四）患病的老年人

老年人患病后身体状况差，生活自理能力下降，需要全面系统的治疗，因而加重了老年人的经济负担。为缓解经济压力，部分老年人会自行购药、服药，易导致延误诊断和治疗。因此应做好老年人健康检查、健康教育、保健咨询，配合医生治疗，促进老年人的康复。

扫码"看一看"

（五）新近出院的老年人

近期出院的老年人，因身体并未完全康复，常需要继续治疗和及时调整治疗方案，如遇到影响康复等不利因素，疾病易复发甚至导致死亡。因此，从事社区医疗保健的人员，应定期随访，根据老年患者的身体情况，及时调整治疗方案，提供健康指导等。

（六）精神障碍的老年人

老年人中的精神障碍者主要是痴呆老人，包括血管性痴呆和老年性痴呆。随着老年人口和高龄老人的增多，痴呆老人也会不断增加。痴呆使老年人生活失去规律，严重时生活不能自理，常伴有营养障碍，从而加重原有的躯体疾病。因此，痴呆老年人需要的医疗和护理服务明显高于其他人群，应引起全社会的高度重视。

> **知识链接**
>
> **21 世纪世界养老新观念**
>
> 　　国际老龄联合会提出 21 世纪世界养老新观念为：养老由满足物质需求向满足精神需求发展。养老原则由经验养生向科学养生发展。养老目标是动态的，由长寿到目前的健康，再到 21 世纪老龄化社会的尊严。总之，由追求生活质量向追求生命质量转化。21 世纪养老将彻底摆脱功利色彩，养老的意义有安身立命之本向情感心理依托转变。

三、老年保健对象及特点

老年人患多种慢性疾病，就诊率和住院率高，住院时间长，医疗费用高。据美国一项调查表明：住院患者中的 31% 为老年人，占住院总天数的 42%，老年人医疗费用是一般人群的 3 倍，高昂的治疗费成为老年人医疗费上涨的主要因素。因此，随着老龄化的加剧对医疗保险的需求会进一步增加，医疗费用成本也会随之进一步扩大。

（一）对医疗服务的需求增加

老龄化对健康的影响极其显著，老年人对医疗服务需求显著增加。一方面，老人由于生理功能衰退和机体抵抗力下降，患病率和发病率增高，导致对医疗服务需求的显著增加；另一方面，老年人慢性疾病的患病率增加，通常是总人口的 2~3 倍，这使老人的医疗服务需求比一般人群明显增高。据统计，在美国医疗费用增长中 7% 是由人口老化所致。日本 65 岁以上老人的医疗费用是一般人群的 4.6 倍。中国的调查也显示，一个 60 岁以上的老年人所支付的医药费用占其一生医药费的 80% 以上；65 岁以上人口的人均医疗费用大约是 65 岁以下人口的 3~5 倍。据中国的老龄化趋势预测，在医疗服务价格不变的情况下，人口老龄化导致医疗费用负担每年将以 1.54% 的速度递增。

（二）对保健服务机构和福利设施需求加大

1. 老年保健服务业的发展与快速老龄化的不平衡　目前，相对于快速到来的老龄化社会，老年人保健服务业发展滞后，难以满足庞大老年人群，特别是迅速增长的"失能、高龄、空巢"老年人的服务需求。以养老机构和床位数为例，目前，我国共有各类老年社会福利机构 3.8 万个，养老床位 120.5 万张，平均每千名老人占有床位仅有 8.6 张，与发达国家平均每千名老人占有养老床位数 50~70 张的水平相差甚远。其他生活照料、精神慰藉等许多为老年人服务的项目或产业存在发展缓慢的问题，不能满足老年人群日益增长的需求，老年人希望社会福利能尽力填补由于社会和经济发展造成的差距，使自己尽快从困境中解脱出来。因此，针对我国的基本国情，借鉴先进国家的经验，制定实施老年人照顾服务项目，鼓励地方丰富照顾服务项目、创新和优化照顾服务提供方式，着力保障特殊困难老年人的养老服务需求，确保人人能够享有基本养老服务，是我国老年保健及服务机构面临的主要问题。

2. 社区是实施老年保健最主要的场所　也是老年人的主要生活场所。老年人患有不同的疾病，需要长期医疗、预防、保健、康复等照顾，且多数老年人愿意留在家中，不愿意住进老年保健机构。所以，社区成了实施老年保健最主要的场所。

3. 家庭养老是老年人保健的主要方式　为满足老年人的医疗保健需求，解决老年人就医不便的困难，家庭将成为社会最基本的卫生保健结构单位。家庭老年保健的拓展不仅可降低社会对医疗的负担，而且有利于满足老年人不脱离熟悉的社区及家庭环境的心理需求。鼓励老年人在家养老，依托在社区服务基础上的家庭养护，是解决老年人保健最主要、最具有操作性的形式之一。

（三）老年人对社会福利服务的需求增加

首先，老年人由于老化、疾病和伤残而妨碍了正常社会交往，活动或独立生活能力有所下降；其次，实际收入减少，参与社会和经济生活的机会减少，社会地位降低，导致情感空虚，出现孤独感、多余感；另外，由于身体状况的变化会对住房和环境产生新的需要等。因此，老人们希望社会福利能尽力填补，由于社会和经济发展造成的差距，让自己在家庭社团或其他环境中有所作为，尽快从身体和精神上的困境中解脱出来。

（四）老年人的精神慰藉需求加大

大多数年轻老年人在平时生活中，基本上没有孤独或寂寞的心理状况。随着年龄增长，老年人对亲人关怀陪伴的需求也随之增大。有研究资料显示，经常寂寞的老年人多集中在70~79岁。经常孤独和总是孤独的老年人占17.1%，有时孤独、寂寞的老年人占40.2%，说明近一半的老年人有潜在的精神慰藉需求。因此，应重视精神养老，健全老年人精神关爱、心理疏导、危机干预服务网络，为老年人精神关爱提供活动场地、工作条件等支持。

四、老年保健的发展

（一）国外老年保健的发展

1. 英国　老年保健最初起源于英国。英国老年保健分为医院和社区两个部分，医院设有老年病科及老年病床，并且有老年病专科医生。作为老年保健和现代社区卫生服务的发源地，目前英国有专门的老年人医院，对长期患病的老年人实行"轮换住院制度"。英国建立了较为完善的社区之家或护理之家，实行社区老年家庭访视。社区护士定期对社区内65岁以上的老年人进行访视调查，对老年人进行健康生活指导，发现问题及时处理或报告全科医生。并有专门机构为老年人的兴趣培养、戏剧与音乐欣赏、养花等，以促进老年人身心健康，减少疾病的发生。社区卫生服务在英国卫生系统中的地位及对维护居民健康的重要作用，引起了国际卫生界的广泛关注，其社区卫生服务的模式和经验被许多国家效仿和借鉴。

2001年英国政府提出了针对老年人的以居家养老为主的LTC（长期照 Long - Term Care）体系计划，该计划目的在于为老年人提供公平、高品质及整合性的健康与社会服务。主要涉及房屋、健康社会服务等方面，主张大力发展社区助老服务，从而为居家养老老年人提供全方位的服务。英国老年人LTC体系的资金由国家税收全额提供，老年人不必再为长期照护付钱。在医疗方面英国采取由签订的全科医生提供的社区首诊体系。在养老照护方面英国部分实施高技术的照护服务，社区养老照护资源的整合十分完善。

2. 美国　美国的老龄化现象非常严重，政府对老年保健非常重视。早在1915－1918年，美国的老年保健问题就被提出来。1934年起草了社会保障法。1939－1949年商业保险成为医疗费用支付的主要渠道，并在之后加快医疗保险的实施。1965年，老年健康保险被写进社会保障法中。从1966年7月开始，美国老年人开始享有老年健康保险。健康保险包括两部分内容：A类是强制性的住院保险，用于支付住院治疗费用、家庭保健治疗费用和临终关怀医院的费用。B类是附加医疗保险，支付医师的服务费和医院门诊服务费，包括急诊门诊手术、诊断检查、实验室服务、门诊治疗、职业疗法、病理诊断以及永久性医疗装备费。美国老年保健事业经历了长期的发展，目前在长期护理方面比较完善，老年服务机构有护理之家、日间护理院、家庭养护院等。美国政府主要致力于在医院和老人院之前建立协作关系，解决长期保健的筹资问题。但美国长期的老年保健面临着三大挑战：需要训练有素的专业人员提供保健服务、需要筹措足够的经费、伦理道德等问题。

3. 日本　老年保健制度是在20世纪70年代以后逐步建立和完善起来的。目前已形成了一套比较完整的体系，有老年保健法、老年福利法、护理保险法，并逐步形成了医疗、老年保健设施和老人访问护理等一系列制度。建立多元化的养老服务体系是日本社区老年保健的主要特点，老年保健机构把老年人在疾病的预防、治疗、护理、功能训练及健康教育等方面结合起来，对保持老年人的身心健康起了很大作用。1982－1993年3次修订、修改并推行老年保健事业发展计划，配合实施"老年人保健福利十年战略"的实施。

日本的老年保健事业对不同老人有不同的对策。

（1）健康老年人　①建立"生机勃勃"推进中心：以促进老年人"自立、参与、自护、自我实现、尊严为原则，为老年人提供各种信息和咨询，如法律、退休金、医疗、心理社会等方面的问题。②建立"银色人才"中心，为老年人再就业提供机会。③提供专用"银色交通工具"，鼓励老年人的社会参与等。

（2）独居、虚弱老年人　①建立完善的急救情报系统。②建立市镇村老年人福利推进事业中心，以确保老年人的安全、缓解老年人孤独、帮助老年人的日常生活、促进老年人健康为服务内容。

（3）长期卧床老年人　①设置老年人服务总站，提供老年人的保健、医疗、福利相结合的综合性服务，制定出适合老年人的个体化保健护理计划并实施。②建立家庭护理支持中心，接受并解答来自老年人照顾者的各种咨询和问题，为老年人提供最适当的保健、医疗、福利等综合信息，代为老年人申请利用公共保健福利服务，负责介绍和指导护理器械的具体使用方法等。③建立老年人家庭服务中心，在中心开展功能康复训练、咨询等各种有意义的活动。④设置访问护理站，在有医嘱的基础上，主要由保健护士或一般护士为老年人提供治疗、护理、疗养上的照顾和健康指导等。⑤设置福利器械综合中心，为了促进老年人的自立和社会参与、减轻家庭及照顾者的负担，免费提供或租借日常生活必需用具和福利器械，并负责各种用具使用方法的咨询、指导、训练等。

（4）痴呆老年人　①设置痴呆老年人日间护理站，对白天家庭照顾有困难的痴呆老年人提供饮食服务、沐浴服务等日间照顾。②建立痴呆老年人小组之家，让痴呆老年人生活

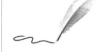

在一个大家庭里，由专业人员提供个体化的护理，以延缓痴呆进程，并让老年人有安定的生活。③建立痴呆老年综合护理联合体系，及早发现并收治、护理痴呆老年人。发现并保护走失的身份不明的痴呆老人，并与老人医院、老人保健机构联合，提供以咨询、诊断、治疗、护理、照顾为一体的服务。

（二）国内老年保健的发展

为加速发展我国的老年医疗保健事业，国家颁布和实施了一系列的法律法规和政策，从我国的基本国情出发，建立有中国特色的老年社会保障制度和社会互助制度，建立以家庭养老为基础、社区服务为依托、社会养老为补充的比较完善的，以老年福利、生活照料、医疗保健、体育健身、文化教育和法律服务为主要内容的老年服务体系和老年保健模式。

我国老年保健的发展可分为三个阶段。

第一阶段萌芽期（1949－1981年）。这一阶段虽然没有"老龄政策"这一概念，但在新中国成立后，国家颁布了《农村五保供养工作条例》，20世纪60年代又实施了农村合作医疗制度，以及城市职工养老和公费医疗政策等。该阶段标志着国家和社会对老龄工作和老年保健工作开始重视。

第二阶段形成期（1982－1999年）。1982年，成立中国老龄问题全国委员会；1995年，经国务院批准，更名为"中国老龄协会"；1996年颁布实施了《中华人民共和国老年人权益保障法》，对老年人的赡养与抚养、社会保障、参与社会发展及法律责任等做出了明确的法律规定；各省、自治区、直辖市制定了维护老年人合法权益的地方性法规。该阶段确立了老龄工作和老龄政策在政府工作中的位置，老龄问题被政府和社会逐步接受。

第三阶段发展期（1999年至今）。1999年10月，为进一步加强全国老龄工作的领导，先后成立了全国老龄工作委员会、地方各级老龄工作委员会；与此同时，建立了老龄协会及老年学研究会、老年大学、老年体育、老年书画、老年法律、老年科技、老年保健等非政府群众组织；在农村建立了村老年人协会。目前已形成了政府与非政府老龄工作组织网络。

中共中央国务院发布了《关于加强老龄工作的决定》，确定了老龄工作和老龄事业发展的指导思想、基本原则、目标任务，切实保障老年人的合法权益，完善社会保障制度，逐步建立国家、社会、家庭和个人相结合的养老保障机制。又先后制定了《中国老龄工作发展纲要》《中国老龄事业发展计划纲要》，把老龄事业纳入国民经济和社会发展计划。

2005－2008年，全国老龄委办公室等部门联合发表了《关于加强老年人优待工作的意见》《关于加快发展养老服务业的意见》《关于全面推进居家养老服务工作的意见》等，为老年人提供各种形式的经济补贴、照顾和优先、优惠服务；发展老年社会福利事业和社会养老服务机构，营造老年人居家养老服务的社会环境。依托社区，从老年人实际需求出发，开展老年护理服务，为老年人提供方便、快捷、高质量、人性化的服务。《中国人口老龄化发展趋势百年预测》《中国老龄事业的发展》白皮书及第二次全国老龄工作会议的召开，都充分体现了国家对人口老龄化问题的高度重视和关注。

2011年9月，国务院明确了中国老龄事业在老年社会保障、老年医疗卫生保健、老年家庭建设、老龄服务、老年人生活环境改善、老龄产业、老年人精神文化生活和老年社会管理、老年人权益保障、老龄科研及国际交流与合作等方面的发展任务。国务院还颁布了《社会养老服务体系建设规划（2011－2015年）》，积极应对人口老龄化，建立与人口老龄化进程相适应、与经济社会发展水平相协调的社会养老服务体系。

2013 年国务院颁发了《关于加快发展养老服务业的若干意见（国发［2013］35 号）》；2014 年国老龄办等 24 部委发布了《关于进一步加强老年人优待工作的意见》；2015 年民政部发布了《国家开发银行关于开发性金融支持社会养老服务体系建设的实施意见（民发［2015］78 号)》等政策性的文件，有力地促进了我国老年保健事业的发展，促进了老年医疗、保健、康复、护理及健康教育等服务的开展。

2017 年 2 月，国务院发布了《"十三五"国家老龄事业发展和养老体系建设规划》，本规划指出：到 2020 年，老龄事业发展整体水平明显提升，养老体系更加健全完善，及时应对、科学应对、综合应对人口老龄化的社会基础更加牢固；老年人的基本生活、基本医疗、基本照护等需求得到切实保障。此阶段标志着国家和社会已高度重视老龄工作，关于老龄政策体系的研究和老年人的保健内容开始进入实质性阶段。

第二节 老年保健的基本原则、任务、策略与措施

一、老年保健的基本原则

（一）全面性原则

老年人健康包括身体、心理和社会三方面的健康，故老年保健也应该是多维度、多层次的。全面性原则包括：①老年人的躯体、心理及社会适应能力和生活质量等方面的问题；②疾病和功能障碍的治疗、预防、康复及健康促进。因此，建立统一的、全面的老年保健计划是非常有益的。许多国家已经把保健服务和计划纳入不同的保健组织机构中，保健机构与社会服务统一协调，更好地适应老年人的健康需求。对疾病和功能障碍的治疗、预防、康复及健康促进建立一个统一的、全面的老年保健计划，许多国家已经把保健服务和计划纳入不同的保健组织机构，为了使这些机构能与各种社会服务。20 年来，发达国家更加重视以支持家庭护理为特色的家庭保健计划项目，执行项目的医护人员或其他服务人员可以为居家老人提供诊疗、护理、康复指导及心理咨询等一系列支持性服务，受到老年人的欢迎。

（二）区域化原则

主要是以社区为基础的老年保健。社区老年保健的工作重点是针对老年人独特的需要，确保在要求的时间地点为真正需要服务的老年人得到社会资助。疾病的早期预防、早期发现和早期治疗，意外事故安全和环境问题及精神障碍的识别，全部有赖于医生、护士、社会工作者、健康教育工作者、保健计划设计者等应接受老年学和老年医学方面的训练。

（三）费用分担原则

由于日益增长的老年保健需求和紧缺的财政支持，老年保健的费用应采取多渠道筹集社会保障基金的办法，即政府承担一部分、保险公司的保险金补偿一部分、老年人自付一部分。这种"费用分担"或"风险分担"的原则越来越为大多数人所接受。

（四）功能分化原则

老年保健的功能分化是随着老年保健的需求增加，在对老年保健的多层次性有充分认识的基础上，对老年保健的各个层面有足够的重视，在老年保健的计划、组织和实施及评价方面有所体现。由于老年人的疾病有其特征和特殊的发展规律，再如老年人可能会存在特殊的生理、心理和社会问题，因此，不仅要有从事老年医学研究的医护人员，还应当有

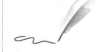

精神病学家、心理学家和社会工作者参与老年保健，在老年保健的人力配备上也显示明确的功能分化原则。

（五）联合国老年政策原则

1. 独立性原则

（1）老年人应能通过收入、家庭和社会支持以及自助，享有足够的衣、食、住、行和保健。

（2）老年人应当有机会继续参加工作或其他收入的机会。

（3）老年人应能参与决定退出劳动力队伍的时间和方式。

（4）老年人应能获得适当的教育和培训。

（5）老年人应能生活在安全且适合个人选择和能力变化的环境中。

（6）老年人应尽可能长期在家居住。

2. 参与性原则

（1）老年人应始终融入社会，积极参与制定和实施与其健康直接相关的政策，并与年轻人分享他们的知识和技能。

（2）老年人应当能够寻找和创造为社区服务的机会，在适合他们兴趣和能力的位置上做志愿者服务。

（3）老年人应当能够形成自己的协会或组织。

3. 保健与照顾原则

（1）老年人应当得到与其社会文化背景相适应的家庭和社区照顾保护。

（2）老年人应当能够获得卫生保健护理服务，以维持或重新获得最佳的生理、心理与情绪健康水平，预防或推迟疾病的发生。

（3）老年人应当能够获得社会和法律的服务，以提高其自主能力，并使他们得到更好的保护和照顾。

（4）老年人在其所归属的任何一种庇护场所、保健和治疗机构中都能享受人权和基本自由，包括充分尊重他们的尊严、信仰、利益、需求、隐私，以及对其自身保健和生活质量的决定权。

4. 自我实现或自我成就原则

（1）老年人应当能够追求充分发展他们潜力的机会。

（2）老年人应当能够享受社会中的教育、文化、精神和娱乐资源。

5. 尊严性原则

（1）老年人应当能够生活在尊严和安全中，避免受到剥削和身心虐待。

（2）老年人无论处于任何年龄、性别、种族背景、能力丧失或其他状态，都应当能够被公正对待，并应独立评价他们对社会的贡献。

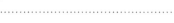

知识链接

1996 年中华医学会老年医学会提出健康老年人的十条标准

1. 躯体无明显畸形，无明显驼背等。

2. 偏瘫、老年性痴呆及其他神经系统疾病，神经系统检查基本正常。

3. 心脏基本正常，无高血压、冠心病（心绞痛、冠状动脉供血不足、陈旧性心肌梗死）及其他器质性心脏病。

4. 无慢性肺部疾病，无明显肺功能不全。

5. 无肝肾疾病、内分泌代谢疾病、恶性肿瘤及影响生活功能的严重器质性疾病。

6. 有一定的视听功能。

7. 无精神障碍，性格健全，情绪稳定。

8. 能恰当地对待家庭和社会人际关系。

9. 能适应环境，具有一定的社会交往能力。

10. 具有一定的学习、记忆能力。

二、老年保健的任务

开展老年保健工作的目的，就是要运用老年医学知识开展老年病的防治工作，加强老年病的监测，控制慢性病和伤残的发生；开展健康教育，指导老年人日常生活和健身锻炼，提高健康意识和自我保健能力，延长健康期望寿命，提高老年人的生活质量，为老年人提供满意的医疗保健服务。因此，充分利用社会资源，做好老年保健工作。

基于上述的老年保健任务，应实现老年医疗服务和养老服务的无缝衔接，社区卫生服务中心、老年医疗服务机构和综合医院的老年病科，与社区托老所进行合作，实现老年人在养老机构和医疗机构之间享受医疗、健康保健等服务，需要依赖完善的医疗保健服务体系，充分利用社会资源，做好老年保健工作。

（一）老年医院或老年病房的保健护理

医院内医护人员应掌握老年患者的临床特征，运用老年医学和护理知识配合医生，有针对性地做好住院老年患者的治疗、护理和健康教育工作。

（二）中间服务机构中的保健护理

介于医院和社区家庭的中间老年服务保健机构，如老人护理院、老人疗养院、日间老年护理站、养（敬）老院、老年公寓等可指导老年人每日按时服药、康复训练，帮助老年人满足生活需要，增进了老年人对所面临健康问题的了解，同时提升了调节能力。

（三）社区家庭中的医疗保健护理

社区家庭医疗保健服务是老年保健的重要内容工作之一，是方便老年人的主要医疗服务形式，可以减低社会对医疗的负担，有利于满足老年人不脱离社区、家庭环境的心理需求，并能为老年人提供基本的医疗、护理、健康和保健康复服务等需求。

三、老年保健的策略

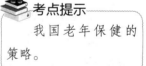

考点提示

我国老年保健的策略。

由于文化背景和各国社会经济条件的差异，不同国家老年保健制度和体系也不尽相同。我国在现有的经济和法律基础上，建立符合我国国情的老年保健制度和体系是老年保健事业的关键，也关系到我国经济发展和社会稳定，需要引起高度重视，并将总体部署和具体措施紧密结合。根据老年保健目标，针对老年人的特点和权益，可将我国的老年保健策略归纳为六个有所，即"老有所医""老有所养""老有所乐""老有所学""老有所为"和"老有所教"。

（一）老有所医——老年人的医疗保健

大多数老年人的健康状况随着年龄的增长而下降，健康问题和疾病逐渐增多。可以说

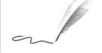

"老有所医"关系到老年人的生活质量。要改善老年人的医疗状况，就必须首先解决好医疗保障问题。通过深化医疗保健制度的改革，逐步实现社会化的医疗保险，运用立法的手段和国家、集体、个人合理分担的原则，将大多数的公民纳入这一体系中，随之改变目前支付医疗费用的被动局面，真正实现"老有所医"。

（二）老有所养——老年人的生活保障

由于家庭养老功能的逐渐弱化，养老必然由家庭转向社会，特别是社会福利保健机构。建立完善社区老年服务设施和机构，增加养老资金的投入，确保老年人的基本生活和服务保障，将成为老年人安度幸福晚年的重要方面。

（三）老有所乐——老年人的文化生活

国家集体和社区都有责任为老年人的"所乐"提供条件，积极引导老年人正确和科学地参与社会文化活动，提高身心健康水平和文化修养。"老有所乐"的内容十分广泛，如社区内可建立老年活动站，开展琴棋书画、阅读、体育文娱活动，饲养鱼虫花草、组织观光旅游、参与社会活动等。

（四）老有所学和老有所为——老年人的发展与成就

老年人虽然在体力和精力上不如青年人和中年人，但老年人在人生岁月中积累了丰富的经验和广博的知识，是社会的宝贵财富。因此，老年人仍然存在着一个继续发展的问题。"老有所学"和"老有所为"是两个彼此相关的不同问题，随着社会的发展，老年人的健康水平逐步提高，这两个问题也就越加显得重要。

1. 老有所学　自1983年第一所老年大学创立以来，老年大学为老年人提供了一个再学习的机会，也为老年人的社会交往创造了有利的条件。老年学员通过一段时间的学习，精神面貌发生了很大改观，生活变得充实而活跃，身体健康状况也有明显改善，因此，受到老年人的欢迎。老年人可根据自己的兴趣爱好，选择学习内容，如医疗保健、少儿教育、绘画、烹调、缝纫等，这些知识又给"老有所为"创造了条件或有助于其潜能的发挥。

2. 老有所为　可分为两类：①直接参与社会发展：将自己的知识和经验直接用于社会活动中，如从事各种技术咨询服务、医疗保健服务、人才培养等；②间接参与社会发展：如献计献策、社会公益活动、编史或写回忆录、参加家务劳动、支持子女工作等。在人口老化日益加剧的今天，不少国家开始出现了劳动力缺乏的问题，老有所为将在一定程度上缓和这种矛盾；同时老有所为也为老年人增加了个人收入，对提高老年人在社会和家庭中的地位及进一步改善自身生活质量起到了积极的作用。

（五）老有所教——老年人的教育及精神生活

一般来说，老年群体是相对脆弱的群体，经济脆弱、身体脆弱、心理脆弱。由于经济上分配不公、政治上忽视老人、情感上淡漠老人、观念上歧视老人等都可能造成老年人的心理不平衡，不利于社会的发展，甚至会造成社会的不安定因素。国内外研究表明：科学的、良好的教育和精神文化生活是老年人生活质量和健康状况的前提和根本保证。因此，社会有责任对老年人进行科学的教育，帮助老年人建立健康的、丰富的、高品位的精神文化生活。

四、老年自我保健的措施

（一）概念

1. 自我保健　是指人们为保护自身健康所采取的一些综合性的保健措施。

2. 老年自我保健　是指健康或患某些疾病的老年人，利用自己所掌握的医学知识和科学的养生保健方法，简单易行的康复治疗手段，依靠自己和家庭或周围的力量对身体进行自我观察、诊断、预防、治疗和护理等活动。

（二）措施

1. 自我观察　即通过"视""听""嗅""叩""触"等方法观察自身的健康状况，以及时发现异常或危险信号，做到早期发现和及时治疗疾病。自我观察主要包括：观察与生命活动有关的重要生理指标；观察身体结构和功能的变化；观察疼痛的部位和特征等。通过自我观察，掌握自身健康状况及时寻求医疗保健服务。

2. 自我预防　建立健康的生活方式，养成良好的生活、饮食、卫生习惯，调整和保持最佳的心理状态，坚持适度的运动，科学锻炼，是预防疾病非常重要的措施。

3. 自我治疗　自我治疗是慢性病和一些轻微损伤的患者对自己施行的治疗，如患有心肺疾病的老年人可在家中用氧气袋、小氧气瓶等氧疗，糖尿病患者自己皮下注射胰岛素，常见慢性病患者的自我服药等。

4. 自我护理　运用家庭护理知识进行自我保健、自我调节、自我参与及自我照料护理，以增强生活自理能力。

（1）自我保健　老年人应承认老龄化的客观性，在日常活动中强化自我保健意识，有病及时到医院治疗，合理使用保健品，切勿将保健品误当成药品，这不仅会造成经济上的浪费而且会耽误治疗的最佳时期。

（2）自我参与、自我照料　老年人在力所能及的范围内参与社会活动、家庭活动，自我照顾的过程中，不仅能为国家、家庭进一步贡献力量，而且能充实自我。

（3）自我调节　老年人自我调节的关键是要胸襟豁达，社会在不断向前，正确处理好与子女的关系，相互尊重，善于从子女身上获得信息、知识，在家庭中永葆智者的风范。还要学会自我欣赏，人人都有自我欣赏的资本，随着生活水平的提高，老年人可以适当的穿着打扮，爱美是热爱生活的表现，外表的整洁得体可以带来内心的坚定与信心。

5. 自我急救　在特殊危急的情况下，老年人及家属应具有一定的急救常识，才能最大限度地提高治疗效果，挽救患者的生命。主要包括：①掌握急救电话和指定医院电话；②外出时随身携带自制急救卡，卡上写明姓名、年龄、联系电话、血型、主要疾病及指定医院等关键内容；③患有心绞痛的老年人应随身携带急救药盒；④患有心肺疾病的老年人家中要常备吸氧装置。

第三节　老年人的健康管理

随着年龄的增长，老年人的心、脑、肾等各个脏器生理功能减退，代谢功能紊乱，免疫力低下，易患高血压、糖尿病、冠心病及肿瘤等各种慢性疾病。这些疾病致残率及病死率极高，开展健康管理服务能早期发现疾病，早期开展治疗，可以预防疾病的发生发展，减少并发症，降低致残率及病死率。每年都会对老年人进行一次健康管理服务，对老年人的生活以及饮食方面进行调查，以便健康管理服务的进行，对老年人进行全身检查，65岁或65岁以上的，在社区住半年以上的老年人，都能在当地乡镇医院等地方享受老年人健康管理服务。

一、老年人健康管理的步骤和流程

（一）健康管理的对象

辖区内 65 岁及以上的常住居民。

（二）服务内容

每年为老年人提供一次健康管理服务，包括生活方式和健康状况评估、体格检查、辅助检查和健康指导。

1. 生活方式和健康状况评估 通过问诊及老年人健康状态自评，了解其基本健康状况、体育锻炼、饮食、吸烟、饮酒、慢性病常见症状、既往所患疾病、治疗及目前用药和生活自理能力等情况。

2. 体格检查 包括体温、脉搏、呼吸、血压、身高、体重、腰围、皮肤、浅表淋巴结、心脏、肺部、腹部等常规体格检查，并对口腔、视力、听力和运动功能等进行判断。

3. 辅助检查 包括血常规、尿常规、肝功能（血清天冬氨酸氨基转移酶、血清丙氨酸氨基转移酶和总胆红素）、肾功能（血清肌酐和血尿素氮）、空腹血糖、血脂（总胆固醇、甘油三酯、低密度脂蛋白胆固醇、高密度脂蛋白胆固醇）、心电图和腹部 B 超（肝、胆、胰、脾）检查。

4. 健康指导

（1）对发现已确诊的原发性高血压和 2 型糖尿病等纳入相应的慢性病患者健康管理。

（2）对患有其他疾病的（非高血压或糖尿病），应及时治疗或转诊。

（3）进行健康生活方式以及疫苗接种、骨质疏松预防、防跌倒措施、意外伤害预防和自救、认知和情感等健康指导。

（4）对体检中发现有异常的老年人建议定期复查或向上级医疗机构转诊。

（5）告知或预约下一次健康管理服务的时间。

（三）服务流程

国家基本卫生服务规范（第三版）规定的对辖区内 65 岁及以上的常住居民健康管理流程（图 4 - 1）。

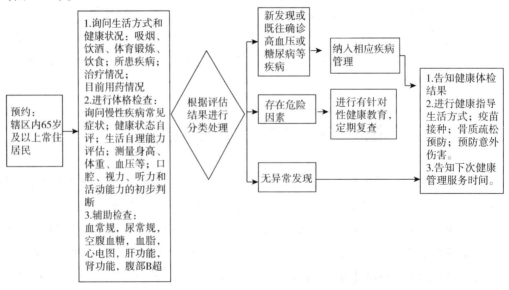

图 4 - 1 老年人健康管理服务流程示意图

知识链接

健康老龄化的标准

健康老龄化的标准目前有三种论述。

1. Rowe 观点　Rowe 等从生物心理社会医学模式，提出健康老龄化的标准，包括三方面内容：①低患病率及疾病相关残疾率；②高水平认知功能和躯体功能；③积极参与社会活动。

2. Jorm 观点　Jorm 等将健康老龄化具体定义为：①生活在社区的老年人；②自我健康评价良好；③日常生活能力（ADL）评价无损害；④简易智力检查分数28分以上。

3. 我国学者观点　学者吴文元结合我国的文化背景，对健康老龄化下的定义是：良好的日常生活能力、认知能力、心理状态，并且无疾病相关的躯体残疾。

二、老年人健康管理的模式

老年健康管理是指对老年人的健康进行全面管理，并对威胁健康的相关因素进行干预的过程。西方发达国家自实施健康管理后，医疗开支降至原来的1/10。国内外的研究表明，良好的健康管理可以降低整个国家的医疗成本，提高国民的寿命。随着我国人口老龄化的不断加剧，老年人的防病治病成为重点，而如何对老年人进行健康管理成为形势所迫之事。

（一）居家管理的概念

居家管理是老年人在熟悉的家庭环境中接受医疗和护理，是为了充分满足老年人的医疗和护理需求而提供的服务。居家管理是适应老年人需求的一种主要的社区管理工作方法，是住院服务的院外补充形式，在提高社会效益和经济效益方面发挥着重要作用。居家管理的概念是在有医嘱的前提下，社区护士对老年人在家中，应用护理程序，向社区中有疾病的老年人及出院后的老年人或长期家庭疗养的慢性病老年人、残障老年人、精神障碍老年人，提供连续的、系统的基本医疗护理服务。

（1）不同类型老年患者的居家管理　①慢性病和出院后需要恢复的老年患者居家护理的重点：预防和减少身体残疾的发生，维持机体或器官的功能，促进老年患者保持正常生活及社会功能。②临终患者居家管理的重点：控制疼痛，对其他症状进行相应的护理，提高老年患者的舒适度和生命质量，做好各种基础护理，尊重老年患者的权利和维护其尊严。③残疾老年人居家管理的重点：借助各种康复辅助用具，进行功能训练，为达到生活自理的目的，进行相应的护理及康复训练。

（2）居家管理的实施内容　①保持良好的体位及防止压疮，促进老年患者保持良好的体位及姿势，维持关节的功能位，避免易引起关节畸形或强直的姿势，防止肌肉萎缩。定时帮助老年患者翻身，做局部按摩或使用气垫等预防压疮。②增进老年人的心理健康，鼓励老年人根据自己的具体情况，选择适当的衣着及服饰，引导老年人采取积极的生活态度，向老年人介绍减轻心理压力的方法，让老年人发泄及倾诉自己患病后的生活体验，以达到心理健康。③促进老年人的营养，在食物烹调时，应注意老年人的口味、习惯及牙齿状况，使食物的色香味俱全，安排适宜的进餐时间及环境，摄取足够且均衡的营养。④对生活自理有障碍的老年人，鼓励和训练自理能力，并对其进行功能训练，让老年人体验到生活的意义及乐趣。⑤进行家庭环境适应性改变的指导，指导居家老年人及家属，根据老年人的特点及家庭居住状况，改变家庭的居住环境，如老年人因骨关节病下蹲困难时，原来的蹲式厕所就应改为坐式，并安装扶手；卒中老年人因行走困难或出现拖步时，应去掉地毯，特别是零散的装饰性地毯；老年人如借助轮椅活动，门道需加宽并去除门槛，厨房设施也需调整高度，以便老年人使用和自我照顾。⑥发生紧急情况时的处理方法，向老年人及家属介绍居家护理的局限性，使老年人和家属了解当病情突然发生变化时应与谁联系，如何联系，转诊体系等。

（二）社区健康管理

1. 健康教育

（1）帮助老年人认识常见病与合理膳食和健康生活方式的关系　例如肥胖与饮食和运动的关系，肥胖是引起高血压、冠心病、糖尿病的危险因素；吸烟可以致癌并与心血管病的发病有关，从而提高防治疾病的方法。告知老年人，不自行滥用药物，不随意更改药物剂量和服药时间。需终身服药者，应在家中备少量药物，以防中断治疗。用药种类不宜过多，老年人身患多种疾病，需常年服用多种药物，药物间相互作用的问题增多，药物不良反应发生率随之显著加大，用药安全性变小，用药种类应尽可能少。使用药物的剂量不宜过大，老年人的肝脏、肾脏随年龄增长而出现功能减退，肝脏解毒功能和药物的清除率下降，易产生毒性反应。还要了解常见药物的不良反应，避免意外发生。

（2）帮助（指导）老年人掌握常见病的观察和治疗护理的知识和技能　做到早期发现疾病、积极治疗疾病，从而减少并发症，降低致残率和病死率。如认识到高血压发病的特点（危险性）就可能定期观察血压，以便早期发现；明确高血压是卒中、偏瘫的重要原因时就能坚持抗高血压治疗，维持血压的稳定。

（3）帮助老年人掌握疾病急症的初步急救措施，为进一步抢救创造条件　如出现心肌梗死先兆时，应保持镇静、立即停止一切活动，就地休息，含服硝酸甘油片，1～2分钟即能止痛，如不能缓解，每5分钟舌下含服1片，最多不超过3片，若症状不能完全消除需拨打120；或含服硝酸异山梨醇酯（消心痛）1～2片，5分钟奏效，持续作用2小时。高血压性心脏病患者忌用。出现晕厥时应立即将患者平放，或抬高下肢，促进下肢静脉血液回流心脏，帮助脑正常供血；观察有否其他部位的损伤；如刚恢复知觉的患者不要立即起立，防止再次晕厥。遇到卒中患者，让其静卧不动，解开衣领或皮带。切忌推摇患者、垫高枕头或晃动患者头部；可轻拧患者皮肤，以检查其有无意识反应。应多人协作转移患者，一人托稳头部，水平地移动患者身体。急送就近医院救治。同时要避免强行搬动患者，尤其要注意头部的稳定，否则会错过最佳的治疗时机而造成病情加重和抢救失败。癫痫俗称"羊角风"，发作时，迅速让患者仰卧，不要垫枕头，把缠有纱布的压舌板（或牙刷把）垫在上下牙齿间，以防患者自己咬伤舌头。随即松开衣领，将患者头偏向一侧，使口腔分泌物自行流出，防止口水误入气道，引起吸入性肺炎。

2. 饮食指导

（1）食物多样，谷类为主　谷类中所含营养素比较全面，富含碳水化合物，是机体热量的主要来源。除了要注意各种谷类的均衡摄取外，还要注意谷物的加工和烹调方式，尽量不破坏谷物的营养成分。新版膳食指南推荐成人每人每日应摄取12种以上食物，每周摄入25种以上食物。每日的膳食应包括谷薯类及杂豆、蔬菜水果类、鱼肉蛋奶类以及大豆坚果类等食物。其中每日摄入谷薯类及杂豆 250～400g。谷物及杂豆类 50～150g，薯类 50～100g。

（2）多吃蔬菜、水果和薯类　蔬菜水果中不仅富含维生素、矿物质和膳食纤维，还能够促进鱼、肉、蛋等食物中蛋白质的消化和吸收，且二者不可相互替代。膳食纤维还能够减少胆固醇的吸收，降低血液中胆固醇的水平，经常摄入可预防心脑血管病。膳食纤维还可以降低血糖水平，预防糖尿病，并可辅助糖尿病患者有效地控制血糖水平。

（3）常吃奶类、豆类或其制品　奶类、豆类及其制品富含优质蛋白质、不饱和脂肪酸、B族维生素，另外它们是钙的主要食物来源。

（4）经常吃适量鱼、禽、蛋、瘦肉，少吃肥肉和荤油　蛋白质是人体生命活动的基础物质，是人体重要的组成部分。猪肉，尤其是肥猪肉，老年人尽量少吃为宜。为避免胆固醇过量，老年人以两天吃一次蛋黄为宜。

（5）食量与体力活动要平衡，保持适宜体重　老年人饮食结构的不科学，造成食物能量摄入过多而体力活动相对较少，能量消耗较少，而出现肥胖。老年人体力活动要适量并保持适宜体重。进食量与体力活动是影响体重的两个主要因素，食物提供人体能量，体力活动消耗能量。如果进食量过大而活动量不足，多余的能量就会在体内以脂肪的形式积存，增加体重，久之发胖；相反若食量不足，劳动或运动量过大，可由于能量不足引起消瘦，造成劳动能力下降。所以老年人需要保持食量与能量消耗之间的平衡。脑力劳动者和活动量较少的人应加强锻炼，开展适宜的运动，如快走、慢跑、游泳等。体重过高或过低都是不健康的表现，可造成抵抗力下降，易患某些疾病（慢性病）等。适当的运动会增强心血管和呼吸系统的功能，保持良好的生理状态、提高工作效率、调节食欲、强壮骨骼、预防骨质疏松。

（6）吃清淡少盐的膳食　清淡少盐饮食是指不油腻、少盐、不刺激的饮食，清淡少盐饮食在菜肴中油、盐、各种调味品的量要适中，老年人应该提倡吃清淡少盐饮食。食用油和食盐摄入过多是我国城乡居民共同存在的膳食问题。摄入过多的油对人体健康不利，油几乎全是脂肪，而过多摄入脂肪是肥胖、脂肪肝、高脂血症、动脉粥样硬化、冠心病、脑卒中等许多慢性疾病的危险因素，老年人宜减少食用油量。吃盐过多也对身体有害，流行病学研究表明，食盐过多是高血压的危险因素，钠的摄入量与高血压发病率呈正相关，食盐量越多，高血压发病率越高。50岁以上的人和有家族性高血压的人，其血压对食盐摄入量的变化更为敏感，高盐饮食还可以改变血压昼高夜低的变化规律，变成昼高夜也高，这时发生心脑血管意外的风险就大大增加。老年人随着年龄增加，胃肠、肾脏、心脏等器官功能降低，摄入食盐过多，容易引起体内水钠潴留，加重心肾负担，所以老年人更应该少吃盐。老年人还应少吃刺激性饮食，尤其是有消化系统疾病的老年人。

建议老年人一天食用油的量为 20～25g，一天的食盐摄入量低于 5g（包括酱油和其他食物中的食盐量），老年人应该少用酱油、咸菜、腌菜、泡菜、味精等高钠食品。

（7）饮酒应限量　对于老年人来说，长期喝酒，即使是每天少量饮酒，对于身体也是没有好处的，因此，劝老人戒酒，尽量少喝酒，对于健康是很有益处的。酒精进入体内30秒后，就可以进入脑部，对脑血管及脑神经形成不良影响，长期喝酒的老年人，患老年痴呆的概率和风险要大大升高；长期喝酒对心血管系统影响巨大，有研究发现，长期大量饮酒，会导致心脏及血管的平滑肌失去弹性，最终甚至会导致心力衰竭。长期喝酒会增大肝脏的负担

（酒精肝、脂肪肝），特别是老年人，代谢功能逐渐退化，酒精对于肝脏的损伤就更大。

家中有老人爱喝酒，建议要循序渐进地戒酒，让老人明白长期饮酒对于身体健康的不利影响，逐渐减量，控制少喝，尽量不喝。如果因为劝解喝酒的问题，弄的家庭关系紧张，心情郁闷，也是得不偿失的。加强劝导，丰富老年人的爱好和生活，让喝酒成为一种小酌怡情的乐趣，不要变成每日必做的习惯，慢慢地改善，不失为一种好方法。长期酗酒的人，最终发生肝硬化、肝癌的概率要远远大于不喝酒的人群。我国高血压防治指南建议：男性每日饮酒不超过 30g，女性不超过 20g。

（8）吃清洁卫生不变质的食物　养成良好的饮食卫生习惯，生吃的食物要洗净，餐具要保持清洁，就餐环境要符合卫生标准。烹调食品要达到有效安全的温度。

3. 心理教育　人到老年，生理功能开始衰退，出现视力、听力下降，记忆力减退，行动迟缓等变化。这些生理变化往往导致老年人悲观失望、焦虑不安、精神不振、生活兴趣低下等，使老年人生活质量大大下降。尤其是离退休、丧偶、体弱多病等生活事件，常给老年人造成心理应激的生活遭遇，会引起种种心理障碍，如情绪和适应问题，也会诱发或加重躯体疾病，并加速生理衰老。要克服这些心理障碍，老年人应该注意心理保健。

4. 安全教育　老年人容易出现的安全问题有跌倒、噎呛、烫伤、服错药、交通意外等。通过安全教育使老年人充分认识环境危险因素，树立安全意识，主动采取措施预防意外伤害的发生。如指导老年人安全进食，进食时不讲话，速度不宜过快，准备干稀适宜的食物，避免发生呛咳，特别是高龄老年人。指导老年人正确使用热水袋、电热毯、电暖器等取暖设备，避免发生烫伤。指导老年人安全使用煤气和电，指导老年人遵守交通规则，避免发生交通意外。指导老年人预防跌倒等。

5. 健康检查与运动保健　老年人至少每年进行一次健康检查。检查项目包括体重、血压、尿检、心电图、眼底检查等，有条件者最好每季度查一次。发现问题及时采取措施，必要时向上级医院转送。科学有效和规律持久的健身运动可以有效调节身体各脏器的功能，增强机体免疫机制，促进新陈代谢，预防各种疾病的发生，有助于某些疾病的康复，是老年保健的重要手段。老年健身形式多种多样，要遵循个体化原则。运动时要动静结合，劳逸结合，掌握强度，循序渐进，持之以恒，要讲究锻炼时间和环境。适度运动后老年人心情舒畅，精神愉快，运动量过度，会出现头晕、恶心、胸部不适、疲劳、食欲下降、睡眠变差等症状。

6. 临终关怀教育　临终关怀的目标是提高患者的生命质量，通过消除或减轻病痛与其他生理症状，排解心理问题和精神烦恐，让患者内心宁静地面对死亡。同时，临终关怀还能够帮助病患家人承担一些劳累与压力；临终关怀不同于安乐死，既不促进也不延迟患者死亡。其主要任务包括对症治疗、家庭护理、缓解症状、控制疼痛、减轻或消除患者的心理负担和消极情绪。所以临终关怀常由医师、护士、社会工作者、家属、志愿者以及营养学和心理学工作者等多方面的专业人员共同参与。

（三）机构健康管理

1. 社区家庭访视护理中心　对象为 70 岁以上及患有慢性病，需要长期治疗、护理、康复指导的老年人。服务形式是将需要家庭护理的老年人进行登记，中心根据每位老年人的情况，由家庭护理中心的护士提供上门服务。服务内容包括身体评估、物理治疗、心理咨询治疗、语言训练、康复指导、营养咨询、运动指导、用药安全指导、健康教育、疾病预防、生活护理等。

2. 日间老年护理服务中心　对象为生活难以自理，家中又没有其他人照顾的老年人。服务形式是白天将老年人接到服务中心，晚上再送回家。服务内容包括接送服务、餐饮服务、日常生活照料、医疗、康复护理等。

3. 社区老年疗养院　对象为社区内患有慢性病或由于其他问题不能住在家中的老年人。方法是让患者住在老年社区疗养院，然后根据患者的具体情况提供服务。服务内容包括按时服药、饮食护理、定期检查、心理治疗及护理、预防并发症及健康教育服务等。

4. 老年临终服务中心　对象为患有绝症的老年人，需要适时治疗、心理安慰及护理，以提高他们临终阶段的生活质量，减轻痛苦。内容包括生理舒适服务、生活服务、患者的心理护理与支持、死亡咨询与教育等。

5. 社区福利资源介绍中心　对象为没有经济能力负担服务费用，又需要护理的老年人。

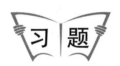

本章小结

　　本章以 21 世纪养老理念为指导思想，强调老年保健应以实现科学养老、满足老年人精神需求为目标，除重视老年人身体健康外，还应保护老年人的尊严；老年人的健康促进及养老照顾关系到老年人的生活质量及社会安定。本章教学内容要让学生理解老年保健的相关概念，明确老年保健的重点人群；掌握老年保健及养老照顾的原则及策略，并能运用所学知识指导老年人提高自我保健能力。

习　题

一、选择题

【A1 型题】

1. 我国老年保健的重点人群，不包括

　　A. 独居老人　　　　　B. 患病老人　　　　　C. 刚出院老人

　　D. 健康老人　　　　　E. 丧偶老人

2. 老年人自我保健的具体措施，不包括

　　A. 自我预防　　　　　　　　　B. 严重疾病自我治疗

　　C. 自我观察　　　　　　　　　D. 自我护理

　　E. 定期体格检查

3. 老年人健康管理服务规范服务对象

　　A. 接区内居民　　　　　　　　B. 辖区内 65 岁及以上常住居民

　　C. 辖区内常住居民　　　　　　D. 辖区内 60 岁及以上常住居民

　　E. 辖区内外 60 岁及以上常住居民

4. 老年人健康管理服务规范考核指标有

　　A. 老年居民死亡率　　　　　　B. 老年居民健康管理率

扫码"练一练"

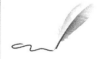

C. 健康体检率　　　　　　　　　　D. 老年居民空巢率

E. 老年居民的患病率

5. 我国目前主要的养老照顾模式是

A. 居家养老　　　　　B. 机构养老　　　　　C. "医养结合"

D. 互助养老　　　　　E. 以房养老

6. 某患者，男性，72 岁。老伴因病已去世 5 年，子女在外地工作，该老人患有冠心病及高血压。最不适合该老人的保健场所是

A. 敬老院　　　　　　B. 养老院　　　　　　C. 家中独居

D. 托老所　　　　　　E. 老年公寓

7. 根据老年学划分高龄老人是指

A. 60 岁以上的老年人　　　　　　B. 65 岁以上的老年人

C. 70 岁以上的老年人　　　　　　D. 90 岁以上的老年人

E. 80 岁以上的老年人

8. 我国《关于加快发展养老服务业的若干意见》是在哪一年颁布的

A. 2011 年　　　　　B. 2012 年　　　　　C. 2014 年

D. 2013 年　　　　　E. 2015 年

9. 老年保健最初起源于哪个国家

A. 英国　　　　　　　B. 美国　　　　　　　C. 德国

D. 日本　　　　　　　E. 新西兰

10. 老年人自我保健应以何种方法为主

A. 药物保健　　　　　B. 生活调理　　　　　C. 合理的膳食

D. 非药物保健　　　　E. 中医养生保健

11. 老年健康促进开展的基础与依托是

A. 医院医疗服务　　　B. 家庭支持　　　　　C. 社区医疗服务

D. 居家照护　　　　　E. 社会支持

12. 引起老年人死亡的主要原因是

A. 恶性肿瘤　　　　　B. 过劳死　　　　　　C. 高血压

D. 脑血管疾病　　　　E. 慢性病

二、思考题

张爷爷，72 岁。老伴儿五年前去世，现患有高脂血症、骨质增生症。目前张爷爷和儿子一家生活在一起，儿子儿媳工作忙，孙子在读高中，为了防止张爷爷发生意外，儿子白天把张爷爷托付给小区的日间照护中心，晚上下班后再把张爷爷接回家。

请问：

1. 张爷爷的养老存在哪些问题？

2. 家庭、社会能为张爷爷提供哪些保健和照护服务？

（袁　元）

第五章　老年人安全用药与护理

扫码"学一学"

> **学习目标**
>
> 1. **掌握**　老年人常见药物不良反应的特点、用药能力的评估及安全用药的护理措施。
> 2. **熟悉**　熟悉老年人药物选择和应用原则。
> 3. **了解**　老年人药物代谢和药效学的特点。
> 4. 学会制定老年人用药方案，正确指导其用药，以提高药物疗效，减少不良反应发生。
> 5. 具有尊重和爱护老年人的职业素养，在用药过程中，能细致、耐心指导老年人安全用药。

　　老年人随着年龄增加，机体组织结构和生理功能不断发生退行性改变，在药物代谢、不良反应等方面与成年人差别较大。老年人常并发高血压、冠心病、糖尿病、脑卒中等多种慢性疾病，病程长，用药复杂，常多种药物并用，这使其容易发生用药安全性问题。科学合理的给药可降低其危险性，确保药物有效又安全。

第一节　老年人药物代谢和药效学特点

　　老年人随着年龄的增长，组织器官发生老化而出现生理功能减退，药物在体内的吸收、分布、代谢、排泄等发生明显的改变，老年药物代谢动力学和药效学有如下特点。

一、老年人药物代谢特点

　　老年药物代谢动力学简称老年药动学，是研究老年人机体对药物的处理及血药浓度随时间变化的规律。老年人药物代谢动力学特点主要有药物在体内的吸收、分布、代谢和排泄过程降低，绝大多数口服药物的被动转运吸收不变、主动转运吸收减少；药物的生物转化、排泄能力降低，药物消除半衰期延长，血药浓度增高。这些变化是老年人科学、安全、合理用药的主要依据。

（一）药物的吸收

　　药物的吸收是指药物从给药部位转运至血液循环的过程。药物的吸收速度影响到药物产生作用的快慢，而吸收的程度则影响到药物作用的强弱。它受胃液的酸碱度、胃肠血流量、胃排空速度、肠蠕动多种因素影响。口服用药是老年人常用的给药途径，随年龄的增长，老年人的胃酸减少、胃肠血流量减少、胃肠动力降低、胃肠黏膜吸收减少，这些变化会影响药物在胃肠道的吸收。此外，由于血流量减少，其他给药途径如肌内注射、舌下含服、直肠及局部给药等也同样受影响。

> **考点提示**
>
> 老年口服药物吸收的特点。

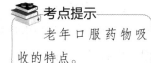

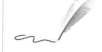

1. 胃酸减少 随着年龄的增长，老年人胃酸分泌减少，60 岁以上的老年人约 1/3 有胃酸减少或缺乏，导致胃液 pH 值升高。另外，胃酸分泌减少会使药物溶解度降低、吸收减少。由于老年人的消化功能低下，容易受到某些药物的干扰，会出现恶心、呕吐、腹泻、便秘等消化不良。

2. 胃肠血流量减少 65 岁以上的老年人胃肠道血流量要比年轻人少 50%，70 岁老人胃酸可减少 20% ~25%。血流量减少可使药物吸收减少，导致药物在血液中的峰值浓度降低。

3. 胃肠动力降低 老年人胃肠黏膜萎缩，胃排空和肠蠕动减慢，药物进入小肠的时间延长，使药物在胃肠内滞留时间延长而导致吸收增多。

4. 肠黏膜吸收减少 老年人小肠平滑肌层变薄、绒毛变厚使吸收功能减退、有效吸收面积减少，影响药物的吸收。

（二）药物的分布

药物进入血液循环后向组织器官或体液转运的过程称为药物的分布。在人体内影响药物分布的主要因素是机体组成成分和血浆蛋白结合率。老年人随年龄增长而发生的身体构成的改变，可引起药物在体内分布的改变，进而影响了药物的疗效和毒性。导致药物在老年人体内分布改变的因素如下。

1. 组织器官血流量减少 由于心血管系统的改变，老年人的心排血量降低，组织灌注不足，一般在 30 岁以后心排血量每年递减 1%，60 ~70 岁老年人心排血量与 20 ~30 岁青年人相比，减少 20% ~30%，到 80 岁时约减少 40%；同时由于冠状动脉、脑动脉及肝、肾血流量减少，使药物到达组织器官浓度减少、药物代谢清除率降低，从而影响药物在体内的浓度。

2. 机体组成成分改变 随着年龄的增长，老年人体液总量较年轻人明显下降，细胞内液也相应减少。水溶性药物如地高辛、哌替啶等易集聚于中央室，使其分布容积减少，血液药物高峰浓度增加，容易发生中毒，因此老年人应用此类药物应适当减少剂量。此外，老年人体内非脂肪组织逐渐减少，脂肪的含量则相对增加，女性较男性更明显。脂溶性药物（毛花苷丙、利多卡因等）分布容积增大，作用持久、延长，半衰期延长。因此，在老年人使用该类药物时应适当延长给药间隔时间。

3. 血浆蛋白含量减少 药物进入血液循环后，先与血浆蛋白结合，形成结合型药物，而未结合的药物被称为游离型药物。由于老年人血浆蛋白浓度降低，导致药物与血浆蛋白的结合率减少而游离型药物增多，药物在血液中的浓度增高易引起不良反应。另外，老年人由于脏器功能减退，同时患有多种疾病而需同时服用两种或两种以上的药物。药物在体内竞争性地与白蛋白结合使结合力较强的药物血药浓度较低，结合力弱的药物血药浓度较高。如水杨酸与甲磺丁脲合用时易导致低血糖，胺碘酮与地高辛合用时易导致地高辛出现毒性反应。因此，在老年人应用多种药物时应注意药物间的相互作用。

（三）药物代谢

药物代谢又称为生物转化，是药物进入人体后在肝脏经氧化、还原、水解等一系列代谢过程后最终被排出体外的过程。肝脏是药物代谢的主要场所。随着年龄的增长，老年人肝微粒体内的药物氧化酶活性下降，非微粒体酶活力减弱，肝代谢速度只有年轻人的 65%。此外，肝血流量也减少，老年人的肝血流量仅为青年人的 40% ~50%，90 岁以上老年人仅为 30%。加之老年人功能性肝细胞减少，对药物代谢也有一定影响。某些经肝代谢的药物如氯霉素、洋地黄等，代谢清除率会随年龄增长而下降，会导致血药浓度增高或代谢延缓

扫码"看一看"

而出现不良反应。即使肝功能正常的老年人，服用某些可能损害肝脏的药物，如异烟肼、利福平等也很容易引起肝细胞的损害，因此在使用此类药物时，应适当调整药物剂量。

（四）药物的排泄

药物的排泄是指药物或某代谢产物在人体内经吸收、分布、代谢后排出体外的过程。主要排泄途径有经肾、呼吸道、汗腺等，其中，肾脏是多数药物排泄的主要器官。老年人肾血流量减少，有功能的肾小球数目减少，使肾小球滤过率下降，肾小管的分泌功能和重吸收机能减退。40岁以后肾血流量每年减少$1.5\% \sim 1.9\%$，65岁老人的肾血流量仅为年轻人的$40\% \sim 50\%$，肾小球滤过率也下降50%。上述因素导致老年人对药物的排泄能力比年轻人下降。由于药物的肾清除率下降，药物半衰期延长，血药浓度升高，药物易在体内蓄积，药物的不良反应增多，更易出现毒性反应。因此老年人用药剂量应减少，给药间隔应适当延长，特别是服用地高辛、氨基糖苷类抗生素等应注意，如伴有失水、低血压、心衰等时，可进一步使肾功能恶化，用药更应小心。

（五）个体差异

老年人用药的个体差异显著，由于受到遗传因素、老化程度、患病史和治疗史的不同、社会文化背景及心理差异等因素的影响，目前为止适合老年人统一的用药标准很难制定。

二、老年人药效学特点

药物效应动力学简称药效学，是研究药物对机体的作用及作用机制的科学。老年药效学改变是指机体效应器官对药物的反应随年龄增长而发生的改变，其特点是老年人对大多数药物耐受性降低，敏感性增加、作用增强，对少数药物的敏感性降低，作用减弱。因此，发生药物不良反应的概率增加，用药依从性降低。

（一）对药物的耐受性降低

药物耐受性是指机体对药物反应的一种适应性状态和结果。老年人对多药合用和易引起缺氧药物的耐受性明显下降，且女性比男性表现更明显。通常情况下，使用一种或少量药物联合使用时，老年人可以耐受，但当多种药物联合使用而又不减量时，容易出现不良反应。如使用糖皮质激素类药物时，老年人较年轻人更易出现消化性溃疡、出血和骨质疏松等。

（二）药物敏感性改变

随着年龄增大，机体对药物的敏感性会改变。药物敏感性增强，药物在使用常规药量时会出现超量反应，如对甲状腺素、洋地黄等制剂的敏感性增强；药物敏感性降低，则对药物作用不敏感，如对异丙肾上腺素、普萘洛尔（心得安）等药物敏感性降低。敏感性的改变可能与老年人心脏血流量减少、组织纤维化、受体功能降低有关。老年人个体差异较大，同龄人的用药剂量可相差数倍多。

1. 对中枢神经系统药物敏感性增高　由于中枢神经系统功能的退行性变，老年人对中枢神经系统药物如催眠镇静剂、抗精神病药、抗抑郁药、镇痛药物等敏感性增强，药物半衰期延长，不良反应发生率高。如老年人用麻醉镇痛药如吗啡，较小剂量即可缓解疼痛，用成年人常用剂量时，则可能出现呼吸抑制和意识模糊，特别是当发生缺氧、发热时更为严重。

2. 对心血管系统药物反应的改变　由于老年人调节血压与维持水电解质平衡的功能减退，老年人在使用降压药、利尿剂、β受体阻滞剂等药物时可引起直立性低血压。因此，老年人在服用抗高血压药时，应当选择安全性能好、降压作用温和的药物，一般以用药后

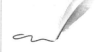

数周至数月，血压逐渐降低且不产生直立性低血压和其他不良反应为宜。此外，老年人由于心血管系统的结构和功能发生显著改变，对洋地黄类强心剂药如地高辛的正性肌力作用敏感性降低，毒性反应敏感性增高，治疗安全范围缩小，极易发生中毒反应，故用药时应注意减少剂量。

3. 其他 老年人应用降糖药物时，对胰岛素和口服降糖药的敏感性增高，易发生低血糖反应；由于心脏肾上腺素 β 受体敏感性降低，老年人对 β 受体激动剂及拮抗剂反应均减弱；老年人由于肝脏合成凝血因子能力下降、胃肠道摄入或吸收维生素 K 不足、血管壁变性等因素影响，使其对抗凝药非常敏感，一般治疗剂量即可引起持久的凝血障碍并有自发性内出血的危险。

（三）药物的相互作用

药物相互作用是指同时或在一定时间内先后服用两种或两种以上药物后所产生的复合效应，可使药效加强或副作用减轻，也可使药效减弱或出现不应有的不良反应。作用加强包括疗效提高和毒性增加，作用减弱包括疗效降低和毒性减少。老年人由于基础疾病、慢性病较多，通常不只使用一种药物，这些药物在体内的分布和血浆蛋白结合的变化，更易产生各种有益的和不良的相互作用，甚至严重的不良反应。据统计，超过 20% 的药物毒副作用与同时应用多种药物有关。例如，氨基糖苷类抗生素与呋塞米联用可使肾脏毒性增加；抗凝药和维生素 K 联用，可出现疗效拮抗而直接降低治疗作用；两种镇静药联用可致过度镇静，尤其对于老年人来说，可能带来严重的后果，应格外注意。因此，老年人用药，必须充分考虑到药物之间的相互作用引起的不良反应。

第二节　老年人常见药物不良反应和原因

案例导入

　　李奶奶，75 岁，同时患有高血压、冠心病，遵医嘱服用普萘洛尔（心得安）5 天，今晨起床站立时，突然出现头晕、乏力，差点摔倒。

　　请问：

　　1. 李奶奶可能出现了什么健康问题？

　　2. 作为护士如何为李奶奶提供帮助？

药物不良反应（adverse drug reaction，ADR）指正常用量情况下，由于药物或药物相互作用而发生意外、与防治目的无关的不利或有害反应，包括药物的副作用、毒性作用、变态反应、继发反应和特异质反应等。按照与正常药理作用有无相关分为 A 型和 B 型不良反应，A 型即剂量相关的不良反应，包括药物的副作用、毒性作用、继发反应等，B 型即剂量不相关的不良反应，包括变态反应和特异质反应等。

老年人药物不良反应发生率高，比成年人高 3 倍以上，且与发生年龄成正比。当发生药物不良反应时，程度往往较高，后果严重者会出现晕厥、跌倒，甚至死亡。老年人 ADR 表现常不典型，与原发病不易鉴别，有些药物矛盾反应多见，甚至会出现与用药治疗效果相反的特殊不良反应。

一、老年人常见药物不良反应

1. 直立性低血压　直立性低血压又称为体位性低血压。老年人血管运动中枢的调节能力降低，压力感受器发生功能障碍，即使没有药物的影响，也会因为体位的突然改变而产生头晕及晕厥。使用降压药、利尿剂、扩血管药更易出现直立性低血压而发生跌倒。

2. 精神症状　中枢神经系统尤其大脑最易受药物作用的影响。老年人中枢神经系统对某些药物的敏感性增高，可引起抑郁、精神错乱等。例如吩噻嗪类、洋地黄、降压药等可引起老年抑郁症；中枢抗胆碱药如苯海索可导致精神错乱；咖啡因、氨茶碱等长期服用，可导致精神不安、焦虑或失眠；老年痴呆患者使用中枢抗胆碱药、左旋多巴或金刚烷胺可使原有症状加重。

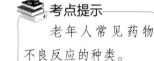

考点提示

老年人常见药物不良反应的种类。

3. 耳毒性　由于内耳微循环改变和毛细胞数目减少，老年人听力有所下降，容易受药物影响，而产生前庭症状和听力下降。如长期使用氨基糖苷类抗生素、多黏菌素可导致听神经损伤；卡那霉素、链霉素、庆大霉素可引起前庭损害，主要表现为眩晕、头痛、恶心和共济失调；卡那霉素、阿米卡星可导致耳蜗损害，主要症状有耳鸣，严重者会出现药物中毒性耳聋。由于毛细胞损害后难以再生，可产生永久性耳聋，所以老年人在使用氨基糖苷类抗生素时应尽量避免使用，必须使用时应减量，同时避免其他影响内耳功能的药物。

4. 尿潴留　抗胆碱药、三环类抗抑郁药和抗帕金森病药有副交感神经阻滞作用，应用于老年人时可引起尿潴留，伴有前列腺增生及膀胱颈纤维化的老年人尤易发生。因此，老年人在用此类药物时，开始应以小剂量分次服用，然后逐渐加量。在用呋塞米、依他尼酸等强效利尿剂时，可引起尿潴留，特别是患有前列腺增生的患者，应加以注意。

5. 药物中毒　药物毒性反应是指用药时会引起严重的系统功能紊乱和组织损伤。60岁老人肾脏排泄毒物的功能比25岁时下降20%，70~80岁时下降40%~50%；60岁以上老年肝脏血流量比年轻时下降40%，解毒功能也相应下降；老年人窦房结内起搏细胞数目减少，心脏传导系统障碍，心功能减退导致心排血量减少。因此，老年人用药容易中毒。轻度的毒性反应表现为头晕、目眩、恶心、呕吐、失眠、耳鸣等，严重的毒性反应表现为药物对肝、肾、心血管或造血系统的损害。

知识链接

中药无毒吗？

中药应用有几千年的历史，长期以来，人们认为中药都是天然的动植物成分，因此不会像西药化学制品那样具有毒性，其实这里面存在很大误区。

我国现存本草文献中关于毒性记载最早见于《神农本草经》，中药的急性毒性可以影响机体的心血管系统、中枢神经系统、消化系统、呼吸系统、泌尿系统、造血系统等各大系统。如乌头类药物因其含有有毒成分乌头碱等，口服后会导致神经系统、循环系统、消化系统等有中毒表现。中药的慢性毒性多损伤机体的靶器官，尤以肝、肾、胃肠的发生率最高，其次是心肌、骨骼、肺、中枢神经、内分泌腺体等。《中华人民共和国药典》收载有毒中药83种，其中有大毒者10种、有毒者42种、有小毒者31种。

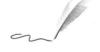

二、老年人药物不良反应发生原因

老年人由于药物代谢动力学的改变，加之各系统、器官功能逐渐减退，机体耐受性降低，患病率增高，对药物敏感性发生变化，因此与其他年龄阶段相比，更容易出现药物不良反应。

（一）机体老化

1. 大脑功能退化 由于老年人脑动脉硬化、脑血流减少、脑细胞萎缩，大脑皮质神经纤维出现退行性改变，老年人在诉说病史时会出现口齿不清、健忘、反应迟钝，容易造成误诊而用药错误。此外，老年人记忆力减退，容易出现药物误服、漏服等现象。

2. 机体顺应性降低 随着年龄增长，机体毛细血管密度会降低，间质结缔组织基质增多、心脏硬度增加而使顺应性下降，心肌收缩力减弱，心排血量降低，外周阻力增加，心血管调节功能障碍，用药后会导致脑部供血不足而出现头晕、头痛、血压降低等症状。老年人神经功能减退，产生药物不良反应后，身体不能立即做出反应，因此极易发生危险。

3. 药物的吸收代谢降低 由于老年人重要脏器的老化，使药物的吸收、代谢、排泄减慢，药物半衰期延长，浓度增高，容易引起不良反应。如洋地黄经肝、肾代谢和排泄，如果肝肾功能障碍时，容易引起药物中毒。很多老年人伴听力功能障碍，如果再用耳毒性药物，由于代谢减慢，机体耐受力降低，易引发听力障碍。

4. 其他 老年人多有视力障碍疾病，易看错服药说明，以致服药次数或用量出现误差。另外，有的老年人动作不协调，有时不能拿稳药片或药瓶，以致不能按时服药或服药剂量不准。

（二）联合用药

据有关调查统计，75% 的 75 岁以上患者需长期用药维持，34% 的患者每天使用 3 ~ 4 种药物，联合用药种类多、时间长，发生不良反应的机会较大。研究表明，药物不良反应的发生率与用药种类成正相关，所以老年人应尽量避免联合应用药物。

（三）未遵医嘱服用药物

有些老年人在服药时未能严格遵照医嘱服用药物，突然停药或随意减量，有时随意服用医嘱以外的中药、补药、保健药、抗衰老药及维生素等，这些都能增加不良反应的发生概率。

（四）疾病影响及营养不良

由于老年人存在多种急、慢性疾病，联合用药时，会潜在影响其他器官的功能状态而引发不良反应。如肺功能减退或伴有呼吸衰竭的患者，使用催眠镇静剂应该谨慎，否则容易引起呼吸中枢抑制而导致严重不良后果。此外，老年人胃肠功能减退，出现消化吸收障碍，多数老年人存在营养不良、机体免疫力低下，同时，对维生素和无机盐摄入不足会导致某些药物不良反应增加，如缺钾会增加洋地黄的中毒概率。

（五）社会支持不足

老年人患病后，无论是疾病的治疗，还是生活上的照顾，家属、亲友都扮演着重要的角色，但由于缺乏社会支持，使有些老年人无法配合应有的治疗，产生错用、滥用、重复用药等现象，如长期用药的慢病患者，没有家人协助就医、服药。

（六）个体差异

由于遗传因素和老化进程有很大差别，各组织器官老化改变不同，加之过去所患疾病不同，老年用药常存在个体差异。在不同患者同一种药物、同一剂量并非都能达到相同的血药浓度，同一血药浓度有时也不能达到相同的药效。因此，对老年人用药应遵循个体化用药原则。

第三节　老年人安全用药与护理

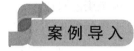

王大爷，70岁。患冠心病心绞痛8年，医生交代他一定要按时服用药物，并在家中常备硝酸甘油，并注意其有效期，6个月更换一次，以确保疗效，外出时要随身携带。近来，王大爷由于事情多，经常忘记服用药物。1天前王大爷外出游玩时，突发胸痛，表情痛苦。随行同伴拿出硝酸甘油，给王大爷含在嘴里，王大爷症状并未及时缓解。幸亏同事将其送到医院，王大爷才转危为安。

请问：

1. 王大爷在安全用药时忽略了哪些问题？

2. 作为护士如何指导王大爷进行安全用药？

老年人的生理特点及药动学特点决定了他们药物治疗的特点和原则。由于生理功能减退，基础疾病多，用药复杂，老年人成为药物不良反应伤害的主要对象。因此，应对老年人进行正确的用药指导，以保证药效，减少药物不良反应。

一、老年人安全用药的基本原则

随着中国老年人口迅速增长，老年人已成为药品市场的最大消费人群。据统计，老年人消费的处方药品占23%~40%，非处方药品占40%~50%。由于老年人用药和成年人有所不同，在剂量和用法上都应加以注意。老年人用药要权衡利弊，做到安全、有效和经济。遵循总体原则即受益原则，用药时受益/风险 >1，用药要有明确的适应证，以确保用药对患者有益。即使有适应证，但用药的受益/风险比小于1时，就不应给予药物治疗。例如，老年人长期服用抗心律失常药物，毒副作用较大，如经检查既无器质性心脏病又无血流动力学障碍，应尽量不用或少用抗心律失常药。

（一）选药原则

1. 对症用药　正确诊断是合理用药的必要前提。老年人发现身体不适时，应及时找医生明确诊断，而后根据病情参考医生建议，确定治疗方案。老年人常同时患有多种疾病，疾病之间相互作用使得临床表现常不典型，容易误诊。用药前必须了解老年人的健康史、既往用药史以及目前用药情况，仔细分析老年人机体的异常，是老化引起还是病理损害所致，然后做出正确诊断，根据用药指征选择疗效肯定、不良反应小的药物。

2. 合理选药　老年人选药要做到"五先五后"。

（1）先非药物疗法，后药物疗法　老年人治疗疾病时，应首选非药物疗法，包括物理疗法、饮食疗法和心理疗法等。如每日喝姜片红糖水可治疗风寒性感冒，食疗后仍不见效可考虑理疗、按摩、针灸等方法，最后选择用药物治疗；早期糖尿病可采用饮食疗法；轻型高血压可通过限钠、运动、减肥等治疗；老年人便秘时，可通过进食纤维素丰富的食物、加强腹肌锻炼纠正改善。除急症和器质性病变外，老年人一般应尽量不用药物。

（2）先老药，后新药　近年来，新药、特药不断涌现，一般来说它们在某一方面有独特疗效，但由于应用时间较短，其缺点和不良反应尤其是远期副作用还没有被人们认识，因此，老年人患病时最好先用老药，确实需要使用新药、特药时，也要慎重。

（3）先外用药，后内服药　为减少药物对机体的毒害，能用外用药治疗的疾病，比如皮肤病、牙龈炎、扭伤等，可先用外用药解毒、消肿，如果疗效不佳，再选用内服药。

（4）先内服药，后注射药　有些老年人一有病就想注射针剂，以为用注射剂药效好、病好得快，其实不然。注射用药时药物通过血液循环分布全身，老年人心、肝、肾等器官功能减退极易出现靶器官受损。因此为安全起见，当内服药物与注射药物疗效相似时，能用内服药使疾病缓解的，就不必用注射剂。

（5）先中药，后西药　中药多属于天然药物，一般其毒性及副作用要比西药小。老年人多患慢性病，一般情况下，最好是先服中药进行调理，如果效果不好，再考虑使用西药。

3. 勿滥用药或重复用药　应重视非药物治疗，鼓励多锻炼身体，注重饮食调理、心理调节等。忌滥用抗生素、糖皮质激素药物。根据主要疾病，提倡个别化用药。重视药物相互作用，尽量选择有双重疗效的药物，以减少用药种类。中西药不要重复使用，以免引起拮抗反应。有条件的医疗单位，可开展药物临床监测，促进合理用药。

4. 五种药物原则　老年人同时用药不能超过5种。研究表明，药物不良反应发生率与用药数量正相关，当患者同时服用5种以上药物、用药品种愈多，药物不良反应发生率的可能性愈高。据统计，同时使用5种药物以下的药品不良反应发生率为4%，6～10种为10%，11～15种为25%，16～20种为54%。WHO数据表明，老年人不良反应3倍于成年人，不良反应致死的病历中老年人占50%。所以，老年患者切忌以为药越多吃越有利于健康。在执行5种药物原则时还应注意，了解药物的局限性，抓主要矛盾，选主要药物治疗，选用具有兼顾治疗作用的药物。凡是疗效不确切、耐受性差、未按医嘱服用的药物都可考虑停止使用，以减少用药数目。如果病情危重需要使用多种药物时，在病情稳定后仍应遵守5种药物原则。

5. 慎用或不用敏感药物　老年人应避免使用特别敏感的药物，如镇静催眠药、洋地黄类、氨基糖苷类、降压药中的胍乙啶、利血平等。

（二）用药原则

1. 小剂量原则　合适的用药剂量应该根据患者的健康状况、疾病轻重、体重等考虑，以减轻老年人的器官负担。由于老年人肝肾功能减退，对药物代谢能力下降，肾脏的排泄也较慢，所以老年人用药剂量和用药种类比青年人少。对于大多数药物来说，小剂量原则主要体现在开始用药阶段，大多数药物在老年人使用时，主张从用成年人剂量的1/4～1/3开始，然后逐渐调整，达到最佳剂量，以获得更大疗效和更小副作用。

2. 个体化原则　老年人衰老和病理损害程度不同，加之平时用药多少不一，使得患者个体差异特别突出。用药时应密切观察药物反应，跟踪治疗效果，进而选择个体最合适的药量，以获得最大疗效和最小副作用。例如，激素类药物可的松，必须在肝脏代谢为氢化可的松才能发挥疗效，所以患有肝脏疾病的老人不应使用可的松，而应当直接使用氢化可的松。研究发现，患者对药物的反应剂量有个体差异，如阿司匹林引起头痛、耳鸣等毒性反应的剂量为 3.25~30g，相差 10 倍多。而老年人用药反应的个体差异比其他年龄组更为突出。因此，老年人用药时应注意观察分析药物的疗效与反应，严格遵守剂量个体化原则，找出特定个体的"最佳"剂量。

3. 简洁原则　老年人用药要少而精，尽量减少用药的种类，一般应控制在四种以内，避免间歇或交替服药，减少用药次数。此外，老年人记忆力减退，易出现多服、漏服、误服、乱服的现象，因此，其用药方案应简单易行，药物名称、给药方法、剂量、时间等要详细嘱咐、标示醒目。尽量减少多次给药、隔日一次等间歇给药的方法，使其容易接受服药方案，配合治疗。

4. 择时原则　即选择最佳时间服药。择时用药可提高疗效、减少不良反应。由于许多疾病的发作、加重与缓解具有昼夜节律的变化（如变异型心绞痛、脑血栓形成、哮喘常在夜间出现，急性心肌梗死和脑出血的发病高峰大多在清晨），药代动力学有昼夜节律变化（如白天肠道功能相对亢进，白天用药比夜间吸收快、血液浓度高）；药效学也有昼夜节律变化（如胰岛素的降糖作用上午大于下午、皮质激素在上午用药效果最好），因此，应根据疾病的发作、药代动力和药效学的昼夜节律变化来确定最佳用药时间。择时治疗可以最大限度地发挥药物作用，而把毒副作用降到最低。此外，由于药物受食物和胃酸影响及对胃肠黏膜刺激作用，有些适宜在饭后服用，有些在空腹时服用。如抗酸药、胃肠解痉剂、收敛药需在饭前给药。

5. 暂时停药原则　老年人长期用药时，应随时了解其病情和用药情况，注意观察有无潜在的感染、代谢改变或任何新的症状，定期监测血药浓度和肝、肾功能，正确评价药物疗效，及时发现药物不良反应。当怀疑药物不良反应时，应在监护下

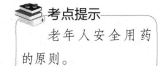

考点提示

老年人安全用药的原则。

停药一段时间。凡疗效不确切、不良反应大、不必要的药物应及时停用。暂停用药原则是最简单、最有效的干预措施之一。

二、老年人服药能力评估

（一）护理评估

1. 评估老年人的服药能力　老年人能否自行安全用药与其感觉器官、神经、运动、消化系统功能状态及思维能力有关。服药能力评估包括视力、听力、阅读处理能力、理解力、记忆力、获取药物的能力、及时发现不良反应的能力、口腔状态、吞咽功能和作息时间等。通过上述评估可以判断其区别药物种类、按时准量用药、坚持用药、自行取药的能力，并能及时发现不良反应以及恰当停药，根据这些拟定适合老人的给药途径、辅助手段和观察方法。

2. 评估老年人的用药史　详细了解老年人的用药史，建立完整的用药记录，包括既往及现在的用药情况，如药物名称、剂量、用法、服用时间、效果等，有无药物过敏和引起不良反应的药物，老年人对药物了解的情况，以建立完整的用药记录。

3. 评估各系统老化程度　仔细评估老年人各脏器的功能情况，特别是肝、肾功能，以判断药物使用的合理性。肾功能有明显减退甚至出现衰竭的患者，应避免使用卡那霉素、新霉素等有肾脏损害或经肾脏排泄的药物，以免引起蓄积而造成药物中毒。肝功能减退患者尽量避免地西泮、磺胺类药物。长期使用药物者建议 1~2 个月复查肝肾功能。

4. 心理－社会状况 了解老年人的家庭经济状况、家属支持情况、文化程度、饮食习惯、有无个人不良嗜好、对目前治疗方案和护理计划的了解、认识程度，此外，还应评估老年人对药物有无依赖、期望、反感、恐惧或其他心理状况等。

（二）常见护理诊断/问题

1. 执行治疗方案无效 与老年人理解力、记忆力减退、经济困难等因素有关。

2. 不依从行为 与知识缺乏、照顾者支持不够等有关。

3. 潜在并发症：药物不良反应 与老年人生理功能减退、用药种类多等有关。

三、选择合理的给药途径

1. 口服给药 由于绝大多数药物进入胃肠道后，能为胃肠道黏膜所吸收，因此口服给药是最常用的方法。口服药物相对经济安全，服用方便，不良反应也较小，不会给老年人造成太大的痛苦，容易被接受。但药物需经过胃肠道吸收，起效较慢。

2. 肌内注射 肌内注射是将药液注入肌肉组织内、进入毛细血管网再汇入血液循环，起效较静脉输液慢。主要适用于不适宜做静脉注射的药物，或者注射药物刺激性较强的药物。由于老年人肌肉少，药物吸收能力较差，注射后痛感明显且容易形成硬结，一般不主张给老年人进行肌内注射，必须注射时应认真选择注射部位，选择适当注射器，注射时应严格执行无菌技术操作，注意避免损伤神经或其他组织。

3. 静脉给药 静脉输液具有药物直接进入血液循环，作用全身、起效快的优点，急性疾病或危重症患者宜使用此种给药途径。但因其为侵入性治疗，静脉输液也比口服用药更容易引发药物不良反应，特别是变态反应，严重时可引起休克甚至死亡。静脉输液会加重心脏和肾脏的负担，可能引发不必要的并发症，选择该用药途径时，一定要考虑心功能状况，减慢给药速度和减少输液量。另外，老年人血管脆性大，为防止刺激性药物外渗造成组织坏死，应注意观察局部不良情况。

4. 皮下注射 患有糖尿病的老年人需要长期皮下注射胰岛素，为防止局部皮下脂肪萎缩，注射时注意经常更换注射部位。

5. 其他途径 可根据老年人的病情需要，选择舌下含化、雾化吸入、直肠给药等给药途径。

四、指导老年人安全用药

（一）指导老年人自我管理用药

1. 严格遵医嘱用药 坚持按时、按量服药，不能擅自增药、停药、减药，不随意混用某些药物等。指导老年人采取防止漏服、错服、补服的措施，如利用字体较大的标签注明用药剂量和时间，便于老年人记忆；把药物按服药时间配好并放到醒目易取的位置，定时提醒老人服药，必要时使用闹铃或小卡片等方法提醒老人按时服药；不同的药品要分开放置、分类管理，避免重复用药。

2. 尽量不用或少用药物 尽管老年人往往同时患有多种疾病，也应避免同时给予太多的药物，能用非药物方式缓解症状或痛苦时，尽量不用药物。

3. 勿滥用药物 尽量不用滋补药、保健药、抗衰老药。老年人服用保健药的主要目的是增强体质，预防疾病，提高生活质量和自理能力，健康地安度晚年。身体健康的老年人通过合理的饮食、乐观的态度、适宜的运动和良好的生活习惯即可延年益寿，因此一般不需要服用滋补药。体弱多病者，可在医护人员的指导下适当应用保健药，但不可盲目或过度服用，以免引起不良反应。

4. 掌握服药技巧　服用药片多时，可分多次服用，以免发生意外。药物刺激性大或异味较重时，可选用液体剂型，用吸管吸服。服药期间吸烟、饮酒要有节制，注意药物与药物间的相互作用。

（二）密切观察和预防药物不良反应发生

老年人要学会观察和预防常见药物的不良反应。

1. 降压药　很多老年人患有高血压，多数需要服用降压药物来控制血压水平。由于对降压药物耐受性较低，老年人在使用降压药，特别是哌唑嗪、卡托普利等作用较强的降压药物时，容易引起低血压，严重者引起心脑供血不足而发生跌倒、晕厥、心绞痛、脑梗死等。因此使用降压药物前，要先了解患者的基础血压，经常监测血压，做好记录，防止出现血压降得过快或过低而导致严重不良反应。

2. 抗生素类　老年人抵抗能力下降，极易发生感染，使用抗生素的概率加大。胃肠道反应是最主要常见的不良反应；长期应用广谱抗生素易引起菌群失调而引发二重感染；青霉素、链霉素、头孢类抗生素可至过敏反应，严重者发生休克；氨基糖苷类、头孢菌素类、四环素均可引起肾脏损害；氨基糖苷类抗生素易引起耳鸣、眩晕、听力减退、耳聋等耳性反应；氯霉素、灰黄霉素可导致造血功能抑制。因此，为防止发生变态反应和抗生素滥用，老年人用药前应先做药敏和细菌培养试验；避免长期使用广谱抗生素；对肝肾功能减退者，应禁止使用氨基糖苷类、头孢类抗生素，以免加重肝肾损伤。

3. 降糖药　降血糖药物最常见的副作用是低血糖反应。患者可表现为饥饿感、心慌、全身无力、出冷汗、心悸、手脚发抖、头晕、视物模糊、面色苍白等现象，严重时会出现精神症状、意识障碍，甚至昏迷、死亡。一旦发生低血糖反应，应及时口服碳水化合物或含葡萄糖饮料，严重时应立即注射50%葡萄糖溶液。为防发生低血糖，应交代患者外出活动时随身携带糖果，如果用胰岛素注射，还需注意其保存方法，注射时严格执行无菌操作，有计划地更换注射部位以利于组织的恢复，并检查注射部位皮肤有无红、肿、硬结等，防止注射部位感染。注射时间应适当，胰岛素必须在饭前30分钟皮下注射。

4. 催眠镇静药　由于睡眠不良，老年人经常服用催眠镇静药。随年龄增长，发生此类药物不良反应的频率也逐渐增加，如头晕、嗜睡、步态不稳、乏力、意识模糊等。长期服用催眠镇静剂，老年人可对其产生依赖性和成瘾性，因此要经常更换方法和药物品种，应避免与乙醇类饮品同服，并在用药期间密切观察肝、肾功能情况，发现异常及时报告医生进行处理。此外，老年人对巴比妥类药物非常敏感，用药后易出现兴奋、激动等精神异常，老年人应尽量避免使用。

5. 解热镇痛药　代表药物是阿司匹林，长期大量服用会出现胃肠道反应、凝血障碍、过敏反应等。因此，有出血倾向、消化性溃疡、支气管哮喘等患者应避免服用阿司匹林。严重肝肾损害、维生素K缺乏、低凝血酶原血症患者应禁用。用药时应严格遵医嘱服用药物，严密监测凝血象变化，注意观察大便颜色变化，避免剂量过大，引起恶心、呕吐、头痛、眩晕、耳鸣、视力及听力减退等水杨酸反应。

6. 利尿药　老年人多患有肝、肾、心血管疾病，其内环境稳定能力降低，代谢机制减弱，使用利尿剂易出现低钾血症、低血压、糖耐量试验减低等不良反应。因此，对长期服用排钾利尿药的患者，剂量不宜太大，间隔服药时间宜长，应注意补钾，定期监测电解质，防止发生水、电解质紊乱。

7. 强心剂 老年人对洋地黄耐受性降低，肾清除能力下降，在应用此类药物，如地高辛、毛花苷丙等，容易发生药物中毒。常见不良反应有胃肠道反应、神经毒性及心脏毒性。心脏毒性常表现为室上性或室性心律失常及房室传导阻滞。因此，在服用此类药物时，要严格掌握服药指征，注意控制用药剂量，严密观察用药后反应，必要时可做血药浓度监测。

8. 激素类 激素类药如泼尼松、地塞米松等长期服用时，应告知患者按医嘱服用药物，不可自行调整药量，以免出现"反跳"现象。此外，长期应用会引起高血压、水肿、低钾、血糖升高、骨质疏松，还会诱发感染、消化性溃疡出血等。因此，在服用该类药物时，应定期检测血压、血糖水平，指导患者饭后服用药物，注意补充钙剂，防止骨折。

（三）提高老年人用药的依从性

老年用药的依从性是指老年人是否按处方或医嘱要求用药。由于老年人经常身患多种疾病，因此需用多种药物进行长期治疗，而在长期治疗的过程中，老年人用药的依从性会直接影响到治疗效果。为此，提高老年人的用药依从性十分重要。

1. 建立合作性护患关系 护理人员应鼓励老年人参与药物治疗方案的讨论和制定，共同面对病情和健康目标；尊重老年人表达自己的观点和看法，提供一个明确的、非专业术语解释，如止咳糖浆，对文化层次较低的患者，应交代一次服用几汤勺；可根据老年人意见，对治疗方案做出一定调整，逐渐使其主动参与到药物治疗中来。

2. 为患者制定简单易行的用药方案

（1）用药疗程简单、方案简化 减少服药种类、给药次数，缩短疗程，使老年人容易理解和记忆。调整给药时间以适应患者的生活习惯。采用方便服用的胶囊、丸剂或液体制剂，尽量不用粉剂等难吞咽的制剂。

（2）标签要用醒目颜色和字体标注 用药方法要书写清楚，字迹大而清晰，标明药物的名称、剂量、服药次数、时间等；要为患者提供明确的解释和书面说明，如0.01%高锰酸钾用于坐浴，护士要用通俗易懂的语言向患者或家属交代；使用容易打开的药瓶急救药品，如硝酸甘油等，要放在患者易触及的地方；不同的药品要分开、分类管理，避免重复用药。

（3）合理选择 如果推荐治疗不能耐受或负担不起时，可考虑其他的治疗选择或换用价格适合的药物。

3. 促进家庭有效应对 应向家属讲清楚治疗计划和用药方法；指导家属注意观察老年人服药后的反应和病情观察；对于自理能力较好的老人，家属应督促患者按时、按量服用药物，自理能力差的老年人，家属或照顾者应耐心协助，如提前配好每次所用药物，将不同种类的药物做好标记放置到服药盒内；如经济条件良好，家人可购买体温计、血压计等，随时监测老人的生命体征。

4. 实施行为监测 观察老年人的服药行为和日常生活行为习惯，将老年人的服用行为与日常生活习惯联系起来；将药物固定放在老人容易拿取的地方，用大字体标注药名、剂量和用法；使用闹铃或醒目的小卡片提醒其按时服药；鼓励老人做好病情自我观察记录；当老年人服药依从性较好时，及时给予表扬和鼓励。

5. 完善随访工作 通过发放用药宣传材料、电话咨询、家庭访视以及在住院过程中持续不断地用药指导，建立正确用药的科学观念，提高用药依从性。

（四）口服用药指导

1. 服药时间指导 根据生物节律、药物的药理作用和不良反应，合理安排服药时间，以发挥药物的最佳治疗效果，减少不良反应的产生。此外，由于受到胃肠 pH 值、胃排空速度、胃肠反应等因素影响，某些药物服用时还需注意进餐时间的安排。

知识链接

时辰药理学

人体的生理变化具有生物周期性，在生物钟的控制调节下，人体的基础代谢、体温变化、血糖含量、激素分泌等功能都具有节律性。

时辰药理学又称时间药理学，作为时辰生物学与药理学的分支学科而诞生于 20 世纪 50 年代，它是依据生物学上的时间特性，研究药物作用的时间函数规律（包括药理效应、药物代谢动力学和机体敏感度等依时间不同而发生变化的规律）来选择合适的用药时机，以达到最小剂量、最佳疗效、最小毒性，提高患者用药效果。时辰药理学是确定最佳给药时间，引导临床合理用药的重要依据。

---

2. 服药体位 通常取便于吞服又不会导致误吸的体位，如立位、坐位，病情严重者取半坐卧位，在使用可能发生直立性低血压的药物时，应嘱患者平卧或缓慢改变体位；服用催眠药后，应尽快休息，以避免跌倒摔伤。

3. 温开水送服 内服药片或胶囊时，用温开水服用。可用 250ml 温开水送服，水量过少，药物易粘在食管壁上。不宜用茶水、果汁、牛奶、酒类、可乐等送服，如补铁剂忌用茶水、胶体次枸橼酸铋忌用牛奶送服。磺胺类药物经肾脏排泄，溶解度低，容易引起结晶尿，如患者心功能和肾功能良好，服用时需要多喝水或同服等量碳酸氢钠碱化尿液，以促进结晶排泄。

4. 药物保存指导 见光分解和容易氧化的药物，应装在有色密闭瓶中，放于干燥、避光、阴冷处，如维生素 C、氨茶碱等，硝酸甘油性质不稳定、遇热易挥发，不可放于贴身部位。

5. 用药时的饮食指导 日常饮食会影响药物的吸收、代谢和排泄，增强或者降低药效，甚至产生毒副反应，因此用药期间应特别注意饮食的配合。四环素、红霉素、甲硝唑、西咪替丁等药物易与钙质形成络合物或难溶性物质，延缓或减少药物的吸收，用药时忌食牛奶、乳制品、豆类制品等含钙量较高的食物；服用保钾利尿药时，忌食干果、香蕉、葡萄、橘子等含钾高的食物，以免引起高钾血症；服用磺胺类药物时，忌食醋、酸性水果、肉类等酸性食物；铁剂、胃蛋白酶与菠菜等鞣质的食物同服，会产生沉淀减少吸收。

6. 其他 有些药物用法与常规口服不同，需向患者重点交代，如复方氢氧化铝应咬碎后服用，效果才好，肠溶制剂和控释制剂必须吞服，不能咬碎后服用；有些药物服用后会出现特殊反应，应指导老人了解为正常的药物反应，不必疑虑，可正常坚持服药，如利福平服后尿、唾液、汗液等排泄物呈橘红色，服用维生素 B_2 使尿呈黄绿色，铋盐、铁剂可使粪便呈黑色等。

（五）老年人家庭用药指导

1. 家庭药品选购原则　老年人在服用药物时，要在医师和药师的建议下，遵医嘱合理选择疗效高、毒性低的药物。购买药品到有药品经营许可证的正规药店，不要轻信广告宣传和随便使用广告药物，不能滥用偏方、秘方、滋补药和抗衰老药。老年人适当补充些维生素类药品是有益的，但不遵医嘱而盲目服用，非但不能起到保健作用，反而会导致机体功能失调。

2. 注意常见药物不良反应　服药期间如出现头晕、头痛、耳鸣、恶心、呕吐、腹痛、腹泻等药物不良反应，应停用药物，及时咨询医生或去医院就诊。

3. 家庭用药的管理

（1）**注意药品的标签**　最好保留药品原始标签和说明书，药品名称、每片药物剂量、用法、用量、药物作用和禁忌证、药品有效期等应清晰辨认。如标签丢失，可用醒目的字条标识上述内容。外用药物用红色标签或红笔标记，以便区分，防止误用。

（2）**药品的保存**　药物需按药店或药房在包装上注明的贮存条件进行存放，如氨茶碱、普萘洛尔及维生素 C 等药品在光的催化下性质不稳定容易分解，故应置于避光容器内密闭存贮，而胰岛素应在 4~8℃温度内贮存。常用药物应有固定存放点，最好用家庭药箱存贮。老年人药物可分类放置，内服药、外用药、滴眼剂、滴鼻剂等不同用药途径的药物要分开放，或做明显标记，以便在紧急情况下用药。

（3）**定期清理药品**　国家明文规定的淘汰药品、过期药品、霉变药品及标签不全的药品等及时丢掉，更换新药。为防止药品过期失效，可对贮存的药品建立检查记录卡，注明药品名称、失效期、检查时间，用药时检查记录卡就可发现是否有超过有效期的药物。

> **考点提示**
>
> 老年人家庭用药的选购原则，家庭用药的管理方法。

（六）安全用药的健康教育

护理人员必须重视老年人的用药健康教育，加强老年人用药的解释工作；鼓励老年人首选非药物性措施；指导老年人不随意购买及服用药物，告知老年人在使用非处方药时，应在药师的指导下，避免在没有适应证的情况下随意用药。教育家属支持关心老人，加强家属的安全用药知识教育；帮助老人树立正确的健康观，以提高老年人自我管理能力和服药依从性。

本章小结

本章主要介绍了老年人药物代谢和药效学的特点、老年人常见药物不良反应和原因、老年人药物选择和应用原则、用药情况评估、老年人安全用药指导。重点是老年人常见药物的不良反应、用药能力的评估及安全用药的护理措施。护理人员及家庭照顾者必须重视老年人服药情况，把握用药原则，并耐心指导和积极帮助老年人合理用药，避免出现各种药物不良反应，确保老年人用药安全。

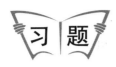

扫码"练一练"

一、选择题

【A1 型题】

1. 关于老年人用药个体差异大的原因叙述不正确的是

　　A. 遗传因素和老化进程有很大差别

　　B. 各组织器官老化改变不同

　　C. 过去所患疾病及其影响不同

　　D. 同龄老人药物剂量相差不显著

　　E. 多种疾病多种药物联合使用的相互作用

2. 老年药动学改变的特点错误是

　　A. 药代动力学过程降低

　　B. 绝大多数药物的被动转运吸收减少、主动转运吸收不变

　　C. 药物代谢能力减弱

　　D. 药物排泄功能降低

　　E. 药物消除半衰期延长，血药浓度增高

3. 影响药物代谢的老年人生理特点不包括

　　A. 认知能力下降　　　　　　　　B. 总细胞数减少

　　C. 细胞内水分减少　　　　　　　D. 组织局部血流量减少

　　E. 血浆总蛋白减少

4. 老年人在用药期间，一旦出现新的症状，最简单、有效的干预措施是

　　A. 增加药物剂量　　　　　　　　B. 减少药物剂量

　　C. 暂停用药　　　　　　　　　　D. 密切观察新症状

　　E. 留取标本做药物敏感试验

5. 下列属于老年人服药描述错误的是

　　A. 缓释剂药片比较大时可以掰开服用

　　B. 胰岛素注射应在饭前半小时

　　C. 对于有精神疾患的老年人应将药物放在老年人够不到的地方

　　D. 药物应分类放置

　　E. 服药前仔细检查药物的有效期

6. 下列不是老年人药物不良反应发生率高的原因的是

　　A. 健康观问题，故意不服药

　　B. 诊断、治疗不正确

　　C. 处方过大

　　D. 老年人记忆力差

　　E. 长期用药管理不当，未严格遵从医嘱

7. 以下药物中对老年人容易出现不良反应的药物是

    A. 安定   B. 四环素   C. 庆大霉素

    D. 华法林   E. 以上都是

8. 下列用药方法正确的是

    A. 补铁剂最好用茶送   B. 胶体次枸橼酸铋可用牛奶来送

    C. 磺胺类药物服用时需大量喝水   D. 氨茶碱缓释片可掰碎服用

    E. 心绞痛发作时口服硝酸甘油 1 片

9. 老年人使用降压药时，描述正确的是

    A. 钙拮抗剂用药时应增大剂量

    B. 钙拮抗剂不易产生直立性低血压

    C. β 受体阻滞剂应缩短给药间隔

    D. β 受体阻滞剂易诱发和加重心衰

    E. ACEI 的主要不良反应是体位性低血压

10. 常见耳毒性不良反应的抗生素是

    A. 青霉素类   B. 喹诺酮类   C. 头孢菌素类

    D. 氨基糖苷类   E. 大环内酯类

11. 老年人用药期间发生不良反应之后的正确处理措施是

    A. 立即停药   B. 加药   C. 更改剂量

    D. 更换服用时间   E. 减量

12. 下列不属于老年人用药原则的是

    A. 受益原则   B. 五种药物原则

    C. 最大剂量原则   D. 择时原则

    E. 暂停用药原则

13. 老年人常见药物不良反应不包括

    A. 精神症状   B. 直位性低血压

    C. 眩晕、头痛、恶心和共济失调   D. 尿潴留

    E. 药物在胃中的吸收减少影响药效

14. 执行 5 种药物原则时要注意的事项除外

    A. 重视药物治疗

    B. 抓主要矛盾，选主要药物治疗

    C. 选用具有兼顾治疗作用的药物

    D. 了解药物的局限性

    E. 减少和控制服用补药

15. 老年人使用解热镇痛药时，描述错误的是

    A. 血药浓度降低

    B. 用药时应酌情减少剂量

    C. 常见不良反应为胃肠道反应

    D. 不良反应严重者可出现胃肠道出血

    E. 水杨酸类可引起眩晕、耳鸣、听力下降等

16. 指导老年人保管药物方法不妥的是

  A. 定期整理药柜

  B. 暂时不用的药及时丢弃

  C. 内服药和外服药分开放置

  D. 怕热药应置于冰箱

  E. 所有药物的标签，说明书都要随药放好

17. 以下对老年人用药，用法安全的是

  A. 给糖尿病患者输注葡萄糖注射液时，应加适量胰岛素及钾盐

  B. 前列腺肥大患者使用普鲁本辛和氯苯那敏

  C. 青光眼患者使用颠茄和苯海拉明

  D. 胆结石患者大量服用钙剂

  E. 长期使用麻黄素滴鼻液

18. 老年人联合用药的数量不宜超过

  A. 1～2 种   B. 3～4 种   C. 4～5 种

  D. 6～7 种   E. 8 种以上

【A2 型题】

19. 有一老年人在家做健身操时心绞痛发作，立即含硝酸甘油 0.6mg，一分钟后眼前发黑，恶心，手心发凉。此时应给患者

  A. 扶持站立不动   B. 活动四肢

  C. 躺下平卧   D. 喝些糖水

  E. 再含硝酸甘油 0.3mg

20. 某患者，患高血压病 3 年，入院后给予降压药等治疗，在用药护理中，指导患者改变体位时动作宜缓慢，其目的为

  A. 避免发生高血压脑病   B. 避免发生高血压危象

  C. 避免发生急进型高血压   D. 避免发生体位性低血压

  E. 避免血压增高

二、思考题

  李奶奶，79 岁。患糖尿病 12 年，近来口服降糖药治疗无效而改用胰岛素替代疗法。早餐前皮下注射普通胰岛素 0.5ml，15 分钟后李奶奶出现饥饿感、心慌、头晕乏力、大汗淋漓、面色苍白。

  1. 李奶奶发生了什么情况？

  2. 在使用胰岛素时，应注意哪些问题？

（曹红丹）

第六章 老年人的日常生活护理

学习目标

1. **掌握** 老年人的营养需求和饮食原则、活动注意事项、尿失禁及便秘的护理。
2. **熟悉** 老年人的日常生活护理的注意事项，睡眠问题、皮肤清洁。
3. **了解** 老年人衣着卫生和如厕的护理；老年人的性需求及性卫生。
4. 学会老年人日常生活的评估、能对老年人进行饮食护理及指导。
5. 具有高度的责任心，在实施老年人日常生活及健康问题的护理时能够关爱、体谅老年人。

老年人的日常生活护理包括环境的清洁与舒适、饮食与排泄、休息、睡眠与活动、性需求和性生活卫生等方面的护理。老年人日常生活护理应强调帮助老年人维持和恢复基本的生活能力，使其适应日常生活，或在健康状态下独立、方便、高质量地生活，促使老年人的身心健康。

第一节 概 述

扫码"学一学"

案例导入

刘奶奶，78岁，退休干部。患有高血压30余年，长期服药控制血压。自理能力尚可，但因各器官功能老化导致进食、行走速度偏慢，部分日常生活活动（如淋浴、穿衣等）需人协助。有2个子女，都已成家并在本市工作，但居住地点均离刘奶奶居住的小区较远。自退休以来，一直睡眠情况不好，失眠，多梦，早醒。近日，由于天气变化，因"咳嗽、咳痰、气喘"入院治疗。入院后用抗生素治疗，给予低盐低脂饮食，因睡眠障碍加用艾司唑仑。

请问：

1. 如何为刘奶奶制订日常生活活动的安全指导计划？
2. 刘奶奶的日常护理方面应该注意什么？
3. 如何为刘奶奶制定饮食计划？

日常生活是指在一定时间的节律中，在各种场所中，连续的、反复开展并习惯的身边的事情。老年人因个体老化导致健康受损，同时罹患各种慢性疾病的比例较高，致使老年人完成日常生活活动的能力下降，在日常生活护理方面，我们要针对老年人不同的健康状况与自理程度，提供部分或完全性的帮助以提高或维持日常生活功能，维护老年人的尊严，提高生活质量。

一、老年人日常生活护理的注意事项

（一）对老年人主动性的关注

老年人由于衰老或疾病原因导致日常生活活动能力下降时，会产生各种心理，如过度依赖、老而无用、不服老、不愿麻烦他人等。有些老年人为了得到他人更多的关注而要求照顾，有些老年人过于顾及子女及他人的感受而不愿接受照顾。目前国内老年人的护理主要存在两种情况，一是过剩照顾，二是照顾不够。作为护理者要主动地关心、理解、尊重老年人，既要注意到其丧失的功能，又要最大限度地发挥其残存功能以延缓老化速度。

（二）对老年人个别性的保护

个别性指每个人所具有的个别的生活行为和社会关系，以及与经历有关的自我意识。个体因受教育程度、生活经历、社会阅历等的不同，人生观、价值观也不尽相同。老年人自我意识很强烈，在护理老年人时需要我们针对不同的人进行个体化的全面评估。我们可以通过观察、交谈等手段掌握老年人的日常生活活动能力与习惯。采用老年人乐意接受帮助的方式和方法，针对性地给予老年人生活方面的帮助，心理方面的支持与疏导，尊重其本性和个性，关怀其人格和尊严，为老年人提供安全的保障、个人的空间、温馨的氛围。

（三）建立良好的生活方式

生活方式是指人们在日常生活中所遵循的各种行为习惯，包括饮食、起居习惯，日常生活安排，娱乐和参加社会活动等。每位老年人都有自己的生活方式，不良的生活方式不利于身心健康，易导致高血压、冠心病、糖尿病、颈椎病等慢性疾病的发生，建立良好的生活方式有助于预防、减少老年人患病和控制疾病的发展，使老年人健康长寿，从而节约医疗资源和减少医疗费用。

有助于老年人身体健康的生活方式有①摄入合理、均衡的膳食，保障充足的睡眠，进行适当的活动与锻炼。②养成良好的卫生习惯，戒除吸烟、饮酒等不良嗜好，重视口腔卫生与皮肤清洁，保持居住环境的整洁。③适当放慢生活节奏，养成规律的生活起居习惯，使老年人舒适，不感疲劳。避免久坐，部分老年人通过看电视、晒太阳、打牌等消磨时间，老年人久坐不利于血液循环，会引发很多种疾病，是颈椎、腰椎疾病的重要病因。随着电子产品的快速发展，一些老年人学习并掌握了使用电脑的技能，他们借助电脑写文章、休闲娱乐等。过度的使用和依赖电脑除了久坐带来的危害以外，还会受到辐射的危害以及导致眼部、心脑血管疾病的发生。④保持平和的心态，让自己的思维随客观环境而变化，多与家人和外界交流，学会调整心态，做到知足常乐。⑤学习科学的健康保健知识，客观对待身体的变化，不要夸大病情，更不能讳疾忌医，要选择正确的途径就医。⑥老年人外出最好随身携带紧急救助的电话号码（如子女、亲友的电话），急需药物及病情卡等。

（四）鼓励老年人充分发挥其自理能力

老年人由于老化或疾病导致无法独立完成日常生活活动时，需要部分或完全帮助。既要满足老年人的生理需要，还要充分调动老年人的主动性，最大限度地发挥其残存功能的作用，尽量让其作为一个独立自主的个体参与家庭和社会生活，满足其精神需要。

（五）保护老年人的安全

1. 防跌倒/坠床　经评估有坠床危险的老年人入睡期间应有专人守护或定时巡视。对睡眠中翻身幅度较大、身材高大或意识障碍的老年人，应在床旁有相应护档，以防坠床摔伤。

2. 防烫伤 老年人对温度感觉迟钝，使用热水袋时应加用布套，水温低于50℃；避免摄入过热的食物，防止食管烫伤等。

3. 防止交叉感染 老年人免疫能力低下，对疾病的抵抗力弱，应注意预防交叉感染。

> **考点提示**
> 老年人日常生活护理的注意事项。

4. 注意用电安全 强调不要在电热器具旁放置易燃物品；及时检修、淘汰陈旧的电器；经常维护供电线路和安装漏电保护装置；在不使用和离开时应关闭电源和熄灭电源；应尽量选择超时断电保护或鸣叫提醒功能的电器，减少因遗忘引发意外。

5. 心理护理 护士应熟悉老年人的生活规律和习惯，及时给予指导和帮助以满足其生活所需，并特别要注意给予足够的尊重，尽量减少其无用感、无助感。

二、环境

老年人随着机体的老化、身体协调能力下降，大部分时间在居室内活动，由于老年人的空闲时间较多，所以需要更为广阔的活动空间。当前，老年人的居住问题已成为每个家庭与社会需要重视的问题，我们应遵循健康、安全、便利、舒适、整洁的原则，尽可能为老年人提供良好的生活环境使他们愉快的享受晚年生活。老年人由于在室内活动的时间多，老年人居室环境设置上应注意以方便、安全和舒适为原则。要注意室内温度、湿度、采光、通风等方面，让老人感受到安全与舒适。

（一）室内环境

1. 光线 老年人视力下降，居室内的采光要做到明亮有度，尽可能使室内有阳光照射。阳光照射可使毛细血管扩张，促进血液循环，加速新陈代谢，调节人体免疫功能，还能有效改善老年人的情绪，同时起到防治骨质疏松的作用。老年人的暗适应力降低，光线较暗的地方容易产生危险，一定要保证适当的夜间照明，便于老年人夜间行走，在不妨碍睡眠的情况下可安装地灯等。居室的开关尽量使用大面板、带灯的开关，卧室的开关应设置在老年人触手可及的地方。

2. 温度和湿度 老年人的体温调节能力降低，居室内合适的温度为22～24℃，湿度为50%～60%。可在室内放置温、湿度计，以便对室内的温度和湿度做出准确地测定。

3. 通风 居室要经常开窗通风，使室内空气流通，特别是活动不便的老年人大小便失禁或在室内排便，更要经常通风以保持室内空气新鲜。冬季为体质较弱的老年人通风时，要为老年人添加衣物或更换房间，避免着凉。夏季使用空调或风扇时温度不宜太低，与室外温差不宜太大，避免风直吹在身体上。使用空调时间不宜过久，否则易导致呼吸、消化、骨关节等系统疾病的发生。冬季取暖应选择卫生且安全的设施，有暖气的房间要保持一定的湿度并经常通风换气。

4. 色彩 老年人的居室色彩宜温馨、淡雅，以明快的暖色调为主可使老年人心情愉快，色彩搭配不宜过多、过乱，应考虑到整体的美感。老年人室内设施应简单、明净、宽畅，便于活动，装饰物品宜少而精。如使用轮椅，应留出足够的空间便于轮椅活动和护理人员操作。

5. 门窗 老年人喜爱安静，为防止噪声的干扰，门窗隔音效果要好。老年人居室的门要易开关，一只手操作下易于开启。最好不设门槛，门内外地面高低以斜面过渡，便于轮椅通行。换鞋处放置座椅以方便老年人。窗户应注意保温性、隔声性和密闭性。可设计成中悬窗便于老年人操作，在安全的同时为了增加视野可选择较矮的窗台，需要时加防护栏。窗户开启时应有防蚊蝇纱窗。

6. 地面 老年人行动迟缓，出入通行的厅室、走廊、楼梯等地面应平整、防滑、无障碍，且界限清晰。

（二）卫生间与厨房

1. 卫生间 老年人使用的卫生间应设在卧室内或尽量靠近卧室，从卧室到卫生间的地面无台阶或其他障碍物。卫生间内应设有扶手，地面注意防滑，使用轮椅时能满足轮椅进出的需求。卫生间的门在紧急情况下可从外面开启，避免出现突发事件时人或轮椅将门堵住，造成开启困难。洁具最好选择白色，便于发现老年人的排泄物存在的问题，尽早发现病变。对于使用轮椅的老年人，洗脸池上方的镜子应适当向下倾斜以便于洗漱。老年人握力降低，应使用易于开启的水龙头开关。坐便器的高度安装时可以较普通的高些，以减轻老年人下蹲时腿部的负担，条件允许时可安装具有自动清洗、冲水等功能的智能坐便器。使用浴盆最好为半下沉式，方便老年人进出，要装有扶手，浴盆内装橡胶垫以防滑，更要防止老年人溺水。沐浴时浴室温度应保持在 24～26℃，同时注意浴室的通风，避免蒸汽过多导致缺氧。

2. 厨房 地面易出现水和油，要注意防滑，水池与操作台的高度应适合老年人的身高，并尽量减少老年人弯腰动作。灶具的控制开关体积要大且标识清楚，以方便老年人观察与调节火候。为保障安全，可安装自动断气、断电装置以及燃气泄漏预警、烟雾预警装置，如经济条件允许，使用电磁炉是比较安全的。

（三）老年人家具的选择

老年人居室内应选择沉稳、不易移动、无棱角的家具，转角处应弧形设计，尽量避免采用玻璃或金属材质，以免给老年人带来伤害。

1. 床 老年人的床应软硬适宜，以便保持身体均匀的被支撑。对卧床老年人进行各项护理活动时，较高的床较为合适。床的高度应便于老年人上下床及活动，其高度应使老年人膝关节成直角坐在床沿时两脚足底全部着地。床高以 50～60cm 为宜，要方便老年人上下与整理床上物品，必要时配床档。床单保持干燥、平整无皱折，以全棉的天然材料为宜。床上方应设有床头灯和呼叫器，床的两边应有活动的床档保护。床旁物品要注意摆放整齐，定点放置，供老年人方便取用。经济允许时，长期卧床的老年人可使用能调节高低、姿势的全自动护理床，既能有效防止压疮，还可以为护理者提供方便。

2. 桌椅 老年人使用的桌子应高低适宜。桌子过高，容易导致老年人的脊柱侧弯、肌肉疲劳、视力下降等，长时间使用会引起颈椎病变；桌子过低，会使老年人感到肩部疲劳、书写不适、起坐吃力等。使用轮椅时，桌子下面要有足够的高度与空间。老年人使用的座椅适宜的高度为 35～42cm，一定要稳，防止摔伤，最好有靠垫能托住老年人的脊柱以保持全身肌肉用力平衡，减轻劳累。如使用沙发则不宜过于柔软，不能过低，避免坐下去和站立时感到困难。

3. 周边环境 老年人居住的周边最好有公园或绿地，使老年人呼吸清新空气的同时感受到大自然的生机与活力；有文化中心、活动广场等为老年人提供交往的场所；有商场、超市以方便老年人购物；有医疗机构，以方便老年人就医。

（四）厨房与卫生间

厨房与卫生间是老年人使用频率较高而又容易发生意外的地方，因此其设计一定要注意安全。厨房地面应注意防滑，水池与操作台的高度适合老年人的身高，煤气开关应尽可能便于操作，并设有报警装置。卫生间应设在卧室附近，浴室周围应设有扶手，便器旁有呼叫器，地面铺以防滑砖。对于不能站立的老年人可用淋浴椅，浴室设有排风扇以便将蒸汽排除，以免湿度过高而影响老年人的呼吸。

（五）老年人辅助用具的选择

1. 老花镜　老年人使用的老花镜通常分两类：单焦镜和双焦镜。单焦镜适用于以前是正常视力的老年人，做精细动作或阅读时佩戴，一般劳动或运动时不必佩戴。双焦镜适用于原有近视、远视或散光的老年人。老年人应根据自身情况科学配置、佩戴老花镜，避免盲目使用或配置一副眼镜后长期使用。

2. 助听器　老年人耳聋一般是慢慢形成的，开始使用助听器时，需要几个星期的适应期。起初声音不要开得太大，以能够听到他人说话为宜，太大的音量会使残存的听力逐渐下降。应做好助听器的日常清洁、保养，避免摔落或碰撞，避免受潮、浸水及过热。注意经常检查及更换电池，出现故障时不可自行拆开助听器，要请专业人员进行维修。

3. 助行器具　辅助人体支撑体重、保持平衡和行走的工具统称为助行器具。行走不便的老年人可以使用拐杖、助步器或轮椅。

（1）**助步器**　老年人可使用助步器完成日常生活活动，应根据使用者的个人情况合理选用，以减少体能消耗，预防并发症。助步器分为两大类：一类是无脚轮助步器（图6-1），主要用于帮助不能行走的老年人站立，并训练老年人的行走能力；另一类是有脚轮的助步器，适用于有一定生活自理功能的老年人，既能帮助老年人站立，又能训练老年人的行走能力。

（2）**拐杖**　用于辅助长距离行走的器具，其作用是支撑体重、保持平衡、锻炼肌肉、辅助行走。主要有手杖（图6-2）（分为单足杖和多足杖）、前臂杖、腋杖及平台杖（也称类风湿拐杖）等。使用拐杖重要的是长度合适，安全稳定，同时把手要易于抓握，感觉舒适。拐杖的长度包括腋垫和杖底防滑胶垫的高度。确定腋杖长度的方法为使用者的身高减去41cm即可，站立时大转子的高度即为把手的位置。手杖的长度及把手的位置与髋部同高，即站立时大转子的高度。

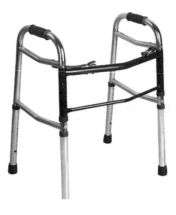　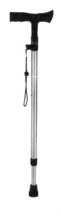

图6-1　助步器　　　　　　　　图6-2　手杖

（3）轮椅 轮椅是老年人借助于行走的重要工具，借助轮椅可以进行自由活动。轮椅有许多种类，按照驱动方式分为手动和电动两种类型，按构造分为折叠式轮椅和固定式轮椅等。小巧、轻便的轮椅可以降低对空间条件的要求，但要保障安全，可折叠的轮椅便于存放，电动轮椅可以节省人力资源，减少照顾者的负担，老年人可根据不同的需求选择。

第二节 沟 通

扫码"学一学"

沟通指可理解的信息或思想在两个或两个以上群体间传递或交流的过程，是人际交往中最主要的形式。沟通过程由信息源、信息、通道、信息接受者、反馈、障碍与背景七个要素构成。老年人因反应迟缓，听力、记忆力下降。老年人的沟通形式与年轻人群有所不同，全面、准确了解老年人心理状态及需要，并运用恰当的沟通技巧与老年人交流，才能建立互相尊重、互相理解、互相信任的基础，从而达到有效沟通的目的。

一、非语言沟通的技巧

（一）非语言沟通概念

非语言沟通是指通过身体动作、体态、表情、空间距离等方式交流信息、进行沟通的过程，约占沟通形式的65%。非语言沟通的方式包括标记语言、动作语言、物体语言。聋哑人的手语，表示胜利的手势等属于标记语言；老年人在未开门的商场门前不停地走来走去表示非常焦急，属于动作语言；从老年人的发型、穿衣质地反映出老年人的品位，属于物体语言。非语言沟通对于因逐渐认知障碍而越来越无法表达和理解谈话内容的老年人来说极其重要。

（二）非语言性沟通的技巧

1. 面部表情 面部表情是沟通双方判断对方态度、情绪的主要线索。在沟通过程中，表情亲切自然，特别是微笑，可使老年人产生愉快和安全感，进而缩短两者的距离。

2. 目光接触 沟通时的目光接触，可以产生许多积极的效应。如镇静的目光，可以使恐慌的老年人有安全感；热情的目光，可以使孤独的老年人感受到温暖；鼓励的目光，可以使沮丧的老年人重建自信；专注的目光，可以给自卑的老年人带去尊重等。沟通时还可以从与老年人短促的目光接触中，判断其心理状态。

3. 身体姿势 身体姿势包括手势、静止姿态和运动体态等。交谈时身体姿势要得体，给老年人以饱满的热情、充满活力的健康形象。运用手势要注意对方的习惯风俗，避免失礼的举止。

4. 沟通距离 沟通距离应根据交往对象的特点因人而异。与老年人交谈时距离应恰当，可适当近些，使老年人保持舒适的体位，避免让老年人抬着头或远距离说话。

5. 触摸 触摸是人类情感表露的方式之一，当老年人伤心、生病、害怕或特别需要温暖的时候，必要的、适宜的触摸行为在沟通中能起到积极、有效的作用。最适宜触摸的部位是手，需注意的是一般不要触摸老年人的头部。

6. 沉默 当老年人谈及伤心事时，保持一段时间沉默，亦能达到"此时无声胜有声"的沟通效果。

7. 应变能力 沟通中万一老年人讲的事情导致情绪激动或变化时，应安抚老年人情绪，并尽快引开话题。

二、语言沟通的技巧

（一）语言沟通的概念

语言沟通是指沟通者以语言或文字的形式将信息传递给接受者的沟通行为主要包括口头沟通、书面沟通和电子沟通。在人际沟通的过程中，语言沟通约占 35%。

1. 口头沟通　指借助语言进行信息的传递与交流，口头沟通对外向的老年人而言是抒发情感和维护社交互动的良好途径。老年人随着年龄渐增，较少参与社会活动，不论老年人原先的人格特征如何，都可能变得比较退缩与内向而影响其语言表达能力，甚至可能会有寂寞和沮丧的产生。最好的解决方法是提供足够的社交与自我表达的机会，予以正向鼓励，但不管老年人是选择接受或拒绝参与都应予以尊重。

2. 书面沟通　指借助文字进行信息的传递与交流，书面沟通更适合内向的老年人。

对于无识字障碍的老年人，结合书写方式沟通能克服老年人记忆减退，而发挥提醒的功能，也可增加老年人的安全感和对健康教育的依从性。使用书写方式要注意以下几点：①使用与背景色对比度较高的大字体。②对关键的词句应加以强调和重点说明。③用词浅显易懂，尽可能使用非专业术语。④运用简明的图表或图片来解释必要的过程。⑤合理运用小标签，如在小卡片上列出每日该做的事情，并且贴于常见的地方以防遗忘。

3. 电子沟通　又称 E－沟通，是以计算机技术与电子通信技术组合而产生的信息交流技术为基础的沟通。它是随着电子信息技术的兴起而新发展起来的一种沟通形式，包括传真、闭路电视、计算机网络、电子邮件等。一些老年人掌握了使用计算机的基础技能时可以应用这种新兴的沟通形式。与传统的沟通模式相比，电子沟通具有下述优点：①信息量大、成本低和效率高等；②书面信息能以面对面或电话式的口头信息一样的快捷速度传递；③实现了远距离、跨地域的即时沟通；④可以在家里方便地与外界交流，实现了随时随地进行跨地域空间的"口头"沟通的可能。电子沟通的缺点是网络交流中不清楚对方的真实身份。

（二）语言性沟通的技巧

1. 明确交谈目的　在沟通前要明确交谈的目的，选择老年人喜爱的话题，根据内容选择适当的交流时间、地点，同时充分了解老年人基本的背景资料，这样有助于控制交谈的过程，避免漫无边际的闲谈。

2. 恰当的称谓　根据老年人的家庭或社会角色、以往的工作经历等，使用恰当、礼貌的称谓称呼老年人。

3. 态度真诚　与老年人进行沟通的首要条件是真诚，无论老年人目前的经济状况、社会地位如何，都要尊重他们并真诚地与他们进行交谈。

4. 营造融洽的氛围　态度要和蔼、有耐心，让老年人感受到亲切感。避免与老年人争论，应多加称赞，请他传授知识，谈他的成功经验，这样很容易建立起一个融洽的谈话氛围。

5. 注意说话的语调和语速　老年人由于听力、表达能力、反应能力降低，在沟通时要做到语言简短、明了，音量适当抬高，音调放低，语速放慢，吐字清晰，并观察老年人的表情与反应。

6. 使用通俗易懂的语言 根据老年人的理解能力、文化背景，应选择通俗的、易理解的词语进行交谈，避免使用专业的医学术语。

7. 善于使用美好语言

（1）安慰性语言 对身处病痛中的老年人使用安慰性的语言，其温暖是沁人肺腑的。不仅使老年人听了心情愉快，感到亲切温暖，而且还有治疗疾病的作用。

（2）鼓励性语言 在沟通中多给予老年人鼓励，可以使老年人对生活满怀勇气和信心，对老年人的心理支持。

（3）劝说性语言 当遇到老年人应该做而不情愿做某种事情时，应以温和的态度劝说，切记是劝说而不是强迫。通常情况下，老年人在"动之以情，晓之以理"的语言劝说下，会欣然接受。

（4）暗示性语言 积极的暗示性语言可以使老年人有意无意地在心理活动中受到良好的刺激，比如告诉老年人"您今天气色真好，看起来又年轻了几岁"。

（5）指令性语言 有时对某些老年人必须严格遵照执行的动作和规定，指令性的语言也是必需的，而且在表达这种语言时要表现出相当的权威性。例如对患有呼吸系统疾病的老年人，告诉他们"一定要戒烟"等。

（6）恰当的反应 与老年人交流时注意力要集中并做出恰当的回应。可以轻声地说"嗯""是"或点头等，表示你已接受所叙述的内容，必要时对关键内容可复述（但不加评论），或意述（将老年人的话用自己的语言复述，但保持原意）、澄清（将老年人模糊的、不完整或不明确的内容搞清楚）。

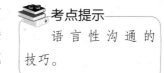
考点提示
> 语言性沟通的技巧。

第三节　皮肤清洁与衣着卫生

扫码"学一学"

一、皮肤清洁

老年人皮肤的皮下脂肪减少、萎缩，使皮肤松弛，皱纹增加；皮肤色素沉着，出现老年斑，老年人汗腺的减少，使老年人的皮肤干燥易脱屑，皮肤排泄与调节体温功能降低；对外界各种刺激的耐受性及损伤后的愈合能力均下降。因此，应注意对老年人皮肤的保护，避免各种不良刺激对皮肤的损伤。

老年人在日常生活中要注意保持皮肤清洁，特别是皱褶部位如腋下、肛门、外阴、女性乳房下等处的皮肤。年老体弱者需要有人协助，对于卧床的老年人，家属要帮助其擦浴。合适的水温可促进皮肤的血液循环，改善新陈代谢、延缓老化过程，但同时要注意避免烫伤和着凉，建议沐浴时的室温调节在 24～26℃，水温 40℃左右，时间以 10～15 分钟为宜。沐浴用的毛巾应柔软，洗时轻擦，以防损伤角质层。

（一）面部清洁

建议老年人使用温水进行面部清洁，水温 18～30℃为宜。清洁前洗净双手。选用洗面乳或中性肥皂，清洁后涂抹适量护肤品。清洁时按摩面部皮肤可以促进血液循环，加快皮肤新陈代谢，使皮肤的光润度增加。面部皮肤的保养应注意保持充足的睡眠，忌熬夜，注意防晒。多吃富含蛋白质和维生素 A 的食物等。

（二）足部清洁

为保持足部清洁，老年人要养成每天睡前热水泡脚的生活习惯。冬季为避免足部皲裂，可预防性地在晚间热水泡足后用磨石板去除过厚的角化层，再涂护足霜。已有手足皲裂的老年人可在晚间沐浴后或热水泡手、足之后，涂上护手护足霜，再戴上棉质手套、袜子，穿戴一晚或一两个小时，可有效改善皲裂状况。

（三）趾（指）甲护理

老年人要定期修剪趾（指）甲，为便于修剪，应放在沐浴或热水浸泡后。修剪时注意保证充足的光线，避免损伤甲床及周围皮肤，修剪后用锉刀磨平。进行家务劳动时戴家用橡胶手套以保护双手和指甲。老年人如有趾（指）甲增厚或灰趾（指）甲，应选择合适的工具或请专业人员修剪。

（四）头发护理

步入老年之后，由于皮肤的生理性退化、萎缩，头发会出现干枯、脱落。做好头发的清洁和保养，可减少脱落、焕发活力。头发每天都会沾上许多灰尘和细菌，再加上头发皮脂腺分泌物的不断积累，很容易影响头发的健康，所以老年人应经常清洗头发，保持头发的清洁，并根据老年人的健康状况、体力和年龄选择洗发的方法。身体状况良好的老年人可自行洗发，体质虚弱、高龄老年人可协助洗发，卧床老年人应进行床上洗发。洗发的频率取决于个人的日常卫生习惯和头发的卫生状况，干性头发每周清洗 1 次，油性头发每周清洗 2 次。对于出汗较多或头发上沾有各种污渍的老年人，可增加洗发的次数，有头虱的老年人先进行灭虱处理再洗发。洗发时，水温要适中，洗发的时间也不宜太长，并且应选用刺激性小的洗发液，不要使用碱性大的香皂或肥皂。洗头时应顺着头发生长的方向轻轻梳洗，不可用尖锐的指甲抓头发、头皮。老年人应尽量减少使用吹风机频率，使用时不要把温度调得太高，以减少对头发的损害。

（五）口腔护理

老年人口腔组织对疾病的易感性增加，修复能力减弱，会导致相应疾病发生。老年人唾液分泌减少，对牙齿冲刷和自洁能力下降，保持口腔卫生从而减少口腔疾病的发生显得尤为重要。建议饭后漱口，每天早、中、晚刷牙 3 次，时间安排在饭后 3 分钟之内，每次刷 3 分钟。有义齿者，用软毛刷涂牙膏刷义齿的各个部位，避免磨损义齿，睡眠时要脱去义齿，用清水浸泡。应经常更换牙刷以保持清洁，建议每月更换一次，牙刷使用时间过久，可有多种细菌繁殖，影响口腔卫生状况，威胁身体健康。指导老年人使用牙线，不宜用牙签，因牙签易损伤牙龈。生活不能自理或部分自理的老年人应协助进行口腔护理。

二、衣着卫生

老年人的衣着是否恰当对健康有着直接的影响，应根据老年人的抵抗力、适应力以及老年人的体质条件，根据天气变化及时增减衣服。

（一）衣着的选择

老年人衣着应以舒适、实用、整洁、美观为特点。

1. 老年人的内衣　应以柔软、吸水性好、不刺激皮肤的棉织品为主，不宜选择对皮肤有刺激的毛织品、化纤制品等；外衣根据环境、条件进行选择，如麻织品、丝织品轻薄柔软，宜做夏衣，毛织品散热低，宜做冬衣。另外，还要考虑各种织物的通气性、透气性、吸水性、保温性等，使冬装可保暖，夏衣能消暑。老年人血液循环较差，下肢特别是足易感寒冷，鞋子一定要合脚，并避免受寒和潮湿。冬季最好穿保暖、透气、防滑的棉鞋，穿防寒性能较好的棉袜和羊毛袜，其他季节，老年人宜穿柔软、轻便、吸汗、合适的布鞋。为方便穿脱，可选择不系带的鞋子。老年女性不要穿塑料底鞋或高跟鞋，以免发生意外。老年人戴帽子可起到保暖、防暑以及装饰的作用，可根据个人不同的爱好、用途、出席场合等进行选择，如夏季可用宽边帽遮阳，冬季宜戴毛织帽以保暖。

2. 老年人服装款式的选择 应符合宽松舒适、柔软轻便、易穿脱、利于活动和变换体位的要求。服装款式的选择还应考虑安全以及时尚，适合老年人的个性特征及社会活动需求。上衣的拉链上应留有指环，便于老年人拉动。衣服纽扣不宜过小，方便系扣。可选择前开门式上装，裤子最好采用松紧带，便于老年人穿脱。衣着应避免领紧、身紧、袖紧，因为过于窄小的衣着可影响血液循环。同时避免过大过长的服饰以防止绊倒老年人，烹饪时的衣服应避免袖口过宽，以防着火。老年人衣服颜色的选择以尊重个人喜好、习惯和增强自信心为原则，注意选择柔和、不褪色、容易观察是否干净的色调。为了增强老年人的自信心，建议选择色彩较鲜艳的衣着，鲜艳的色彩可使老年人显得年轻、有活力。老年人的内衣裤、袜子等应勤洗勤换，放户外日光下晾晒，让紫外线充分照射，达到消毒的目的。

（二）穿脱衣的指导

对于自理能力缺陷的老年人，要尽量鼓励其参与服装的穿脱过程，以最大限度地保持和发挥其残存功能。对肢体瘫痪老年人穿脱衣顺序按照"先脱健侧后脱患侧，先穿患侧后穿健侧""先脱近侧后脱远侧，先穿远侧后穿近侧"的原则进行。冬季老年人穿脱衣服要注意保暖，防止受凉。

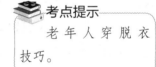

考点提示

老年人穿脱衣技巧。

1. 圆领衫穿脱法

（1）穿 先用健侧的手抓住圆领衫，将袖子套进患侧的手，后用健侧的手将圆领衫向上拉，套头，再将健侧的手从袖口伸出，最后拉下圆领衫并整理好。

（2）脱 老年人低头，用健侧手抓住衣领后面向上拉，使头脱出来，然后脱出健侧的手，再用健侧的手抓住患侧衣袖，脱出患侧的手。

2. 前开衫穿脱法

（1）穿 先将衣服的袖子套在患侧的手上，再用健侧的手将衣服披在后背上，然后将健侧的手从袖口伸出，最后系好扣子。若上衣较宽松，也可将开衫解开上面2~3个扣子后，采取穿圆领衫的方法。

（2）脱 让老年人先解开衣扣，身体向患侧倾斜，将上衣沿健侧的肩拉下，脱出健侧的手，使上衣落到背后，再脱出患侧的手。也可以解开上衣上面的2~3个扣子，采用脱圆领衫的方法。

3. 裤子穿脱法

（1）穿 先将裤子套到患侧的足上，再将健侧套好慢慢向上拉，然后手扶凳子，自己或由他人帮助提上裤子，系好腰带。

（2）脱 先解开腰带，露出臀部，接下来身体前倾，用健侧的手扶着凳子或扶手，使裤子滑落到踝部，然后坐到凳子上，先将健侧的足从裤子中脱出，再将患侧足脱出。

第四节 饮食与排泄

案例导入

　　73 岁的李奶奶，患慢性阻塞性肺疾病。近日因为气候变化，咳嗽症状加重，社区体检：身高 1.58m，体重 42kg。体检后，护士了解到李奶奶最近食欲下降，饭菜不合胃口，整日愁眉不展，觉得活着很痛苦。

　　请问：

　　1. 影响李奶奶营养摄入的因素有哪些？

　　2. 护士怎样做好患者的饮食护理？

一、营养与饮食

　　营养是机体摄取食物，经过消化、吸收、代谢和排泄，利用食物或营养物质的过程，也是人类从外界获取食物，满足自身生理需要的过程。食物是人获得营养的最主要来源，合理的饮食和营养可以提高机体的抵抗力和免疫力，预防疾病，提高生存质量。

　　（一）老年人的生理代谢特点

　　1. 基础代谢能量消耗减少　与中年人相比降低 20%～30%。主要由于老年人甲状腺素分泌及去脂组织减少，血管对去甲状腺素的反应性减弱等原因导致。

　　2. 体力活动量消耗减少　与年轻时相比，体力活动的强度和频率有较大幅度降低。

　　（二）老年人的营养需求

　　人体必须从食物中获得各种营养素，以维持生命与健康。坚持合理均衡的营养可延缓衰老、保持旺盛的精力，是健康长寿的物质基础，同时是预防和治疗老年疾病的重要环节。营养素是能够在生物体内被利用，具有供给能量、构成机体及调节和维持生理功能作用的物质。人体所需要的营养素有六大类：蛋白质、脂肪、糖类、矿物质、维生素和水。老年人需要清淡易消化、能促进食欲且营养均衡的食物，营养过剩、营养不足或饮食不当，都会导致营养性疾病发生。

　　1. 热能　机体对热能的需要量随着年龄的增长逐渐减少，因此热能的提供在老年期应相应减少。一般主张 60 岁以后，较成年人减少 20% 左右，70 岁以后减少 30%，以防过剩的热能转变成脂肪引起超重或肥胖。

　　2. 营养素

　　（1）蛋白质　老年人的体内代谢以分解代谢为主，需要丰富的蛋白质来补充组织蛋白的消耗。每日蛋白质的摄入量不宜过多，以占总热量的 15% 为宜，其中优质蛋白应占摄入蛋白质总量的 50% 左右，如豆类（每日 1.0～1.2g/kg 为宜）、鱼类等。

　　（2）脂肪　老年人体内脂肪组织随年龄增长不断增加，摄入过多的脂肪不利于心血管系统和消化系统的健康。脂肪摄入过少，会影响脂溶性维生素的吸收。因此，应摄入一定量的脂肪，保持平衡膳食。膳食脂肪供应总量应占总热量的 20%～30%，并减少饱和脂肪酸和胆固醇的摄入。因此，应尽量选用含不饱和脂肪酸多的植物油，如芝麻油、花生油、玉米油和豆油等；尽量少吃或不吃动物脂肪，如猪油、肥肉等，一般主张每日 1.0g/kg 为宜，所提供热量占总热量的 20%～30%。

（3）碳水化合物　老年人热量的主要来源以碳水化合物为主，其碳水化合物所供给的热能应占总热能的 55%～65%。随着年龄的增长，老年人的体力活动和代谢能力逐渐降低，对于热能的消耗相应减少。食物中的碳水化合物主要来自五谷类，例如谷类、豆类、面包、点心等。

（4）维生素　维生素在体内有维持人体健康、调节生理功能及延缓细胞衰老的作用。但大部分维生素在体内不能合成或合成不足，必须从食物中摄取。饮食中的维生素 A、维生素 B_1、维生素 B_2、维生素 C 等，可以增加机体抵抗力。B 族维生素能增加老年人的食欲。老年人应多食蔬菜和水果等食物，以补充维生素的摄入。主张老年人每天食用五种蔬菜、薯类（500g）、水果（100g）等。

（5）无机盐　老年人内分泌功能减退，容易发生钙代谢的负平衡，应加强食物中钙与铁的供应，特别是绝经后的妇女。因此，在饮食中应增加富含易吸收钙质的食物，含钙高的食物，有奶类及奶制品、豆类及豆制品、坚果类（如核桃、花生等），同时还应增加户外活动，以利于钙的吸收。此外，也应注意增加铁及其他微量元素含量高的食物，如瘦肉、黑木耳、菠菜、紫菜、猪血等。饮食不宜过咸，钠的含量过高会影响钾的吸收，而钾的缺乏会造成肌力下降，产生倦怠感。

（6）水　老年人结肠和直肠肌肉萎缩，肠道分泌功能减弱，如果体内水分不足，易发生便秘，严重时发生脱水和电解质紊乱等。水约占老年人体重的 45%，一般情况下，老年人每日饮水量应在 1500ml（不含饮食中的水）左右。饮食中应增加汤羹类品种，既易消化吸收，又能补充水分。但过多饮水则会增加心、肾脏器负担，有心脏疾病和肾脏疾病的老年患者应特别注意。

（7）膳食纤维　膳食纤维具有通便、防癌、促进胆固醇代谢、预防心血管疾病、延缓糖类的吸收、增加食物的体积、促进肠蠕动、降低餐后血糖等作用。在谷、薯、豆、蔬菜、水果等食物中，膳食纤维含量丰富。建议老年人的主食可选择粗粮，每日应摄入 30g 纤维素。

（三）影响老年人营养摄入的因素

1. 生理因素　老年人嗅觉及味觉功能减低，很难闻到饭菜的香味，味觉特别对咸味和苦味感觉能力显著减弱，甚至丧失能力，所以老年人喜好吃味道浓重的菜肴；老年人牙齿缺失、咀嚼肌功能退化和吞咽反射能力下降，影响其咀嚼和吞咽功能，从而影响食物的摄入量及营养吸收，还可导致食物误入气管引起肺炎，甚至窒息死亡；老年人胃肠功能减弱，消化吸收能力下降，蛋白质与脂肪摄入过多易导致腹泻，所摄取的食物不能被机体吸收利用，也易发生便秘、腹胀、食欲减退等，影响对食物的营养摄取。

2. 病理因素　多病共存是老年人的一大特点，如心脑血管疾病、糖尿病、呼吸系统疾病等，需要长期服用药物加以控制，因此，药物对老年人营养素摄取的影响不可忽略。治疗慢性病的药物所引起的常见不良反应：恶心、呕吐、口干、肠胃不适、食欲降低、便秘或腹泻、味觉改变等，从而直接或间接地影响老年人对食物的摄取以及对营养素的吸收。便秘虽然不是致命的疾病，但能给老年人带来巨大痛苦。肠蠕动减缓、知觉感受降低及腹肌力量降低等因素，增加了老年人便秘的可能性；又因牙齿咀嚼功能不佳，膳食纤维及水分摄入不足，更使便秘问题雪上加霜。而便秘常导致老年人食欲下降，进食量减少，从而影响营养素的摄入。

3. 心理－社会因素 除了生理、病理因素外，心理、社会文化因素对饮食与营养的影响也是不可忽视的。饮食在生活中呈现的意义不只是营养的供给，更是一种感官的体验与享受，常常涵盖了个人心理状况及其个人所属的社会文化意义。对与家人同住的老年人而言，进餐时间代表了与家人的团聚与交流；对于居住在机构中的老年人而言，吃饭更是一项重要的社交活动；对于生病住院的老年人，医院的伙食可能会引起不习惯或不适应，同时情绪上的焦虑、忧郁也会导致进食量下降，引起营养失调。

（四）老年人的饮食原则

1. 保持平衡膳食 营养失衡易导致消化系统、心血管系统和运动系统的相关疾病。因此，老年人应保持营养的平衡，适当限制热量的摄入。保证充足的优质蛋白摄入，注意低脂肪、低糖、低盐、高维生素饮食，适量地选择富含钙、铁的食物。

2. 合理选择食物 老年人的饮食应易于消化和吸收。由于老年人消化功能的减退，咀嚼能力的减弱，因此食物的加工应该遵循：软、细、松的原则。

3. 食物温度适宜 食物宜偏热，两餐之间或入睡前可加热饮料。如热牛奶，以缓解疲劳。

4. 养成良好的饮食习惯 根据老年人的生理特点，少量多餐的习惯较为合适。注意食量分配合理，避免暴饮暴食。坚持"早上吃好，中午吃饱，晚上吃少"的原则，避免过饥过饱。

5. 注意饮食卫生 饮食应注意清洁卫生，以防止疾病的发生。尽量多吃健康、安全的食物，减少垃圾食品的摄入。

（五）老年人的饮食护理

1. 烹饪时的注意事项

（1）咀嚼、消化吸收功能低下者的护理 菜类、肉类均要切细，甚至研成末。烹制方法可采用煮或炖，便于消化。但由于易咀嚼的食物对肠道的刺激作用减少而易引起便秘，因此应多选用富含纤维素的蔬菜类。

（2）吞咽功能低下者的护理 某些食物很容易产生误咽，如酸奶、汤面等，对于吞咽功能有障碍的老年人更应该引起注意。应选择黏稠度较高的食物，并根据老年人的身体状况调节饮食的种类。

（3）味觉、嗅觉等感觉功能低下者的护理 味觉、嗅觉等感觉功能低下的老年人喜欢吃味道厚重的饮食，这是因为食物的色、香、味能够明显刺激食欲，特别是盐和糖，而这些调味品食用过多对健康不利，使用时应根据老年人身体状况调整用量，或者找其他调味品替代，如醋、蒜、姜等调料。

2. 进餐时的护理

（1）一般护理 进餐时，室内空气要流通、新鲜，避免异味。对尚可自理的老人，尽量让其到餐厅与其他老人一起进餐；对不能够自理的老人，应该尽可能提供条件，帮助其到餐厅集体进餐，这样有助于对老人身体功能的刺激；若无条件必须在房间内进食时，也应该鼓励老人自行完成进食，实在有困难时，照顾者可以提供帮助。进餐的前后均应给予液体（水或汤），由于老年人唾液分泌减少，口腔黏膜的润滑作用减弱，因此进餐前就应让其先喝一些液体，最后再喝水，以减少口腔内的食物残留，每勺的食物量应是普通勺容量的 1/3 ~ 1/2。注意食物种类的多样化、色香味，创造轻松、愉快的进餐环境与氛围，不仅要尊重其饮食习惯，更要给予社会习俗的科学指导。

（2）上肢功能障碍者的护理 当老年人存在麻痹、变形、肌力低下、震颤等上肢功能障碍时，自己摄入食物较为困难，而又要鼓励老人自行进食，这时可以选择各种特殊的餐具。如专为老年人设计的筷子、碗碟、勺子、叉子等，便于持握，又能有效地防止碰翻、洒落等。亦可以将布条或纱布缠绕在普通勺柄上使其变粗，不易从手中脱落。

（3）视力障碍者的护理 对于存在视力障碍的老年人，照顾者首先要向老年人说明餐桌（餐盘）上的食物种类及位置，并帮助用手触摸以便确认。尽量使食物的位置固定，即菜、主食、汤羹等的位置尽量不变。要对热汤、热水等容易引起烫伤的食物多加提醒，帮助其剔除鱼刺。协助进餐时，要密切观察老年人的反应，适当的提醒与询问，不仅能有效避免意外的发生，同时也能给予心理关怀，增进其食欲。

（4）吞咽能力低下者的护理 会厌反应能力低下、会厌关闭不全、声门闭锁不全等均可造成吞咽能力低下，极易将食物误咽入气管。尤其是卧床老人，舌头控制食物的能力减弱。因此，这样的老年人进餐时体位的摆放至关重要。一般坐位或半坐位是比较安全的用餐体位，偏瘫的老人可采取侧卧位，最好是卧于健侧。进食过程中，照顾者应在旁观察，以防意外发生。

二、吞咽障碍

吞咽障碍又称吞咽功能低下，吞咽异常，或者吞咽紊乱，是指食物或液体从口腔到胃，运送过程发生障碍，常有咽部、胸骨后或食管部位的梗阻停滞感觉，是临床常见老年综合征之一。研究发现，在老年住院患者中吞咽障碍的发生率为 30% ~ 55%，需要长期照护的患者中吞咽障碍的发生率高达 59% ~ 66%。

吞咽障碍可引起营养不良、脱水、吸入性肺炎、窒息，甚至死亡。美国每年因吞咽障碍致死者超过 1 万人，加上其相关并发症，导致的死亡达 6 万人，死亡比例超过糖尿病，其中多数为老年人，严重影响老年人的健康。

（一）吞咽障碍的病因

1. 衰老 研究发现随着年龄的增加，吞咽障碍的发生率也随之增加。老年人牙病或牙齿残缺，使咀嚼能力大大下降，吃大块食物不易嚼碎；由于年龄和疾病的影响，张口反射下降、咽喉部感觉减退、咳嗽反射减弱、胃肠蠕动减弱、体位调节能力等丧失，因而出现吞咽功能失调；老年人头颈部的灵活性下降；这些变化可能会引起患者出现吞咽障碍的症状。

2. 疾病 老年患者吞咽相关肌肉及神经病变容易引起吞咽障碍，老年患者并发吞咽障碍相关的常见疾病主要包括以下三类：①神经系统疾病：脑卒中、帕金森病和老年痴呆等神经系统疾病，损伤神经传导的病变，如急性感染性神经炎等，都是引起吞咽障碍的危险因素。②梗阻性病变：咽、喉、食管腔内的炎性肿胀、瘢痕性狭窄，口腔、咽、喉、食管肿瘤以及食管腔周围肿块等的压迫，都可能影响吞咽功能。③其他慢性疾病：类风湿疾病，如硬皮病、干燥病等也可以因为内脏器官硬化及萎缩、唾液分泌减少等影响吞咽功能。如糖尿病、慢性阻塞性肺疾病、慢性呼吸衰竭、心力衰竭等。

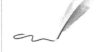

3. 治疗措施 老年人通常患有一种或多种慢性病，在治疗中药物副作用、侵入性操作等均可导致老年人吞咽障碍。①药物副作用：镇静催眠药物等精神药物抑制中枢神经系统，影响口腔吞咽协调；抗组胺药、抗胆碱能药等有可能通过影响口腔唾液分泌而影响吞咽功能。②侵入措施：气管切开、气管插管、头颈部手术及头颈部放疗也可能使患者吞咽障碍的发生率增加，如喉全部切除术、甲状腺手术等，可导致喉返神经麻痹、吞咽和咳嗽反射减弱，或喉内肌瘫痪影响吞咽功能。③进餐体位：进食姿势不正确，如平卧位进食、进食后平卧位也可能影响吞咽功能。

（二）吞咽障碍的表现

由于吞咽障碍导致噎呛的患者常被误认为心绞痛发作而延误最佳抢救时机，所以一定要正确评估、及时判断。噎呛的临床表现大致分为三个时期。

1. 早期表现 进食时突然不能说话、欲说无声，大量食物积存于口腔、咽喉前部，患者面部涨红，并有呛咳反射；如果食物吸入气管，患者感到极度不适，大部分患者常不由自主地一手呈"V"形紧贴于颈前喉部，并用手指口腔，呼吸困难，甚至出现窒息的痛苦表情。

2. 中期表现 食物堵塞咽喉部或呛入气管，患者出现胸闷、窒息感，食物吐不出，两手乱抓，两眼发直。

3. 晚期表现 患者出现满头大汗、面色苍白、口唇发绀、突然猝倒、意识模糊、烦躁不安，则提示食物已误入气管，不及时解除梗阻，可出现大小便失禁、鼻出血、抽搐、昏迷，甚至呼吸心跳停止。

（三）吞咽障碍的护理措施

治疗和护理的总体目标：①吞咽障碍得到缓解；②噎呛能够得到及时处理，未发生窒息和急性意识障碍等危险；③患者焦虑、恐惧情绪减轻，配合治疗及护理；④未发生相关并发症。

高危噎呛或者有误吸风险的患者必须经过吞咽评估，由言语治疗师、医生给予进食医嘱，患者才能够开始经口摄食，与护理人员核对言语治疗师建议的食物/液体种类（软食、流质饮食、普通饮食）、食物稠度等级，作为安全吞咽计划的组成部分。

1. 进食环境准备

（1）餐厅或病房 鼓励老年人在餐厅进食以增加进食量，提供个性化餐厅服务；进餐时尽量停止不必要的治疗或其他活动。

（2）餐具 使用适当餐具（例如大小形状适宜的瓷器、杯碟、筷子、勺子等），不使用一次性餐具，必要时用围兜（围裙）。

（3）家具 老年人应坐在稳定的扶手椅上；坐在轮椅上或在床上进餐的患者要适当调整餐桌的高度。

（4）环境 保持安静，尽量让照顾者和电视的声音最小化，鼓励老人和照顾者之间适当的交流。

（5）其他 选能使老年人心情愉快的音乐；光线应适当，避免光线过暗或过亮；食物的气味能诱发食欲，或餐厅接近备餐区，刺激食欲；设备齐全、清洁；照顾者和（或）老人能够熟悉使用。

2. 食物选择 避免有刺、干硬容易引起噎呛的食物；避免黏性较强食物，如糯米等食物；避免食物过冷或过热；少食辛辣、刺激的食物；不可过量饮酒；对偶有呛咳的患者，合理调整饮食搭配，尽量做到细、碎、软的食物要求。

3. 体位管理　尽量保持直立体位或前倾15°，患者应坐在椅子上进食，如果其需要协助，可以使用枕头、坐垫等协助其保持端坐位。如果患者被限制在床上，在整个进食（食物、液体、药物）期间至少抬高床头60°，而且进食后需至少20分钟后才能放低床头。如果患者实在无法保持60°及以上的体位，护理人员协助患者经口进食。

4. 注意进餐观察　进餐时观察患者的食量、食速及体位，有意控制老年人的食量和速度。进餐时不要与患者交谈，或催促进食，患者发生呛咳时宜暂停进食，严重时停止进食，进食过程中发现患者突然不能说话、欲说无声、剧烈呛咳、面色青紫，呼吸困难等现象，应及时清理呼吸道，保持呼吸道通畅，就地抢救。

5. 进食注意事项

（1）注意力集中　老年人进餐时应精力集中，不宜谈论令人不快的事情，情绪不稳定时不宜进餐。

（2）进食量及速度适宜　避免一次进食过多，应少食多餐、细嚼慢咽；对于进食慢的患者，配餐员可将餐盘留下，不强调在规定的时间内收回。

（3）鼓励自我进食　能够自主进食的患者，护理人员应用多种方法鼓励老人自己进食，而不是帮助进食以减少进食时间。

知识链接

吞咽障碍的现场急救

1. 清醒状态下误吸异物堵塞呼吸道的急救　通常采用海姆里克腹部冲击法急救，步骤如下：①护士帮助患者站立并站在患者背后，用双手臂由腋下环绕患者的腰部；②一手握拳，将拳头的拇指一侧放在患者的胸廓下段与脐上的腹部部分；③用另一手抓住拳头，肘部张开，用快速向上的冲击力挤压患者腹部；④反复重复第③步，直至异物吐出。

2. 无意识状态下误吸异物堵塞呼吸道的急救　取平卧位，肩胛下方垫高，颈部伸直，摸清环状软骨下缘和环状软骨上缘的中间部位，即环甲韧带（在喉结下），稳准地刺入一个粗针头（12～18号）于气管内，以暂时缓解缺氧状态，以争取时间进行抢救，必要时配合医师行气管切开术。

---

6. 健康指导　健康指导对象应包括患者及其照顾者。

（1）现场应急指导　①当患者出现呛咳时，立即协助其低头弯腰，身体前倾，下颌朝向前胸。②如果食物残渣堵在咽喉部危及呼吸时，患者应再次低头弯腰，喂食者可在其肩胛下沿快速连续拍击，使残渣排出。如果仍然不能排出，取头低足高侧卧位，以利体位引流；用筷子或用光滑薄木板等撬开患者口腔，放置上下齿之间，或用手巾卷个小卷撑开口腔，清理口腔、鼻腔、喉部的分泌物和异物，以保持呼吸道通畅。在第一时间尽可能自行去除堵塞气道异物的同时，应尽早呼叫医务人员抢救。

（2）吞咽功能锻炼指导　①面部肌肉锻炼：包括皱眉、鼓腮、露齿、吹哨、龇牙、张口等；②舌肌运动锻炼：伸舌，使舌尖在口腔内左右用力顶两颊部，并沿口腔前庭沟做环转运动；③软腭的训练：张口后用压舌板压舌，用冰棉签于软腭上做快速摩擦，以刺激软腭，嘱患者发"啊、喔"声音，使软腭上抬，利于吞咽。通过上述方法，促进吞咽功能的康复或延缓吞咽功能障碍的恶化，预防噎呛的再次发生。

三、排泄

人体内的废物主要由肠道、泌尿系统及汗腺负责排出。随着年龄的增长、生理结构的老化、生理功能渐进性的退化及慢性病的伴随，有关排泄系统的健康问题在老年人中相当多见。老年人肾实质的肾单位数目减少，肾小球滤过率下降，肾小管的浓缩和稀释能力减弱，导致尿液稀释及夜尿增多现象。肌张力降低及膀胱容量减少，使膀胱排空能力下降，残余尿增加，导致女性尿路感染、尿失禁现象增加。老年男性因睾丸萎缩，导致性激素分泌紊乱，出现前列腺增生，可引起尿路梗阻，排尿困难。老年人的消化功能日益减退，各种消化液分泌减少，胃肠道蠕动减慢；结肠、直肠及肛门肌肉松弛，易产生便秘或大便失禁。

以上排泄问题会影响老年人的社会生活，造成心理窘迫，易导致抑郁和失去自尊心，对老年人的身心健康、生活质量会产生极大的负面影响，同时还会给照护者带来压力。因此，排泄问题的护理是老年人日常生活护理的重要内容。

（一）尿失禁

尿失禁是指膀胱内的尿液不能控制而自行流出。尿失禁的发生率随着年龄的增长而增加，女性多于男性。老年人的尿失禁分为暂时性尿失禁和慢性尿失禁。慢性尿失禁分为压力性尿失禁、急迫性尿失禁和混合型尿失禁。尿失禁不会直接威胁生命，但对老年人的身心造成严重影响。例如皮肤感染、接触性皮炎、身体异味、反复尿路感染等，也会导致老年人焦虑、抑郁、沮丧、孤僻等心理问题，应引起重视。

1. 尿失禁的危险因素

（1）生理因素　妇女绝经后雌性激素水平下降导致阴道壁和盆底肌张力减弱，或分娩造成骨盆肌群松弛，膀胱内压超过膀胱出口和尿道阻力，当腹压增高时，尿液外漏。

（2）神经、精神因素　脑血管意外、老年痴呆等神经肌肉系统的病变影响神经中枢对排尿的控制。

（3）逼尿肌或括约肌功能失调　由手术、外伤或感染引起逼尿肌或括约肌功能失调。

（4）其他　各种原因引起的尿路梗阻；药物作用以及居住环境中存在用厕条件不良等因素，例如厕所与卧室的距离过远、夜间照明条件差以及就厕的私密程度低等。

2. 尿失禁老年人的护理

（1）饮食护理　根据老年人的自身情况，注意补充足够的水分。通过多饮水增加对膀胱的刺激，促进排尿功能的恢复，还可以预防泌尿系统的感染。一般每天摄入 2000 ~ 2500ml 的水。但是，晚上 7 时后应控制饮水，以免夜尿增多影响睡眠。

（2）心理护理　护理人员应尊重患者，给予一定的心理支持。多与老年人沟通，鼓励建立恢复健康的信心，消除自卑心理。沟通时要耐心、和蔼、不厌其烦，注意保护老年人的隐私。

（3）皮肤护理　经常用温水清洗会阴部皮肤，保持局部皮肤清洁干燥。及时更换尿湿的床单和衣裤，使皮肤免受潮湿的刺激。同时，根据皮肤的情况，对受压部位进行按摩，防止压疮发生。

（4）药物治疗　根据老年人的患病情况，给予适当的药物治疗。例如，抗胆碱药物可治疗膀胱过度活动症。5-羟色胺和去甲肾上腺素再摄取双重抑制剂可治疗压力性尿失禁α-受体阻断药如多沙唑嗪、阿夫唑嗪和特拉唑嗪，非那雄胺、依立雄胺等可治疗前列腺增生所致的尿失禁。

（5）健康教育　尿失禁可以进行膀胱功能训练和盆底肌功能训练的方法指导或协助患者重建排尿功能。①膀胱功能训练：主要适用于急迫性尿失禁，且认知功能良好的老年人。指导老年人定时定量饮水，建立定时使用便器的习惯。刚开始每1~2小时使用便器一次。使用便器时，可用手适度按压膀胱，以协助排尿。两次排尿期间出现尿急，可通过收缩肛门、两腿交叉的方法控制，然后逐渐延长排尿的间隔时间。另外，对于长期尿失禁的患者可行留置导尿术，并根据患者的情况来决定夹闭或引流尿液。留置导尿管者，行膀胱再训练前应先夹闭导尿管，有尿感时开放导尿管10~15分钟，以后逐渐延长时间，锻炼膀胱肌张力，重建膀胱储存尿液的功能。②盆底肌功能训练：主要适用于女性轻度压力性尿失禁，且认知功能良好的老年人。指导者做排尿动作，先慢慢收紧盆底肌肉，再缓缓放松，每次10秒左右，连续10次，每日数次，以患者不感觉疲乏为宜。

（6）其他　尿失禁还可以选择一些护理用具来进行护理，例如一次性纸尿裤、避孕套式尿袋、保鲜袋式尿袋、一次性护理尿袋等。

（二）便秘

便秘是指在不用通便剂的情况下，每周排便次数少于3次，至少有1/4的时间有排便困难或排便不畅，排出过干、过硬的粪便。老年人因机体调节能力和肠蠕动功能减弱，排便辅助肌（膈肌、腹肌和盆底肌）无力等原因，约有1/3的老年人会发生便秘，以功能性多见。

1. 便秘的因素及表现

（1）内脏感觉减退和肌力减弱　随着年龄增长，老年人的横膈、腹壁、盆底横纹肌和结肠平滑肌等部位的肌群收缩力均减弱，增加了排便难度。

（2）饮食因素　饮食过于精细、热能摄入过少和饮水量不足等。

（3）活动减少　使肠壁肌间神经丛兴奋性降低，肠壁张力减弱，肠内容物通过迟缓，粪便的水分吸收过度。

（4）心理-社会因素　长期精神抑郁可促使条件反射障碍，或高级中枢对副交感神经抑制加强，而交感神经作用加强，抑制排便。当老年人的排便需在他人协助下完成或个人私密空间受损时，会压抑便意。

（5）药物和疾病因素　服用镇痛药（非类固醇抗炎药、阿片类）、抗抑郁药、抗帕金森病药、钙剂等药物及结肠、直肠阻塞性疾病，神经性和内分泌疾病等容易导致便秘。

2. 老年人便秘的预防和护理

（1）规律生活　老年人养成定时排便习惯。在排便的时候，护理人员不可催促，以免发生便秘或二便失禁等。排便的时间应掌握好，尽量有充分的时间上厕所，防止时间来不及而弄脏衣服。

（2）饮食结构　是预防和治疗便秘的基础。多食富含纤维素的食品，以刺激肠壁加强肠蠕动，如粗粮、芹菜、韭菜、水果等。尽量避免辛辣刺激性食品；保证摄入水量2000~

2500ml/天为宜，坚持清晨一杯温水或空腹饮用蜂蜜水。适当增加脂肪类食物，如花生油、芝麻油等。多饮水，每天清晨可饮一杯温水或淡盐水，可软化粪便。

（3）有效的行为调整　清晨或饭后定时排便，重建良好的排便习惯。坚持锻炼（30～60分/天），促进肠蠕动及改善情绪；卧床或坐轮椅老年人做肢体活动，并进行腹部按摩。

（4）适当环境　满足老年人对个人私密空间的需要。注意照顾的适度原则。

（5）心理护理　为老年人提供单独隐私的排便环境和充分的排便时间，采取合适的排便姿势，以消除其紧张的情绪，利于排便。多与老年人沟通，了解便秘的原因，使其精神放松。

（6）运动护理　老年人根据自己的具体情况，在体力允许的情况下适当活动，促进肠蠕动，利于排便。每天锻炼时间在30～60分钟为宜。卧床老人，应帮助其进行肢体活动，定期翻身和身体按摩。

（7）药物治疗　便秘严重者，可采用开塞露通便或灌肠通便。每天最多使用2～3个开塞露。也可以口服缓泻剂，如液状石蜡、乳果糖等作用缓和的泄剂。药物使用的注意事项：①容积性泻药：服药时须饮水250ml；润滑性泻药：不宜长期服用，以免影响脂溶性维生素的吸收；渗透性泻药服用后会引起腹胀等不适感，使用一段时间后会逐步适应。②避免药物不良反应性便秘。在使用药物导致便秘时，应及时请医师调整药物。

（8）健康教育　可以做腹部顺时针按摩促进排便，每天起床前或入睡前进行。具体方法为：清晨和晚间排空膀胱后取仰卧位，用双手示指、中指和环指，从右下腹升结肠开始按摩，沿结肠的方向，到横结肠，再到左下腹降结肠，反复进行。顺时针方向按摩是依照排泄的流向，帮助肠蠕动，有利于排泄，从而可以治疗便秘。刚开始每次10分钟，以后可逐渐延长按摩时间，力度以老年人感觉舒适为宜，同时叮嘱老人做肛门收缩运动。如果粪便干燥堵塞于肛门口处，可采用人工取便。具体方法：戴手套，涂润滑油，示指或中指轻轻插入肛门，由浅到深抠出粪便。抠完粪便后，用温水清洁局部，必要时湿敷，帮助肛门回缩。

四、如厕

正常老年人一般情况下是去卫生间完成排泄。护理人员应该根据老年人的自理程度，尽量让老年人不靠他人的帮助自己去卫生间。老年人如厕的护理措施如下：

1. 如厕时间要规律　每日养成定时排便的习惯，这对排泄的健康是非常重要的。最适宜老年人排便的时间是清晨起床后或早饭后。

2. 排泄环境要合理　卫生间门要朝外开，紧急呼叫器要安装在老人易触到的地方，地面要有防滑垫，鞋子要防滑，选用坐式马桶并安装扶手。另外，卫生间里应备有移动式坐便器、便盆，方便不能如厕的老年人使用。

3. 给予适当协助　对有直立性低血压、服用降糖药或反应迟钝的老年人，夜间下床如厕时，一定要有人陪伴。

4. 排泄方法正确　患有高血压、冠心病的老年人，排便切勿太用力，以防发生猝死等意外。

扫码"学一学"

第五节　休息与活动

案例导入

张力，女，68岁，南方人。身高160cm，体重75kg，喜欢吃甜食。有一个女儿在北方工作。老伴去年因脑出血去世，女儿担心张力一个人孤独、伤感，就接她来北方。张力去了不到1个月，因不习惯当地的气候、饮食习惯，经常休息不好；周围没有认识的人，每天闷闷不乐，有一次张力准备去菜市场买菜，却找不到回家的路了；夜间上厕所摔倒了两次；女儿非常担心，但是张力执意要回家独居，女儿不同意，两人争吵，张力就开始不吃饭进行抵抗。

请问：

1. 如何对张力进行相应的生活指导？

2. 对以上描述应做哪些方面的护理？

休息与睡眠对维持人体健康非常重要，有效的休息和睡眠可解除人体疲劳，降低老年人精神上的压力，使其重新感到精力充沛，达到精神与身体活动的平衡，保证健康。老年人休息不足会出现一系列躯体和精神反应，如疲乏、困倦、注意力分散，甚至出现紧张、焦虑、急躁、易怒等情绪反应，严重可造成机体免疫力下降，导致身心疾病的出现，降低老年人的生活质量。因此，护理人员应充分意识到休息与睡眠的作用和意义，努力为老年人创造良好的休息环境，协助其得到适当的和有效的休息。

一、老年人休息与睡眠特点

（一）休息的特点

休息是指一段时间内相对地减少活动，使身体各部分放松，处于良好的心理状态，以恢复精力和体力的过程。广义的休息指换一种活动方式。老年人相对需要较多的休息，并应注意质量。有效的休息应满足三个基本条件：充足的睡眠、心理的放松和生理的舒适。另外，环境中的空间、温度、湿度、光线、

考点提示

老年人有效的休息需要满足的三个基本条件。

色彩等对老年人的休息均有不同程度的影响。注意安全，预防意外发生，并采取多种方式休息。

（二）睡眠的特点

睡眠是休息的一种重要形式。通过睡眠可以使人的精力和体力得到恢复，对维持人类的健康，尤其是促进疾病的康复具有重要意义。

老年人由于大脑皮质功能减退，新陈代谢减慢，体力活动减少，所需睡眠时间减少，一般每天约6个小时。同时，老年人的睡眠模式也随年龄增加而发生改变，出现睡眠时相提前，表现为早睡、早醒；也可出现多相性睡眠模式，即睡眠时间在昼夜之间重新分配，表现为夜间睡眠减少、白天瞌睡增多。此外，躯体疾病、精神疾病、社会家庭因素、环境因素等都容易导致老年人的睡眠质量的下降，而睡眠质量的下降又可导致老年人出现烦躁、

精神萎靡、食欲减退，甚至疾病发生，形成恶性循环，直接影响老年人的生活质量。

（三）影响老年人睡眠的因素

1. 生理因素　老年人由于中枢神经系统结构和功能的退行性变化，导致睡眠周期节律功能受到影响。为保证老年人白天的日常活动和社交，使其符合人体生物钟节律，提倡养成早睡早起、午睡片刻的习惯。对于已经存在的特殊睡眠习惯，不能强迫立即纠正，需要多加解释和引导，逐渐调整睡眠规律，使其睡眠时间尽量正常化。

2. 环境因素　老年人对环境变化较为敏感，如居住房间的光线及明暗度、温湿度、噪声、空气洁净度等均是影响睡眠的因素。此外，居住环境的安全性对睡眠也很重要。老年人夜尿多，夜间起床易失去定向感，故应注意房间的布局，去卫生间的通道上不宜放置障碍物，地面要平，最好有地灯，防止跌倒。对于起床困难的老年人，床边要备好便器。老年人宜选择低矮、软硬度适中的床，必要时安装床档，以防坠床。

3. 疾病因素　老年人是各种躯体疾病的易感人群。多数躯体疾病都能不同程度地导致睡眠障碍，如冠心病、躯体疼痛、夜间尿频等。

4. 情绪因素　对老年人的睡眠影响较大。由于老年人思维较专一且偏固执，遇到问题常爱反复思考，若百思不得其解，将会影响睡眠。老年人的性格特点也是影响睡眠的一个因素。性格开朗的老年人对待问题比较豁达，或者能自我调节或者会主动求助于他人；性格内向的老年人遇到问题则喜欢独立思考，不愿与他人沟通交流，这样就容易使睡眠质量变差。因此，要改善老年人的睡眠质量，应先调整其心态和情绪，特别是在睡眠之前，不宜告知可令其情绪波动的事情或者观看过于惊险、激动、悲伤等刺激性强的影视片，以免影响其睡眠。

5. 药物因素　由于老年人服用各种药物的机会增多，尤其是心脑血管疾病、糖尿病等慢性疾病，患者需要长期服药坚持，而很多药物对睡眠都有明显影响。

（四）睡眠的护理措施

1. 一般护理

（1）全面评估　找出老年人睡眠质量下降的原因，对因处理。

（2）提供舒适的睡眠环境　控制好室内的通气、温湿度、声响、光线等，保持床褥的干净整洁。室内每天定时通风30分钟左右，通风可以保持室内空气新鲜，减少异味，增加氧含量。调节好室内的温湿度和光线，保持周围环境安静，避免大声喧器。

（3）帮助老年人养成良好的睡眠习惯　提倡早睡早起，有午睡的习惯。尽量限制白天睡眠时间在1小时左右，同时注意缩短卧床时间，以保证夜间睡眠质量。

（4）避免晚餐吃得过饱　睡前不饮用咖啡、酒或大量水分，提醒老人于入睡前如厕，以免夜尿增多而干扰睡眠。

（5）健康宣教　向老年人宣传规律锻炼对促进睡眠的重要性，指导老年人坚持参加力所能及的日间活动。

2. 失眠的护理

（1）缓解躯体原因的失眠　根据病情遵照医嘱给予治疗，同时依照患者入眠的习惯，给予热的饮料、足浴、轻音乐等。

（2）处理紧张与不安　老年人常因失眠而产生紧张与不安，如果强迫睡眠是没有效果的，可以调整情绪促进睡眠，如听音乐、广播等。对于住院的老年人可鼓励与病友互相关心照顾，一起交流，解除紧张，促进睡眠。

（3）加强日间活动　鼓励老年人增加运动量，白天参加适当的运动与作业疗法可产生轻度的疲劳，有益睡眠。

（4）适当使用抗失眠药　因身心的疲劳引起的失眠，可与医生联系适当使用抗失眠药，特别对紧张不安引起的失眠，使用效果明显。但用药前必须做全面的评估，慎重用药，并仔细观察效果，防止老年人对抗失眠药的依赖。

二、坠床

坠床是指从床上掉落在地上，为突发的非故意事件。老年人坠床现象在英、美等国家均有报道，未见明显地域差异。美国统计数据显示每年约有 1/3 的 65 岁或以上的老年人经历坠床或跌倒，其中 10%～25% 发生损伤，70 岁以上老年人的意外死亡中 2/3 是由坠床或跌倒导致。我国住院老年患者坠床发生率生 5.7%，养老机构、社区老年人坠床发生率为 3.9%。坠床以 75～85 岁年龄组发生率最高。坠床可造成肌肉、韧带损伤或骨折，也是造成老年人死亡的原因之一。

（一）坠床的原因

1. 年龄　是坠床的显著因素。老年人对刺激的接受、反应能力及平衡能力随年龄增长而降低。

2. 疾病　常见老年性疾病如骨关节病、帕金森病、心血管疾病、梅尼埃病、直立性低血压癫痫、老年性痴呆、精神疾病等，可增加坠床的发生。

3. 药物　使用镇静催眠药、抗精神失常药、强心药、肌肉松弛药等，这些药物可引起头晕、疲劳、视物模糊等而致坠床。

4. 环境　物品放置不合理，拿取不方便，如水杯、电话、电灯开关等未放在随手可取的地方。床的稳定性差，高度、宽度、软硬度不合适等。使用床栏时未将床栏完全插入，使用气垫床过高等。

5. 心理－社会因素　不少老年人过高估计自己的能力，在不愿让人帮助的情况下发生意外坠床，尤其是康复后期，患者神志清楚，无肢体活动障碍，甚至恢复了部分生活自理能力，无论护士、患者还是家属容易忽视，瞬间的意外就有可能由此发生。

6. 其他　搬运老年人或给老年人翻身时，人力不足、方法有误致坠床。夜间护理人力资源相对不足，不能及时发现和满足患者的需求，不易发现其不安全的举动。宣教不到位，老年人或照顾者安全意识不强。老年人在新环境中睡眠不习惯，做梦而坠床。

（二）坠床的护理措施

1. 履行危险性告知义务　告知老年人及其家属，存在跌倒、坠床的危险因素，并通过身边事例，讲清楚坠床易引起骨折及颅内出血的严重后果，使其自警自律，自觉自愿执行安全防护措施，提高遵医行为，最大程度防范意外。

2. 高危老年人重点防护　高危老年人使用床挡，必要时加约束带，在床边贴防坠床的醒目的标志，留陪护随时扶持患者。并将老年人常用物品（眼镜、餐巾纸、水杯等）放在方便拿取的地方，晚上睡前将便器放在床边，防止老年人取物时摔倒。呼叫器放在老年人枕边，出现异常时及时告知医护人员。镇静药睡前服用。使用血管扩张药、升压药、降压药、利尿药以及频繁腹泻、尿频的老年人须加强巡视，防意外。

3. 重点时间段加强巡视　凌晨、夜间及傍晚是老年人坠床危险时段，应增加巡视，对不安全因素保持警觉，及时给予妥善处理，同时提醒陪护及家属加强看护。

4. 确保床的安全　床要稳固，如有脚轮，应处于制动状态，定期检修。床应有床挡，床的高矮要适合老年人，稍宽些或在床旁用椅子护挡，床垫不要太软，使用气垫床时充气不能太足，以免翻身时滑落坠地。

5. 更换体位要谨慎　教育老年人关节僵硬，屈膝不便，起床及久坐后立即站起，体位的突然改变，会发生头晕，坐起不稳，易坠床。老人不宜突然改变体位，起床要慢，幅度要小。

6. 现场救护　①当老年人突然坠床时，护士立即到老年人身边，检查摔伤情况，同时通知医生。②判断老年人的神志、受伤部位、伤情程度、全身状况等，并初步判断摔倒原因或病因；医生到场后，为医生提供信息，协助医生进行检查，遵医嘱进行正确处理。③对疑有骨折或肌肉、韧带损伤的老年人，须正确搬运。对于摔伤头部、出现意识障碍等危及生命的情况，平抬至病床，严密观察病情变化，迅速准备相应的急救措施。④受伤程度较轻者，可搀扶或用轮椅将其送回病床，嘱其卧床休息，给予安慰，并测量血压、脉搏，根据病情配合做进一步的检查和治疗。⑤对于皮肤出现瘀斑者进行局部冷敷；皮肤擦伤渗血者用碘伏清洗伤口后，以无菌敷料包扎；出血较多或有伤口者先用无菌敷料压迫止血，再酌情进行伤口清创缝合。创面较大，伤口较深者遵医嘱注射破伤风抗霉素。⑥给予心理支持与抚慰，理解老年人的各种想法，耐心倾听与劝导，使其心情保持平缓。指导老年人或其家属床单位及活动空间的布置，如何翻身和改变体位，痴呆老年人应有陪护，意识障碍的老年人多昼眠夜醒，夜间需特别注意防止发生意外。

三、活动

适当的活动是维持老年人良好身体状况的主要手段，但是活动不当会对身体造成危害甚至危及生命。因此，应在老年人活动能力评估的基础上，选择适合老年人的活动种类和活动量，指导老年人进行适当的活动。适当的活动能改善和促进机体各系统及脏器功能。它可改善心肺、胃肠功能，改善机体营养代谢状态，提高机体免疫能力、自我调节能力，对外界环境的适应能力和抗病的能力，提高老年人行动灵活性，并有利于调动积极的情绪。

（一）活动的重要性

1. 神经系统　活动可以使脑血流量增加，有利于脑代谢，使神经细胞能够经常受到刺激和兴奋，使人保持思维敏捷，动作准确、迅速、协调，不易疲劳。尤其对脑力工作者而言，活动可以促进智能的发挥。

2. 心血管系统　活动可以增加心肌收缩力，改善心功能，维持或增加心肌供氧，预防或延缓冠状动脉硬化的进展，改善心肌的血液灌注，活动还可以使血中胆固醇降低，防止血脂升高，有助于预防和延缓老年人心血管疾病的发生。

3. 呼吸系统　活动可以改善老年人的呼吸功能，增强呼吸肌肌力，增加肺活量。活动还可使呼吸加深加快，改善肺组织的收缩和膨胀，减慢老年人肺组织纤维化的过程。

4. 消化系统　活动可促进胃肠蠕动、消化液分泌，有利于食物的消化和吸收，促进机体的新陈代谢，改善肝、肾功能，减少体内脂肪的堆积，维持血糖的稳定，保持合适的体重。

5. 运动系统 活动可使老年人骨质密度增强，维持韧性及弹性，预防骨质疏松，减少骨折风险；加固关节，增加关节灵活性，预防和减少老年性关节炎的发生；还可以使肌肉纤维变粗、坚韧有力，增加肌肉运动的耐力。

6. 其他方面 活动可增加肾的血液供给，增加水分和其他物质的重吸收，保护肾功能。活动可促使膀胱协调自主收缩，促进残留尿液的排出，预防尿路感染。活动还能增强骨髓的造血功能，促进红细胞、血红蛋白的生成，有利于老年人贫血的纠正和康复。总之，活动对机体各个系统都有促进作用，经常运动能增强体质，提高机体的免疫功能，维持机体环境的稳态，预防心身疾病的发生。

（二）影响活动的因素

1. 身体因素 老年人由于老化的原因，身体各个系统的功能都有下降。

（1）心血管系统 主要体现在最快心率下降和心排血量下降。①最快心率下降：研究发现，因为老年人的心室壁弹性比中青年人差，导致心室的再充盈所需时间延长。所以，当老年人做最大限度的活动时，其最快心率要比中青年人低。②心排血量减少：老年人动脉管壁弹性变差，心脏后负荷增加。静脉壁弹性差，外周静脉血滞留量和血管阻力增加，回心血量减少。同时，老化导致心肌的舒张和收缩能力下降。所以，当老年人增加活动时心排血量减少。

（2）运动系统 因为老化的原因，肌肉细胞减少，肌张力下降，导致老年人骨骼的支撑力下降，在活动的时候容易发生跌倒。所以，运动系统的老化是老年人活动减少的主要原因之一。

（3）神经系统 随着老化，脑组织的血流量减少，大脑萎缩，神经的传导速度变慢，导致老年人对外界刺激的反应变慢。再加上老年人的前庭功能比较敏感，使其活动耐受能力和平衡能力都下降，增加了老年人活动的不安全因素。

2. 心理 - 社会因素 老年人常常因为孤独、抑郁、自我满意度低等各种心理因素影响而不愿意出去活动。由于社会经济的发展和科学技术的进步，人们的生活方式发生了很大的改变，比如室内上网、看电视、汽车代步、乘坐电梯上下楼等。这些改变使老年人活动的机会越来越少。

3. 疾病因素 有些疾病直接或间接限制了正常的活动。例如肢体的先天畸形或残疾导致运动系统结构改变。某些疾病造成关节肿胀、增生、变形等，影响机体活动。例如老年退行性骨关节炎病，病变关节僵硬、肿胀，局部肌肉萎缩、活动时关节发出摩擦声，严重者可出现关节变形、无力、无法伸直或活动障碍。

4. 其他 老年人还可能因为服用药物的作用或不良反应而减少活动。

（三）适合老年人活动的项目

1. 活动种类 有家务活动、日常活动、职业活动和娱乐活动四类。家务活动和日常活动是最基本的，职业活动有益于发展个人潜能，娱乐活动可促进老年人身心健康。适合老年人的活动项目，以动作柔和、能使全身得到活动、简便易学、活动量便于调节的有氧运动为主。适合老年人的有氧运动包括步行、慢跑、跳舞、骑车、游泳和打太极拳等。

2. 活动项目

（1）散步 最适合老年人，经常散步可调节大脑皮质功能，改善呼吸、消化和心脏功能，增强腰腿部的肌力。

（2）慢跑　以增强心肺功能，还可降低体重，改善脂质代谢，降低胆固醇，预防动脉硬化，防治高脂血症和肥胖症。

（3）打太极拳　可调节中枢神经系统活动，增加动作的协调性，改善心肺功能。长期坚持可调节老年人心境，具有祛病延年的作用。

（4）医疗体操　是用适当的体育活动来治疗疾病、恢复功能的一种康复手段。

（5）球类运动　可以锻炼肌肉关节的力量，调节小脑的灵活性和协调性。

（四）老年人活动原则和注意事项

1. 因人而异　老年人根据个人体质、健康基础和个人爱好，选择适宜的锻炼项目，并制订安全有效的原则及个性化的活动计划。①活动前后应做相应的体格检查，必要时可咨询医师、运动治疗师、护士等专业人士。②恰当的运动量有益于健康。可起到强身健体预防某些疾病的作用。老年人运动时间以每天1~2次，每次30分钟为宜。③合适的运动场所，以空气新鲜、环境幽静、地面平坦的场所为宜。④舒适的运动着装。老年人应穿着棉质、宽松的运动衫裤，鞋子应大小合适柔软。

考点提示

老年人活动的适宜种类、项目、时间和强度。

2. 循序渐进　应遵循活动量由小到大，动作由简单到复杂的原则，不要急躁，急于求成。应该先选择不费力的运动开始，再逐渐增加运动量、时间、频率，逐渐缩短每一次的时间间隔。运动之前应该做热身，至少5分钟，以减少肌肉受伤的风险；运动应该慢慢减缓再停止，不可立即停止。

3. 持之以恒　通过锻炼增强体质、防治疾病，是一个逐步积累的过程，贵在坚持。一般要坚持数周、数月甚至数年才能取得效果。在取得疗效以后，仍需坚持锻炼，巩固效果。

4. 时间适宜　老年人活动的时间以每日1~2次，每次0.5小时左右，一天总时间不超过2小时为宜。活动时间最好选择在早上起床后。饭后不宜立即运动，会导致消化系统疾病。使用胰岛素的老年人，宜在饭后0.5~1.5小时后再运动，即在胰岛素最强作用出现以前。夏季高温炎热，户外运动要防止中暑；冬季严寒冰冻，户外运动要防止跌倒和受凉。

5. 自我监护　运动锻炼要求有足够而又安全的运动量，这对患有心血管疾病、呼吸系统疾病和其他慢性疾病者尤为重要。运动时的最高心率可反映机体最大吸氧力，而吸氧力又是机体对运动负荷耐受程度的一个指标，因而可通过监测最高心率来掌握运动量。

四、跌倒

跌倒是一种突发的、不自主的体位改变，无论可否避免，在平地行走或从稍高处摔倒，导致身体的任何部位（不包括双足）意外触及地面并造成伤害，但不包括由于瘫痪、癫痫发作或外界暴力作用引起的摔倒。跌倒是老年人最常见的意外事故。据美国疾病控制与预防中心的调查数据显示，65岁以上老年人每年跌倒发生率约为33%，其中半数以上的人会发生再次跌倒；跌倒的发生率有随年龄增长而增加的趋势；80岁以上老年人跌倒的每年发生率高达50%，女性跌倒率为男性的2倍。

（一）跌倒的原因

1. 内因　①生理因素：随年龄增长，老年人的前庭感觉、深度觉均在减退、视力下降、反应迟缓、中枢神经系统和周围神经系统的控制能力下降，肌肉力量下降（股四头肌）、夜尿，使跌倒的风险上升。②病理因素：精神状况缺失（定向不良或痴呆）、意识丧失（昏厥或癫痫发作）、抑郁、帕金森病、椎－基底动脉供血不足、冠心病、骨关节疾病、消耗性疾病致身体极度虚弱等。③药物因素：如镇痛药会降低警觉性或对中枢抑制；降压药、抗心律失常药、利尿药会减少大脑的血供。

2. 外因 ①被约束；②地面因素，过滑、不平、潮湿、障碍物；③家具及设施因素，座椅过高或过低、缺扶手、椅背过低、厨房吊柜架过高、燃具过高、床过高或床垫过于松软、坐便器过低、无扶手，台阶间距过高、边界不清晰、楼梯无扶手，室内光线过暗或过明；④居住环境的改变，尤其是搬迁使老年人进入陌生环境。

3. 身体状况 询问老年人跌倒的时间、地点、是否能够立即站起，跌倒前是否有前驱症状，如头晕、头胀、心悸、呼吸短促等。跌倒后可并发多种损伤，如软组织损伤、骨折。要重点检查着地部位、受伤部位，并做全身评估和相关辅助检查。

4. 心理－社会因素 有跌倒史的老年人往往害怕再次跌倒，其活动范围缩小，活动量减少，人际交往减少，对老年人的身心产生负面影响。要评估有无惧怕跌倒的心理以及应对情况。

（二）跌倒的护理措施

1. 跌倒预防

（1）针对内因预防 ①组织灌注不足：对高血压、心律失常、血糖不稳定、直立性低血压所致的眩晕，要积极治疗原发病、科学用药，帮助老年人分析发病的前驱症状、掌握规律，预防跌倒；②平衡功能低下：借助合适的助步器能提供良好的稳定性，降低跌倒的发生率；③药物因素：遵医嘱用药，减少用药剂量、种类，睡前床旁放置便器；④感知功能障碍：某感知功能障碍时，可通过反复定向训练增强其感知功能；⑤肌肉力量减退：坚持科学运动康复训练，增强肌肉力量、柔韧性、协调性，减少跌倒的发生。

（2）针对外因预防 祛除居住环境中的危险因素，确保老年人的活动场所应平整、干燥、无障碍物，有障碍物时要有明显的标志，对有跌倒史的老年人，应由专业人员为其进行家庭危险评估和环境改造。

（3）使用跌倒标识 对于有跌倒危险的老年人应在床头给予标识，外出时佩戴跌倒标识。

2. 跌倒护理

（1）自我救护 教会老年人在无人帮助的情况下，安全起身，避免长躺。跌倒后，应弯曲双腿，挪动臀部，然后舒适平躺，盖好毯子，保持体位，并寻求帮助。若找不到帮助，在休息片刻后，尽力使自己向椅子方向翻转身体，双手支撑地面，抬臀、弯膝；然后尽力使自己面向椅子跪立，双手扶住椅面，以椅子为支撑尽力站起来。再休息片刻，然后打电话寻求帮助。

（2）临床救护 跌倒的老年人院或院内发现老年人跌倒后，护士要密切观察神志，询问并评估全身情况，确定有无损伤及损伤的严重程度，测量生命体征，做好监护和对症护理。

（3）心理护理 如老年人存在恐惧再跌倒的心理，要帮助其分析恐惧的缘由，是身体虚弱还是以往自身或朋友有跌倒史，共同制定针对性的措施，克服恐惧心理。如果有需要，老年人不要因害羞或怕麻烦而拒绝使用拐杖或助行器，只有这样才能预防跌倒的意外发生。

（4）健康教育 ①疾病知识指导根据需要和实际情况向老年人或其家人讲解原有疾病

知识；②生活指导生活规律，保持乐观。多做日常活动和户外活动，增强体质，避免劳累；③讲解跌倒安全教育，讲解跌倒的后果，增强安全意识。穿合适的鞋子，行走要稳步缓行，外出活动时要有亲人陪伴，随身携带个人信息卡。起居变换体位要慢。如出现跌倒，及时医院就诊。

知识链接

老年人起居"三步曲"

老年人保健中有著名的起居"三步曲"：即起居做到 3 个 30 秒——醒后 30 秒再起床，起床后 30 秒后再站立，站立后 30 秒再行走。

五、走失

走失是指居家老年人，或住院老年人在完成住院手续后至完成出院手续前，或门诊、急诊老年人于本院就诊期间，因各种原因发生的出走、失踪事件。

（一）走失的原因

（1）生理因素　老年人记忆力逐渐减退、易健忘，记不住地址和电话，甚至很难记得自己或子女的姓名。对健康认知下降，认为没必要住院等。对于认知与感知障碍的老年人，如未做到 24 小时看护，容易走失。

（2）疾病因素　患痴呆、抑郁症、精神分裂症、病毒性脑炎、白内障等疾病。

（3）心理－社会因素　有些患精神疾病的老年人因受精神症状的支配，如命令性幻听、担心家里的经济状况及挂念家人、封闭式的管理使老年人感到不自由、单调无聊等外出而至走失。

（4）走失的危险性　根据年龄、疾病及生活习惯对每位老年患者进行走失危险评估，针对老年人存在的高危因素（是否有外出习惯，外出的方式）制定护理计划，从而使护理人员处于主动地位。

（5）走失的途径与时机　老年人可能会在散步、洗澡、去医院或医院内检查时走失，精神病老年人可能会通过撬门开窗、门口逗留趁开门之机夺门而逃，导致走失。早晨 6：00～8：00，晚上 18：00～21：00 是走失发生的高危时间段。

（二）走失的护理措施

1. 照护者教育

（1）安全教育　教导家属或其照护者增强安全意识，保证老年人安全。对有走失危险的老年人要处处留意，最好随时陪护，不要让老年人单独外出，以免迷路、走失。必要时随身携带信息卡，以便走失后能被及时找回。

（2）同理心教育　教导家属或其照护者，富有爱心、能站在老年人的角度思考问题。注意老年人的心理调节，使老年人保持良好的心情。认知功能低下的老年人，仍有自尊心和羞耻的情感，因此，要细致、耐心，并尊重他们，利用躯体语言使其感到关爱。多与老年人一起回忆以往的人和事，刺激老年人的远期记忆。

2. 医院内老年人走失安全防护

（1）走失危险性告知　对有走失危险的老年人，向家属详细告知，建议 24 小时陪护。

（2）佩戴信息腕带　给有走失危险的老年人戴上红色腕带，标明医院科室、姓名、床号、科室联系电话，不愿佩戴者可在老年人口袋里放个人信息卡，有助于寻找和与医院、家人取得联系。有条件者，可为老年人安装卫星定位系统，一旦老年人走失，便可准确定位。

（3）加强防走失措施　定期组织护士学习走失安全制度，强化护士自身安全管理意识。提供一些线索引导老年人辨认环境，方便其自理生活。对外出欲望强烈的老年人，除专人陪护外，主管护士应加强巡视，老年人活动控制在视线范围，提高警惕，留意老年人的动向。

（4）心理护理　老年人情绪波动较大，不容易控制，需给予更多的关心。可培养老年人的兴趣爱好，转移其对疾病的注意力。平时多与老年人沟通，尽可能了解其心理反应及外出企图，及时给予必要的心理疏导，缓解老年人抑郁、愤怒、恐惧等不安情绪，增进其自控能力。

3. 走失应对　一旦发生走失，要沉着、冷静，组织家属、医护人员、医院保卫部及社会相关部门共同寻找。走失的老年人寻回后，护士要做好事后的心理护理，耐心让老年人讲述外出的原因和经过，以便进一步制定防范措施。

4. 健康教育　①针对老年人所患疾病给予相应知识教育，告知防走失措施；②对家属而言，在漫长而繁重的照料中，常有无奈、挫折、丧失信心等消极情绪，护士应给予疏导，使老年人获得家的温暖和悉心照料。

第六节　性需求和性生活卫生

一、概述

马斯洛的基本需要层次论指出，性属于人们的基本需要，其重要性与空气、食物相当，而且人们还可通过性活动而满足其爱与被爱、尊重与被尊重等较高层次的需要。人类对性的需求不会因为年龄的增长而迅速下滑，也不会因为疾病而消失。

健康的性生活包括以许多不同的方式来表达爱及关怀，而不只是性交而已。对于老年人来说，往往只需要一些浅层的性接触就可以获得性满足，例如彼此之间的抚摩、接吻、拥抱等接触性性行为。

年轻时激烈的性行为，这时可被相对温和的情感表达方式所取代。适度、和谐的性生活对于老年夫妻双方的生理与心理健康都有好处，而且这种好处是日常生活中其他行为所不能取得的。相对于年轻人来说，老年人的性生活更注重其相互安慰、相互照料等精神方面的属性。

二、影响老年人性生活的因素

1. 老年人的生理变化

（1）男性　男性老年人因神经传导速度减慢，阴茎勃起较慢，勃起的持续时间也会比年轻时短，且阴茎勃起的角度、睾丸上提的状况均有降低。除此之外，老年男性射精前的分泌物及精液减少，并非每次的性交都有射精，射精后阴茎较快软化，且缓解期延长。

（2）女性　女性在老化过程中，由于雌激素分泌减少，大阴唇变平，较难分开，小阴

扫码"学一学"

唇颜色也有所改变，阴蒂包皮萎缩，但阴蒂的感觉仍然存在。在性行为中阴道内润滑液的产生会较慢较少且需要较直接的刺激，在性交当中可能会产生疼痛的感觉；高潮期时间变短，高潮时子宫收缩也可能造成疼痛，子宫上提的情形会减低且减慢，性潮红发生率可能减少或消失，乳房的血管充血反应会减少或消失，肌肉强直的情形也会降低。

2. 老年人常见疾病 心肌梗死、慢性阻塞性肺疾病、糖尿病及泌尿生殖系统疾病的患者或其配偶常认为性生活会加重疾病甚至导致死亡。特别是心肌梗死的老年人对性活动更常会出现恐惧心理，担心心脏是否能负荷这样的活动。但有研究表明，在性交时或性交后的心源性死亡实际是很少见，适当的性生活反而可使老年人得到适度活动的机会，并使身心放松。

女性糖尿病患者可由于阴道感染导致不适或疼痛；前列腺肥大的老年人常害怕逆向射精，轻度的前列腺炎在射精后可引起会阴部疼痛；而男性老年人患勃起功能障碍（ED）的可能性是普通人的 2~5 倍，但其性欲不受影响；关节炎患者常苦于肢体活动上的不舒适或不便。

除上述疾病外，一些药物的副作用也常是影响性功能的重要因素。较明显的药物包括抗精神病药物，它可以抑制勃起或射精的能力；镇静催眠药物，能抑制个体的性欲。

3. 老年人与性有关的知识、态度 目前在社会上仍对老年人性生活流传着许多误解，例如性是年轻人的事，老年人仍有性需求或性生活简直就是"老不正经"；老年人射精易伤身，会导致身体虚弱；女性在停经后性欲就会停止等，这些观念无形中让老年人对性生活望而却步。随着机体的老化，老年人的性能力及其对性刺激的反应下降。由于缺乏相关的知识，多数老年人并不了解上述变化是正常现象，认为自己的性能力已经或将会丧失，因而降低了对性生活的兴趣，甚至完全停止性生活，不再与伴侣有身体上的亲密接触。

除此之外，老年人常因外表的改变而对本身的性吸引力及性能力失去信心，还有些由于退休丧失了社会角色，就认为自己也应从性生活中退出等。这些似是而非的观念，影响了老年人对性问题的认知。因此，消除这些误区是处理老年人性问题的关键，也是护士必须要面对的问题。

4. 社会文化及环境因素 社会上有许多现实的环境与文化因素影响老年人的性生活。养老机构中房间设置往往如学生宿舍般"整洁"，即使是夫妻同住者的房间也只放置两个单人床。衣服常没有性别样式的区别，浴厕没有男女分开使用的安排，这些都不利于性别角色的认同。其他如中国传统的面子、羞耻等价值观造成老年同性恋、自慰、再婚等情形很难被社会坦然接受，老年人正常的性需求无法满足。

5. 其他因素 老年夫妻间的沟通对性需求的满足可起到关键性的影响作用，夫妻中如有一方只沉溺于孩子、事业或其他，而忽略了另一方的性需求，对自己的配偶不再显示性兴趣或性关注，就很容易导致对方受到性伤害，甚至婚姻破裂。

同时，多数居家老年人的照顾者为其子女，而他们一般很少顾及老年人这方面的需求，如子女多的家庭经常将老年夫妻由不同的子女赡养而处于长期分居状态，且由于居住条件有限，往往要和孙辈同居一室，不能保证私人空间。寡居或鳏居老年人的性需求也是目前老年护理中的一大难题，相当数量的子女会反对父亲或母亲再婚，一方面是观念问题，觉得不光彩，另一方面则牵涉财产分配问题，不愿意多赡养一位老人。

三、对老年人性生活的护理评估

性问题的评估所有覆盖的内容不仅仅是身体评估，还应包含社会心理方面。如自我概念、自我认知等内容。对老年人性生活的评估应具有专业的敏感度，同时尊重老年人的隐私权。需要有相应的"倾听"与"沟通"的技巧。

1. 健康史 了解老年人的一般资料、性知识、婚姻状况、疾病史及性生活史，性生活现况如性欲、性频率、性满意次数、性行为成功次数等。同时注意评估配偶或性伴侣的情况。

2. 身体检查 性问题的产生部分是由心理因素导致，有些是生理因素造成的，在临床上除了询问谈话能对老年人有深入的了解外，还有一些检查能协助专业人员确认老年人的问题。常见的检查有阴茎膨胀硬度测验、海绵体内药物注射测试、神经传导检查、阴茎动脉功能检查等。

3. 心理 - 社会因素 了解老年人性认知、性态度、性别角色及自我概念、宗教信仰等；关注老年人对性生活的期望；了解居住环境、家人对老年人性生活的看法等。

四、老年人性生活的护理与卫生指导

（一）一般指导

1. 开展健康教育 教育老年人及其配偶、照顾者进行针对性的性健康教育。让他们明白身体衰老并不意味着性欲和获得性高潮能力减退或消失，帮助其树立正确的性观念。克服传统文化和社会舆论的偏见，把性生活看作正常生理活动的一部分。

2. 加强伴侣间的沟通 鼓励老年人与其配偶沟通，能畅谈有关性问题的感受，消除顾虑、有助于治愈疾病和性生活的和谐。

3. 营造合适的环境 老年人应有自己的私密空间及自我控制的条件，如门窗的隐私性、床的高度和适用性等。提供老年人夫妻性生活的基本条件，如性生活过程不被干扰，时间充足，避免给老年人造成心理压力。

4. 健康的生活习惯 保持心情愉悦、规律运动、保持体能。禁止吸烟、减少喝酒，多吃新鲜食物等。性生活时间以休息时间为宜。

（二）性卫生指导

1. 性生活的频度 性生活的频度是指多长时间一次性生活。老年人的性生活的频率以第二天不感到身体疲劳，双方精神愉快为宜。

2. 性生活的清洁 男女性生活前、后都要清洗外阴，避免感染。平时也应保持外生殖器清洁，避免生殖系统感染。

3. 性生活的安全 提醒老年人采取必要的安全措施是很重要的，如性伴侣的正确选择，安全套的正确使用等。

（三）对患病老年人性生活的指导

1. 患前列腺炎、老年性阴道炎的老年人 可使用抗生素、前列腺按摩及温水坐浴等治疗方法来减轻症状。女性阴道干涩者，性生活前可使用水溶性润滑剂润滑阴道。

2. 患心脏病的老年人 使用心肺监测来决定患者是否能承受性生活的活动量（相当于爬楼梯心率达到174次/分的程度）。避免劳累、饱食及饮酒后进行性生活，以免加重心脏负担。性生活最好在双方都充分休息后进行。也可遵医嘱用药进行协调，在性生活前15～

30 分钟服用硝酸甘油，避免发生意外。

3. 患呼吸系统疾病老年人 应在充分休息后的早晨进行性生活，同时选择呼吸不受限的体位。也可在性生活中应用呼吸技巧来提高氧的摄入和利用。

4. 其他老年人 如患关节炎患者可由改变姿势和服药来减轻不适程度，或者在性生活前 30 分钟泡热水澡，让关节肌肉达到放松。糖尿病老年人，可通过药物和润滑剂的使用来改善疼痛症状。

（四）配合各种医疗处置时的护理措施

老年男性常见的性问题为勃起功能障碍（ED），特指在 50% 以上的性交过程中，不能维持足够的勃起而进行满意性交。ED 发生率随年龄增加而不断增高。老年 ED 多为器质性而非心理性的，但心理因素往往和器质性因素共同作用，加重病情。医学上有多种方法可以协助 ED 老年人改善其性功能，但并非适合每个人，需尊重老年人及其性伴侣的选择及意愿。

知识链接

协助老年 ED 改善性功能的医学办法

1. 真空吸引器 使用时将吸筒套在阴茎上，吸成真空，强迫血液流入阴茎海绵体，造成充血再以橡皮套套入阴茎根部，造成持续性效果。每次使用不可超过 30 分钟，以免造成异常勃起。这种方法需经专业人员的协助与教导才可使用。

2. 此方法是将前列腺素自行注射到海绵体，注射后 5～10 分钟开始生效，持续时间 30～40 分钟，掌握好注射时间，则易达到彼此满意的状态。

3. 人工阴茎植入 将人工阴茎以手术方式植入，术后需在专业人员的指导下练习正确的操作技术，一般在 6 周后才可恢复性生活。

4. 药物使用 常见的口服药物有枸橼酸西地那非（伟哥），在受到性刺激的前提下可帮助 ED 老年人产生勃起。但该药物与硝酸酯类药物一起使用时能引起严重的低血压，因此服用硝酸酯类药物的 ED 老年人禁用该药。在选择口服药物前需确认老年人对药物有正确的认识，且在服药上能严格执行医嘱，避免造成不必要的伤害。

本章小结

本章主要讲述老年人的营养与排泄、休息与活动、老年人性生活需求及卫生指导。通过学习掌握病因、表现、护理措施等，熟悉老年人特殊问题的护理，并运用所学知识为老年人提供相应的护理措施、护理指导和整体护理服务。

在日常生活中，老年人护理中遇到的问题复杂，协助护理项目繁多，护理周期长，经常会出现突发情况，需要用灵活的护理思维和护理技能来帮助老年人维持或促进组织器官的功能，帮助其减少痛苦、提高老年期的生活质量。因此，掌握老年人日常护理的注意事项是十分重要的。同时尊重、关心老年人，做好健康指导，提高老年人的生活质量。

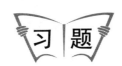

习　题

扫码"练一练"

一、选择题

【A1 型题】

1. 老年人的室温
   A. 22 ~ 24℃　　　　　B. 18 ~ 20℃　　　　　C. 22 ~ 26℃
   D. 19 ~ 22℃　　　　　E. 21 ~ 23℃

2. 老年人的室内湿度
   A. 50% ~ 60%　　　　B. 30% ~ 40%　　　　C. 55% ~ 60%
   D. 30% ~ 40%　　　　E. 40% ~ 50%

3. 老年人沐浴的水温
   A. 30℃　　　　　　　B. 40℃　　　　　　　C. 45℃
   D. 50℃　　　　　　　E. 55℃

4. 老年人沐浴时的室温
   A. 18 ~ 20℃　　　　　B. 20 ~ 22℃　　　　　C. 22 ~ 24℃
   D. 24 ~ 26℃　　　　　E. 26 ~ 28℃

5. 老年人面部清洁的水温
   A. 15 ~ 18℃　　　　　B. 18 ~ 30℃　　　　　C. 13 ~ 15℃
   D. 25 ~ 35℃　　　　　E. 35 ~ 45℃

6. 老年人使用热水袋水温应低于
   A. 30℃　　　　　　　B. 40℃　　　　　　　C. 50℃
   D. 55℃　　　　　　　E. 60℃

7. 下列不属于保护老年人安全的是
   A. 防跌倒　　　　　　B. 交叉感染　　　　　C. 防烫伤
   D. 心理护理　　　　　E. 限制老年人活动

8. 老年人适宜床高应为多少
   A. 20 ~ 30cm　　　　B. 35 ~ 45cm　　　　C. 50 ~ 60cm
   D. 40 ~ 50cm　　　　E. 65 ~ 75cm

9. 老年人使用的座椅适宜高度为
   A. 25 ~ 30cm　　　　B. 35 ~ 42cm　　　　C. 30 ~ 40cm
   D. 30 ~ 35cm　　　　E. 43 ~ 47cm

10. 下列不属于老年人的辅助工具的是
    A. 老花镜　　　　　　B. 助听器　　　　　　C. 助步器
    D. 轮椅　　　　　　　E. 电脑

11. 下列老年人使用老花镜的做法中错误的是
    A. 单焦镜适用于以前是正常视力的老年人做精细动作或阅读时佩戴
    B. 一般劳动或运动时佩戴

C. 双焦近视适用于原有近视，远视或散光老年人

D. 佩戴老花镜应听从专业人士提示，避免盲目使用

E. 配置一副眼镜后可长期使用

12. 下面关于拐杖的说法错误的是

    A. 用于辅助短距离行走器具

    B. 其作用是支撑体重保持平衡，锻炼肌肉，辅助行走

    C. 类型主要有手杖，前臂杖，腋杖，平台杖等

    D. 使用拐杖重要的是，长度合适，安全稳定

    E. 确定腋杖长度的方法为使用者的身高减去 41cm

13. 下列关于老年人耳聋及助听器说法正确的是

    A. 老年人耳聋一般是突然形成的

    B. 开始使用助听器时，需要几个星期的适应期

    C. 声音可一次性开到最大，以保持老年人能正常与他人沟通

    D. 助听器跟换电池时不可自行更换

    E. 助听器构造非常简单，出故障时可自行拆开修理

14. 下列关于轮椅说法错误的是

    A. 轮椅是老年人借助于行走的重要工具，借助轮椅可以进行自由活动

    B. 按照驱动方式可将轮椅分为手动和电动两种类型

    C. 按照构造可将轮椅分为折叠式轮椅和固定式轮椅

    D. 小巧，轻便，降低对空间的需求是固定式轮椅的优点

    E. 电动轮动可以节省人力资源，减少照顾人的负担

15. 下列不属于非语言性沟通技巧的是

    A. 面部表情   B. 目光接触   C. 触摸

    D. 身体姿势   E. 书面沟通

16. 下列对语言沟通概念说法错误的是

    A. 在人际沟通中，语言沟通约占 35%

    B. 口头沟通属于语言沟通

    C. 书面沟通属于语言沟通

    D. 电子沟通属于语言沟通

    E. 沉默是一种语言沟通的技巧

17. 下列关于助步器说法错误的是

    A. 老年人使用助步器可完成日常生活活动

    B. 助步器分为两大类，一类是无脚轮助步器，另一列是有脚轮助步器

    C. 无脚轮助步器主要用于能行走的老年人

    D. 有脚轮助步器适用于有一定生活自理的老年人

    E. 有脚轮助步器既能帮助老年人站立又能训练老年人的行走能力

18. 下列不属于语言沟通技巧的是

    A. 明确交谈目的   B. 营造融洽的氛围

    C. 注意说话的语气和语调   D. 使用通俗易懂的语言

E. 沉默

19. 下列关于老年人头发护理错误的是
    A. 老年人根据身体状态原因，不宜经常清洗头发
    B. 老年人身体状况良好时可自行清洗头发
    C. 身体虚弱的高龄老年人必须协助其洗发
    D. 卧床老年人不宜挪动，应在床上进行洗发
    E. 干性头发应每周清洗一次，湿性头发应每周清洗两次

20. 下列关于老年人口腔护理错误的是
    A. 老年人唾液分泌减少对牙齿冲刷和自洁的能力下降
    B. 保持口腔卫生从而减少口腔疾病的发生尤为重要
    C. 建议饭后漱口，每日早中晚三次
    D. 漱口时间安排在饭后3分钟后，每次持续3分钟
    E. 应建议每个季度更换一次牙刷

21. 有助于老年人身体健康的生活方式不包括
    A. 摄入合理
    B. 养成良好的生活习惯
    C. 适当放慢生活节奏
    D. 喝酒
    E. 学习科学的健康保健知识

22. 老年人的日常生活护理的注意事项不包括
    A. 对老年人主动性的关注
    B. 建立良好的生活方式
    C. 鼓励老年人发挥余热多做贡献
    D. 保护老年人的安全
    E. 对老年人个别性的保护

23. 老年人禁忌触摸的部位
    A. 头部　　　　　　　　　　B. 脸庞
    C. 手　　　　　　　　　　　D. 下肢
    E. 腹部

24. 与老年人沟通时使用电子沟通的缺点是
    A. 信息量大
    B. 快捷
    C. 远距离，跨地域的即时沟通
    D. 了解对方身份
    E. 可以在家里方便地与外界联系

25. 老年人的衣着不宜
    A. 舒适　　　　　　　　　　B. 实用
    C. 整洁　　　　　　　　　　D. 花哨
    E. 美观

二、思考题

王大爷，67岁。患有糖尿病10余年，长期服药控制血糖。进食、大小便等日常生活能自理，但沐浴、穿衣需要他人协助。平日与62岁老伴李大妈相互扶持，李大妈患高血压8年，长期服药，平日自理能力好，能做饭、洗衣、打扫房间。两人育有2个子女，都已成家，大儿子在本市工作，小女儿在距离较远的B市工作。最近因小女儿临产需要人照顾，准备将李大妈接到身边，考虑到以后孩子的养育问题，李大妈需要长期住在女儿家。王大爷由本市工作的大儿子负责照料。

问题：

1. 王大爷的日常生活护理方面应注意什么？

2. 将两位老人分开照料，很容易忽视老人生理方面的哪项需求？应如何弥补？

（冀　晴　袁　元）

第七章　老年人常见心理与精神问题的护理

学习目标

1. **掌握**　老年人常见心理问题与护理；维护和促进老年人心理健康的原则和措施；老年期抑郁症、焦虑症患者的护理。

2. **熟悉**　老年期心理变化特点；心理健康的定义；老年期抑郁症、焦虑症患者的特点。

3. **了解**　老年人心理健康标准；老年期抑郁症、焦虑症的治疗方法；老年期精神障碍患者的评估方法。

4. 学会分析老年人常见的心理问题和老年期常见精神障碍的症状、原因及护理。

5. 具有尊重和关爱有心理问题及精神障碍老年人的意识。

　　随着社会的进步与发展，世界人口老龄化已日趋明显，为促进健康老龄化，老年人的心理精神卫生必须得到高度关注。进入老年期，人的各种生理功能都逐渐进入衰退阶段，并常常面临社会角色改变、疾病、丧偶等生活事件，老年人必须面对和适应这些事件。如果适应不良，常可导致一些心理问题，严重时甚至出现精神障碍，损害老年人的身心健康，降低生活质量。

第一节　老年人心理变化

扫码"学一学"

案例导入

　　王奶奶，61 岁，半年前退休，退休前是一名小学音乐老师，在校师生相处融洽，家庭很和睦。退休后，天天在家做做家务、带带孙子等一些生活琐事，自己觉得无聊枯燥、没多大意思，越加感觉生活不属于自己的，注意力没以前集中了，记忆力也不如从前了。最近一个月以来，时常感到情绪低落、郁闷，甚至怨恨自己，觉得自己无用，生活无味。在家人陪同下前来求助。

　　请问：

　　1. 王奶奶半年来发生了哪些心理变化？

　　2. 王奶奶为什么会发生这些心理变化？

　　老年期某些生理功能逐渐下降和衰退，使得某些心理功能也随之减退和发生变化。一般老年人能通过调适自己适应良好，针对不能良好调试自己心理问题的老年人，应采取有效的措施，起到防护和促进老年人心理健康的目的。

一、老年人心理变化的特点

老年人的心理变化是指心理能力和心理特征的改变，包括感知觉、记忆、智力、思维等。

（一）感知觉的变化

感知觉是人脑对客观事物最基本的反映。老年人因生理性衰退，脑功能下降，其反应的灵敏度也下降，导致老年人的视觉、听觉、味觉、嗅觉能力减退，皮肤的冷、热、触、痛觉下降，从而表现出反应迟钝、行动迟缓、依赖性增强等。而听力的失真又影响了对外的言语交流和对外界的信息交流，给生活带来不便。此时，老年人在心理上会产生悲观、消极、抑郁、孤独、焦虑等。

（二）记忆的变化

记忆是通过识记、保持、再现和再认等方式在人脑中积累个体经验的心理过程。老年人随着年龄的增长，记忆能力减退。老年人的记忆特点为：有意记忆为主，无意记忆为辅；近事容易遗忘，远事记忆尚好；记忆能力下降，再认能力尚好，回忆能力较差；从记忆的类型而言，老人机械记忆下降明显，速记、强记困难，但理解性记忆相对保持。老年人的记忆减退有较大的个体差异，记忆与人的健康精神状况、记忆的训练、社会环境等有关系。

（三）智力的变化

智力是学习或获得实践经验的能力。智力分为流体智力和晶体智力两大类。流体智力是指获得新观念、洞察复杂关系的能力，如知觉速度、机械记忆、识别图形关系等，主要与人的神经系统的生理结构和功能有关。晶体智力指对词汇、常识等的理解能力，与后天的知识、文化和经验积累有关。随着年龄增长，老年人的流体智力呈逐渐下降的趋势；而晶体智力则保持相对稳定，随着后天的学习和经验积累，有的甚至还有所提高，到高龄后才缓慢下降。研究表明，老年人的智力与年龄、受教育程度、自理能力等有一定关系。

（四）思维的变化

思维是更为复杂的心理过程，是人类认知过程的最高形式，是人脑对客观事物间接的、概括的反映。由于老年人记忆能力减退，无论在概念形成，解决问题的思维过程，还是创造性思维和逻辑推理方面都受到了影响，而且个体差异较大。老年人的思维特点：常不能集中精力思考问题，思维迟钝，联想缓慢，计算能力减退，尤其是心算能力。

（五）人格的变化

人格即人的特性或个性，包括性格、兴趣、爱好、倾向性、价值观、才能和特长等。人进入老年期人格也会发生改变，如由于记忆减退，说话重复唠叨，总怕别人和自己一样忘事；各种能力下降产生的保守、固执、刻板，因把握不住现状而产生怀旧和易发牢骚；对健康和经济过分关注与担心易产生不安与焦虑。

（六）情绪的变化

情绪是人对客观事物的态度体验，是人的需要得到满足与否的反映。老年期情绪强度和紧张度相对减弱，表现为不易生气，也难消气。老年期情绪的快感度个体差别很大，常见有易消极、抑郁，易烦躁、害怕，情感脆弱，容易对自己不熟悉的事物和领域畏惧，甚至拒绝等。

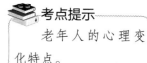

考点提示

老年人的心理变化特点。

二、老年人心理变化的影响因素

（一）各种生理功能的减退

老年人随着年龄的增加，各种生理功能减退，如神经组织，脑细胞逐渐发生萎缩并减少，神经递质功能减退，导致精神活动减弱、反应迟钝、记忆力减退。视力及听力也逐渐减退，感知觉随之降低。

（二）社会地位的变化

由于社会地位的改变，可以使一些老年人发生种种心理上的变化。老年人离退休所导致的社会角色变化是人生中的一项重大改变。老年人退休一般需要经过期待期、退休期、适应期、稳定期四个阶段。退休后突然离开了工作岗位，生活结构发生了改变，空闲的时间多起来，生活的内容也发生了质的改变，往往会使人失去生活的重心，自我价值感丧失，认为自己对社会不再有用，从而易产生失落、孤独、沮丧，甚至影响健康发生疾病。

（三）家庭人际关系

家庭是老年人退休后的主要生活场所。老年人的生活及其心理健康不可避免地要受到家庭的结构、家庭成员彼此间的关系及老人在家庭中的地位等方面影响。一是夫妻之间关系：老年人夫妇间的恩爱程度如何、丧偶老人能否再婚及再婚后的夫妻的关系是否融洽等都对老年人的心理健康产生重大的影响。二是与子女之间的关系：由于社会文化的影响，老年人与其子女间的关系变得越来越值得关注。很多老年人为子女操心劳神，直至精疲力竭；晚年丧子或子女患病，或是子女为争财产而不顾骨肉手足之情等都会给老年人带来极大的痛苦，对老年人的身心健康造成极大的伤害。还有子女不孝或是婆媳关系紧张也会影响老年人的心理健康。三是与孙辈之间的关系：很多老年人往往把希望寄托在孙辈身上，但由于社会文化及教育背景的差异，在思想观念上很容易与孙辈们发生分歧。

（四）营养状况

人体组织与细胞的正常生理活动需要足够的营养，如蛋白质、脂肪、碳水化合物、微量元素、维生素等都是人体必需的营养物质。当营养不足时，尤其是神经组织及细胞缺乏营养时，可出现精神不振、乏力、记忆力减退、对外界事物不感兴趣，甚至发生抑郁等其他精神神经症状。

（五）经济状况

家庭经济状况对于老年人心理健康也有一定的影响。老年人随着退休和劳动能力的丧失，经济收入较前也有所减少，有的甚至要依赖于儿女的经济支持，老年人就会比较节俭，精打细算生活的各项开支，不希望成为儿女的负担。经济收入较高的老年人这方面的担忧比较少；而经济收入不高的老年人，易产生无用感、自卑等消极心理。

（六）疾病

有些疾病会影响老年人的心理状态，如脑动脉硬化，使脑组织供血不足，脑功能减退，促使记忆力减退加重，晚期甚至发生老年期痴呆等。脑卒中等疾病常使老年人卧床不起，生活不能自理，便觉得成为他人的累赘，以至产生悲观、孤独等心理。

（七）文化程度

文化程度较高的老年人，一般能正确客观地面对老年期发生的一些生理、社会变化，积极采取有效的途径达到身心的平衡，能够进行积极的自我调节，通过自我释放缓解内心抑郁、焦虑等不良情绪。

三、老年人心理发展的主要矛盾

（一）角色转变与社会适应的矛盾

这是老年人退休后带来的矛盾。退休、离休本身是一种正常的角色变迁，但不同的职业群体的人，对离退休的心理感受是不同的。自愿退休或是急切盼望退休的老人常常以积极乐观的态度对待退休，他们大多已经在工作中实现了自我价值或是厌倦了工作，因而他们能够心平气和地接受退休；而不愿意退休者的心理则十分矛盾，他们往往担心因丧失工作导致社会地位的改变而失去现有的一切。退休后，从一个熟悉的工作环境中退到家庭这样一个小圈子里，生活的内容和生活的节律及自己所扮演的角色和地位都有很大的不同，往往会感到无所事事、无所适从。这时，老年人在角色转变与社会适应之间形成的矛盾，甚至会产生烦躁、焦虑、抑郁等情绪。

（二）老有所为与身心衰老的矛盾

具有较高价值观念和理想追求的老年人，通常在离开工作岗位后，都不甘于清闲。他们渴望在有生之年，能够再为社会多做一些贡献，希望能退而不休、老有所为。然而，很多年高志不减的老年人，身心健康并不理想，"心有余而力不足"。他们有的身体衰老严重，有的身患多种疾病，有的感知、记忆、思维等心理能力明显衰退。这些使得老年人在志向与衰老之间形成了矛盾，有的人还为此陷入深深的苦恼和焦虑中。

（三）老有所养与经济保障不充分的矛盾

据调查，老年人缺乏独立的经济来源或可靠的经济保障，是困扰老年人心理的重要原因。一般来说，由于缺乏经济收入，社会地位不高，而使得这类老年人容易产生自卑心理。他们的心情往往比较郁闷，处事小心。如果再受到子女的抱怨或歧视，性格倔强的老年人，往往会产生消极、悲观的心理。"老有所养"也是社会的一个责任，是提升老年人幸福感的重要途径，目前我们国家正在不断完善相关养老制度。所以，老有所养与经济保障不充分的矛盾，既是社会问题，又会产生老年人的心理矛盾。

（四）安度晚年与生活变故的矛盾

老年人都希望能安享天伦之乐，平平安安、幸福美满地度过晚年，而且大多数老年人都希望健康长寿，但是这种美好愿望与实际生活中的意外打击、重大变故，往往形成强烈的对比，老人也为之陷入深刻的矛盾中。如老年丧偶、老年丧子、亲友亡故、夫妻不和、婆媳不和、子女不孝、突患重病等生活事件，对老人都会造成严重的心理打击。

第二节 老年人常见心理问题护理与健康促进

案例导入

退休不久的李阿姨诉说了自己的烦心事：忙了半辈子，本以为这下可清闲了，能好好享受一下退休生活，可是在家刚休息两个多月，就待出病了。

首先，她感觉心慌，在家里做完家务活，就无所事事，读书、看电视总静不下心，家人劝说多出去走一走，又不愿意动弹，好像一下子和外面的社会拉开了距离。其次，

扫码"学一学"

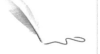

还没退休的老伴认为李阿姨在家，不把他照顾好是说不过去的，好像就该天天围着老伴转，老两口经常吵架，关系不如以前。她开始失眠，感觉心悸，有时候全身软弱无力、燥热，也找不到原因。

请问：

1. 你认为李阿姨出现了什么心理问题？

2. 你可以从哪几方面帮助李阿姨度过这个阶段？

一般而言，一个人在进入老年期后，大致都要经历四个阶段，即角色转换阶段、适应阶段、重新计划人生阶段和稳定阶段。老年人在经历这四个阶段过程中，由于生理功能的逐渐老化和心理状态的难以适应，便容易出现一些心理问题。

一、老年人常见的心理问题与护理

老年人进入老年期如果发生适应不良，一段时间不能很好地调适就会发生心理问题。常见的心理问题有焦虑、抑郁、孤独、自卑、离退休综合征、空巢综合征等。

扫码"看一看"

（一）焦虑

焦虑是一种很普遍的现象，几乎人人都有过焦虑的体验。适度的焦虑有益于个体更好地适应变化，有利于个体通过自我调节保持身心平衡等，但持久过度焦虑则会严重影响个体的身心健康。

1. 原因 造成老年人焦虑的原因：一是身体生理变化方面的原因，随着年岁的增长，老年人体弱多病，行动不便，力不从心；二是各种应激事件，如离退休、丧偶、经济困难、家庭关系不和等负面事件；三是受某些疾病的影响，如疑病性神经症、抑郁症、痴呆、甲状腺功能亢进、低血糖、直立性低血压等，以及一些药物的副作用，如胆碱能药物、咖啡因、受体阻滞剂、皮质类固醇、麻黄碱等都可引起焦虑反应。

2. 表现 焦虑指面向未来的害怕不安和痛苦的内心体验、精神运动性不安以及伴有自主神经功能失调三方面的症状；按照发作时间的长短可以分为急性焦虑和慢性焦虑。

（1）急性焦虑 主要表现为惊恐发作。老年人急性焦虑发作时突然感觉到不明原因的惊慌、紧张不安、心烦意乱、坐卧不安、失眠、心悸、气促、脉搏加快、血压升高、尿频、尿急等躯体症状。严重时，可以出现阵发性气喘、胸闷，甚至有濒死感，并产生妄想和幻觉。急性焦虑一般发作持续几分钟到几小时，之后症状缓解或消失。

（2）慢性焦虑 主要表现为持续性精神紧张。老年人慢性焦虑发作时表现为经常提心吊胆，常有不安的预感，比较敏感，处于高度的警觉状态，容易激怒，生活中稍有不顺就心烦意乱，易与他人发生冲突，注意力不集中，健忘等。

持久过度的慢性焦虑严重损害老年人的身心健康，机体抵抗力下降，损害自信心，并可诱发高血压、冠心病。急性焦虑发作可诱发老年人脑卒中、心肌梗死、青光眼、高血压性头痛失明，以及跌倒等意外事件发生。

3. 护理 积极防治老年人的过度焦虑。

（1）评估焦虑程度 可用汉密尔顿焦虑量表（HAMA）和焦虑自评量表（SAS）评估老年人的焦虑程度。

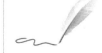

（2）对症处理　帮助老年人及其家属认识和分析焦虑的原因，针对产生焦虑的原因，帮助其正确对待离退休等问题，想办法解决经济困难，积极治疗原发病，避免使用或慎用引起焦虑症状的药物。

（3）心理护理　指导老年人保持积极良好的心态，正确对待和疏导生活的应激事件，学会自我疏导和自我放松，建立规律的生活习惯。

（4）家庭支持　帮助老人的子女学会谦让和尊重老人，多陪伴和关心老人，理解老人的焦虑心理，鼓励和倾听老人的内心宣泄，真正从精神上关心体贴老人。

（5）药物治疗　重度焦虑者应遵医嘱使用抗焦虑药物，如地西泮、氯氮䓬等药物治疗。

（二）抑郁

抑郁和焦虑一样，是一种极其复杂、正常人也会经常体验到的情绪状态。只是作为病理性情绪，抑郁症状持续的时间较长，并可使心理功能下降或社会功能受损。当抑郁持续2周以上，表现符合心理疾病诊断统计手册第4版（DSM－Ⅳ）的诊断标准即可诊断为抑郁症。

1. 原因　导致老年人抑郁的主要原因：一是增龄引起的生理、心理功能的退化；二是慢性疾病如高血压、糖尿病、冠心病、脑卒中、癌症等导致躯体功能障碍，因病致残导致自理能力下降或丧失；三是较多的生活应激事件，如离退休、丧偶、经济困难、家庭关系不和等负面事件。

2. 表现　抑郁主要包括情绪低落、思维迟缓和行为活动减少三方面的症状。老年人抑郁表现多数以躯体症状为主要表现形式，心境低落表现不太明显，称为隐匿性抑郁；或以疑病症状较突出，可出现"假性痴呆"等。

3. 护理　减轻抑郁症状，减少复发；提高生活质量，降低医疗费用和死亡率。

（1）评估抑郁程度　使用老年抑郁量表（GDS）作为老年人的抑郁筛查表，Zung抑郁自评量表（SDS）评估老年人的抑郁程度。

（2）防护措施　协助生活自理，遵医嘱用药；严防自伤自杀，避免促发因素。

（3）心理护理　鼓励老人回顾正向故事，使用认知心理治疗。

（4）社会支持系统　锻炼和人际交往是避免抑郁的最好方法，家人和朋友多关心抑郁老人，鼓励老人多交流；完善社区服务，完善养老保障，提供社区老人服务中心。

（三）孤独

孤独是一种封闭心理的反映，是一种被疏远、被抛弃和不被他人接纳的情绪体验。

1. 原因　导致老年人孤独的可能原因：一是离退休后远离了社会活动；二是无子女或因子女独立成家后成为空巢家庭；三是体弱多病、行动不便，减少了与亲朋往来的频率；四是因为性格孤僻或丧偶。

2. 表现　孤独老人因孤独寂寞、社会活动减少往往产生伤感、抑郁情绪，精神萎靡不振，常偷偷哭泣、顾影自怜，如果加上老年人体弱多病、行动不便时，上述消极感会明显加重。久而久之，老年人免疫抵抗力下降，易导致躯体疾病。孤独也会使老年人选择更多不良的生活方式，如吸烟、酗酒、不爱活动等，不良的生活方式常常导致一些慢性疾病。有的老年人会因长期孤独转化为抑郁症，有自杀倾向。

3. 护理　积极消除老年人的孤独感，使其逐渐走出自我。

（1）社会支持系统　提供老年人参与社会的机会，如各类公益组织、老年大学等，让老年人积极而适量地参加各种力所能及有益于社会和家人的活动，老年人在活动的过程中可以扩大社会交往，培养广泛的兴趣和爱好，做到老有所为；还可消除孤独寂寞感，使老年人获得社会价值感和幸福感。

（2）家庭支持系统　子女要注重老年人的精神赡养，经常回家看望老人，或经常通过电话、微信等与父母进行感情和思想的交流。子女需从内心深处关心父母，充分认识到空巢老人在心理上可能遭遇的危机。丧偶的老人，如果有合适的对象，应尊重和支持老年人的求偶需求。

（四）自卑

自卑是一种消极的情感体验，即自我评价偏低，自己瞧不起自己。当人的自尊需要得不到满足，不能恰如其分、实事求是地分析自己时，就容易产生自卑心理。

1. 原因　老年人产生自卑的原因：一是老年人的生理功能衰退引起生活自理能力下降；二是疾病引起的部分或全部生活自理能力和适应环境的能力丧失；三是离退休后角色转换障碍；四是家庭矛盾。

2. 表现　一个人形成自卑心理后，往往从怀疑自己的能力到不能表现自己的能力，甚至发展到怯于与人交往和孤独地自我封闭。自卑的老年人不敢憧憬自己美好的明天，本来经过努力可以达到的目标，也会认为"我不行"而放弃追求。

3. 护理　为老年人创建良好、健康的社会心理环境。社会上尊老敬老蔚然成风，鼓励老年人参与社会活动，充分体现自身价值；对失去生活自理能力的老人应满足老年人被尊重的需要，在不影响健康的前提下，尊重他们原来的生活习惯。

（五）离退休综合征

离退休综合征是指老年人离退休之后，不能适应新的社会角色、生活环境和生活方式的变化而产生的一种适应性心理障碍。离退休综合征经过心理疏导或自我调适大部分在一年内可以恢复常态，个别需要较长时间才能适应，少数患者可能转化

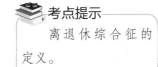

考点提示

　离退休综合征的定义。

为抑郁症，也有的转化为其他心身疾病，极大地危害了老年人的健康。

1. 原因　离退休综合征产生的原因：一是离退休之前缺乏足够的心理准备；二是离退休前后生活境遇反差过大，如社会角色、生活内容、家庭关系等方面；三是缺乏社会支持，失去价值感；四是个体适应能力差或个性缺陷。

2. 表现　离退休综合征主要表现在情绪和行为方面的异常。常常表现为坐卧不安、行为重复或无所适从，有时还会出现强迫性定向行走；注意力不能集中，做事常出差错；性格变化明显，容易发脾气、多疑、怀旧、对现实不满。心理特征表现为无力感、无用感、无助感和无望感。

3. 护理　帮助老年人从工作状态平稳过渡到退休生活。

（1）做好心理疏导　使老年人正确看待退休，退休老年人到了一定的年龄，由于职业功能的下降，退休是一个自然的、正常的、不可避免的过程。调整自己的心态，退休后对涉及个人利益的事，尽可能宽容，顺其自然，不予计较。

（2）做好前期准备　退休前积极做好各种准备，如工作的安排，做好相关工作指导或交接，降低自己的工作压力；生活上的安排，与已经退休的人员交流，主动及早寻找精神寄托；培养自己的兴趣爱好，根据自己的爱好、体力、精力，安排好自己退休后的生活，

使自己退而不闲。

（3）营造良好的家庭环境　家庭要热情温馨地接纳老人，子女要多关心老人、尊重老人，鼓励老年人培养自己的兴趣和爱好，并尽可能提供相关条件，如摄影、书法、旅游等，使得老年人退休后老有所乐。

（4）良好的社会支持系统　政府提供老年人参与社会的机会，如各类公益组织、老年大学等，让老年人能参加各种力所能及有益于社会和家人的活动。老年人在活动的过程中可以扩大社会交往，培养广泛的兴趣和爱好，做到老有所为；还可消除孤独寂寞感，使老年人获得社会价值感和幸福感。

（六）空巢综合征

"空巢"是指老年人家庭中无子女或子女成人后相继离开家庭，形成老年人独守空房、缺乏交流，特别是老年单身家庭。老人处于"空巢"环境中，由于人际疏远而产生被疏离、舍弃的感觉，出现孤独、空虚、寂寞、伤感、精神萎靡、情绪低落等一系列情感、心理和躯体不适综合征称为空巢综合征。

1. 原因　空巢综合征的原因：一是独处时间多；二是对子女情感依赖性强，有"养儿防老"的传统思想，老年儿女不在身边，有种孤苦伶仃、自卑、自怜等消极情感；三是自身性格方面的缺陷，无兴趣爱好、缺乏独立自主的能力。

2. 表现　空巢综合征主要有如下表现。

（1）精神方面　空巢老人在长期处于心理孤独状态下，会出现闷闷不乐、情绪不稳、精神萎靡、情感脆弱、进取心差、茫然无助、消沉抑郁等，孤独、寂寞、伤感、自卑、自责等心理症状。这些心理症状得不到及时的排解和抚慰，还易致老年性痴呆症。

（2）行为方面　说话有气无力，时常发出叹息，甚至偷偷哭泣，常伴有食欲缺乏、睡眠紊乱等。导致行为退缩，自信心下降，兴趣减退，不愿主动与人交往；懒于做事，严重时个人生活不能自理。

（3）躯体化症状　如失眠、早醒、睡眠质量差、头痛、乏力、食欲不振、心慌气短、消化不良、心律失常、高血压、冠心病、消化性溃疡等。

3. 护理

（1）调整心态　做父母的要做好充分的思想准备，计划好子女离家后的生活方式，有效防止"空巢"带来的家庭情感危机。随着社会的发展，年轻人自发地选择离开家庭应对社会竞争，从前那种"父母在，不远游"的思想已经不适用于今天的社会，父母也要能面对现实，理解子女。

（2）夫妻扶持　老年后，夫妻之间要多加交流，感受、珍惜对方能与自己风雨同舟、一路相伴，促进夫妻恩爱。培养一种以上共同的兴趣爱好或公益活动，建立新的生活，相互给予更多的关心、体贴和安慰，增加新的生活乐趣。

（3）回归社会　空巢综合征的老人一般与社会接触少，精神无所寄托。治疗空巢综合征的良药就是走出家门，体验生活的乐趣。许多老年人通过旅游、摄影、爬山、跳舞等活动结识了朋友，体会到生活的乐趣。

（4）子女关心　子女要了解到父母在子女离家后容易产生的不良情绪，常与父母进行思想和感情交流，注重父母精神的赡养。有时间多回家看看，关心父母的身体和生活，提供必要的帮助。

（5）心理药物治疗　严重空巢综合征的老年人，如存在心境低落、失眠，伴有多种躯体症状，或有自杀念头和行为者，应及时寻求心理或精神科医师的帮助，接受规范的心理或药物治疗。

（6）社会支持　社会上应营造尊老爱老、维护老年人合法权益的良好氛围。政府依托社区，组织开展兴趣活动，组织人员或义工定期上门看望空巢老人，排遣空巢老人的孤独寂寞情绪；政府建立家庭帮扶制度，制定针对空巢困难老人的特殊救助制度，将救助重点放在空巢老年人中的独居、高龄、农村老人等弱势群体上。

二、老年人心理健康的维护与促进

（一）心理健康的定义

1946 年，第三届国际心理卫生大会对心理健康做出定义："所谓心理健康，是指在身体、智能以及情感上与他人的心理健康不相矛盾的范围内，将个人心境发展成最佳状态。"世界心理卫生联合会具体明确地指出了心理健康的标志：身体、智力、情绪十分协调；适应环境，人际关系中彼此能谦让；有幸福感；在学习和工作中，能充分发挥自己的能力，过着有效率的生活。

（二）老年人心理健康的标准

综合国内外心理学专家对老年人心理健康标准的研究，结合我国老年人的实际情况，老年人的心理健康标准包含以下六个方面内容。

1. 认知正常　认知正常是心理健康的首要标准，是人正常生活的最基本的心理条件。老年人认知正常表现在：感觉、知觉正常，判断事物基本准确，不发生错觉；记忆清晰，不发生大的遗忘；思路清楚，不出现逻辑混乱；在平时的生活中，有比较丰富的想象力，并有奋斗目标，具有一般生活能力。

2. 情绪正常　愉快而稳定的情绪是心理健康的重要标志。老年人能否对自己的能力作出客观正确的判断，能否正确评价客观事物，对自身的情绪有很大的影响。心理健康的老年人能经常保持愉快、乐观、开朗而稳定的情绪，并能适度宣泄不愉快的情绪，通过正确评价自身及客观事物而较快地稳定情绪。

3. 关系融洽　是否有融洽的人际关系，对人的心理健康影响较大。老年人融洽和谐的人际关系表现为：乐于与人交往，能与家人保持情感上的融洽并得到家人发自内心的理解和尊重，有知己的朋友；在交往中保持独立而完整的人格，有自知之明，不卑不亢；能客观地评价他人，与人友好相处；既乐于帮助他人，也乐于接受他人的帮助。

4. 适应环境　老年人能与外界环境保持接触，如通过与他人的接触交流、电视广播网络等媒体了解社会信息，不脱离社会；丰富精神生活，正确认识社会现状，使自己的心理行为能顺应社会发展进步的趋势；能坚持学习，锻炼自己的记忆和思维能力，适应环境，适应新的生活方式。

5. 行为正常　其一切行为符合自己的年龄特征及在各种场合的身份和角色，能坚持正常的生活、交往等活动。

考点提示

我国老年人心理健康的标准。

6. 人格健全　以积极进取的人生观为人格的核心，积极的情绪多于消极的情绪；能够正确评价自己和外界事物，能够听取别人的意见，不固执己见，能够控制自己的行为，盲目性和冲动性较少；意志坚强，经得起外界事物的强烈刺激，在悲痛时能找到排解的方法，欢乐时能有节制地高兴，遇到困难时，能沉着地运用自己的意志和经验加以克服；能力、兴趣、性格与气质等心理特征和谐而统一。

（三）老年人心理健康的维护与促进

1. 维护和促进老年人健康的原则

（1）适应原则　心理健康强调人与环境能动地协调适应，环境包括自然环境和社会环境。人对环境的适应，不仅仅是简单的顺应、妥协，而更主要的是积极、能动地对环境进行改造以适应个体的需要或改造自身以适应环境的需要。

（2）整体原则　每个个体都是一个身心统一的整体，身心相互影响。通过积极的体育锻炼、卫生保健和培养良好的生活方式以增强体质和生理功能，有助于促进心理健康。

（3）系统原则　人是一个开放的系统，无时无刻不与自然、社会文化、人际间相互影响、相互作用。因此，需要从自然、社会文化、人际关系等多方面、多维度、多层次考虑和解决问题，才能达到系统内外环境的协调与平衡。

（4）发展原则　人和环境在不断地变化和发展，人在不同年龄阶段、不同时期、不同环境、不同身心状况下，其心理健康状况不是静止不变的，而是动态发展的。因此，要以发展的观点动态地把握和促进心理健康。

> **考点提示**
>
> 维护和促进老年人心理健康的原则。

2. 维护和促进老年人心理健康的措施

（1）帮助老年人正确认识生命的自然规律　①树立正确的生死观：生老病死是生命的自然规律，古往今来，没有人可以长生不老，也没有可以使人长生不老的药。如果总处于一种年龄增长、生命垂暮、死亡将至的心理状态，则会加速心理及生理的衰老；若能以平常的心态接受生老病死，克服对死亡的恐惧，才能更好地珍惜生命，使生活更有意义和乐趣，提高生命质量。②树立正确的健康观：能保持生活自理，有社会功能，并最大限度地发挥自主性，但不一定没有疾病。只有正确地对待疾病，才能采取适当的求医行为，顽强地与疾病抗争，促进病情的稳定与康复。③树立年老并不等于无用、无为的思想：老年人阅历丰富、见识广博，很多老人为家庭、社会继续发挥余热，实现其老有所为、老有所用的理想，在体现自我价值的同时获得心理的平衡和满足。

（2）做好离退休的心理调节　培养对生活的新兴趣，转移离退休后的孤独、忧郁、失落的情绪，是避免患离退休综合征的重要措施。

（3）鼓励老年人勤于用脑　坚持适量的脑力劳动，使脑细胞不断接受信息刺激，对于延缓脑的衰老和脑功能的退化非常重要。研究表明，对老年人的感觉器官进行适当的刺激，可以增进其感知觉功能，提高记忆力、智力等认知能力，减少老年痴呆的发生。

（4）妥善处理家庭关系　家庭是老年人晚年生活的主要场所，处理好家庭关系显得尤为重要。家庭关系和睦则有利于老年人的心理健康；家庭关系不和则不利于老年人的身心健康。①面对"代沟"，求同存异，相互包容。年轻一代与老年人之间存在一些思想和行为上的差异是正常的。家庭成员应多关心和体谅老年人，维护老年人的自尊，遇事主动与老年人商量，遇有不同意见，要耐心听取；老年人也应有意识地克服自己的一些特殊性格，不必事事要求晚辈顺应自己，对一些不同观点的事尽量包容，要相信自己的晚辈，不要强行干涉。②促进老年人与家庭成员的情感沟通。鼓励老年人主动调整自己与家庭成员的关系；空巢家庭中，老年人应正确面对子女成家立业离家的现实，不过多依赖子女对自身的照顾，子女则应经常看望或联系父母；老年夫妻间要相互关心、相互照顾、相互宽容，注重情感交流，保持和谐、愉悦的性生活；鼓励老年人与家人或其他老年人共同居住。③支持丧偶老年人再婚。老年人丧偶后，只要有合适的对象，一方面老年人自身要冲破习俗观念，大胆追求；另一方面子女要理解、支持老年人再婚，使老年人晚年不孤寂。

（5）注重日常生活中的心理保健　在日常生活中我们还要注意：①培养广泛的兴趣爱好。老年人可根据自己的情况，有意识地培养一两项兴趣爱好，用以调节情绪、精神充实，让老年人的晚年生活充实而充满朝气。②培养良好的生活习惯。饮食有节，起居规律，戒烟限酒，修饰仪表，多参与社会活动，增进人际交往。③坚持适量运动。老年人可以根据自己的身体状况、兴趣、爱好选择合适的运动项目，适量运动有助于改善老年人的体质，延缓衰老，并能增加老年人对生活的乐趣，长期坚持，有益于老年人的身心健康。④经常保持乐观的情绪。凡事多往好处想，待人宽容，不要为小事耿耿于怀，退一步海阔天空；以"既往不念，当下不杂，未来不迎"的心态对待生活。

（6）营造良好的社会支持系统　①进一步树立和发扬尊老敬老的社会风气。面临老龄化社会，我们要加强宣传教育，大力倡导养老敬老孝老，促进社会和谐稳定。②完善相关立法。加强老龄问题的科学研究，为完善相关立法提供依据，制定切实可行的《中华人民共和国老年人权益保障法》，维护老年人的权益，为增强老年人的社会安全感、解除后顾之忧、安度晚年提供有力的社会保障。

（7）心理咨询和心理治疗　老年人有心理健康问题时，及时进行心理咨询和心理治疗。常用的方法有心理疏导、暗示疗法、转移疗法、行为疗法和想象疗法等。

第三节　老年期常见精神障碍患者的护理

随着老龄化社会的到来，老年期精神障碍的发病率呈逐年上升趋势。老年期精神障碍的临床表现往往不同于青年、中年人，其护理也有其特殊性。其中，老年期抑郁症和焦虑症是老年人精神障碍的常见疾病。

一、老年期抑郁症患者的护理

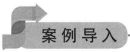
案例导入

患者，王某，女性，68岁，退休工人，高中文化。半年来出现精神反常，睡眠差，早醒，明显消瘦，无法料理家务，整天言语唠叨，诉说自己的坎坷经历，一辈子没有享受过好日子。整日诉说胸闷、心率加快，全身肌肉酸痛，担心自己患心脏病、风湿病、癌症等，焦虑不安，呻吟叹息，厌世，屡屡发生自杀、自伤行为，因及时被家人发现而制止。今日，她在女儿的陪伴下到医院就诊。

请问：

1. 该患者需要做哪些心理评估？

2. 简述该患者有哪些护理诊断和护理措施。

扫码"学一学"

（一）概述

老年期抑郁症泛指存在于老年期（≥60 岁）这一特定人群的抑郁症，包括原发性抑郁症（含青春或成年期发病，老年期复发）和老年期的各种继发性抑郁。它以持久的抑郁心境为主要临床特征，其主要表现为情绪低落、焦虑、迟滞和躯体不适等，且不能归于躯体疾病和脑器质性病变。具有缓解和复发的倾向，缓解期间精神活动保持良好，一般不残留人格缺损，也无精神衰退指征，部分病例预后不良，可发展为难治性抑郁症。

抑郁症是老年人最常见的精神疾病之一。我国老年人抑郁症患病率，北京约为 1.57%，上海约为 5.28%，并随老龄化社会的进展日趋上升。抑郁症还可因反复发作，使患者丧失劳动能力和日常生活能力，导致精神残疾。相关研究发现，老年人

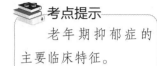

的自杀和自杀企图有 50%～70% 继发于抑郁症。所以老年期抑郁症已构成全球性的重要精神卫生保健问题，其护理显得尤为重要。

（二）护理评估

1. 健康史 多数患者具有数月的症状，如头痛、头昏、乏力，全身部位不确定性不适感，失眠、便秘等。有些患者患有慢性疾病，如高血压、冠心病、糖尿病等，或有躯体功能障碍。另外，老年期抑郁症的发病与下列因素有关。

（1）遗传因素 早年发病的抑郁症患者，具有明显的遗传倾向。

（2）生化异常 增龄引起中枢神经递质改变，如 5 - 羟色胺（5 - HT）和去甲肾上腺素（NE）功能不足以及单胺氧化酶（MAO）活性升高，影响情绪的调节。

（3）神经内分泌功能失调 下丘脑 - 垂体 - 肾上腺皮质轴功能失调导致昼夜周期波动规律紊乱。

（4）心理社会因素 心理社会因素对抑郁症的发病具有一定的影响。

2. 身体状况 老年抑郁症患者的症状与中青年相比有一定变异，症状趋于多样化，既有抑郁症的三大主要症状，即心境低落、思维迟缓和行为抑制的"三低"症状，也有某些特殊性。老年抑郁症患者更多以躯体不适的症状就诊，而不是抑郁心境。

（1）疑病性 患者常从一种不太严重的身体疾病开始，继而出现焦虑、不安、抑郁等情绪，由此反复去医院就诊，要求医生给以保证，如要求得不到满足则抑郁症状更加严重。疑病性抑郁症患者疑病内容常涉及消化系统症状，如便秘、胃肠不适等。

（2）激越性 激越性抑郁症最常见于老年人，表现为焦虑、恐惧，终日担心自己和家庭将遭遇不幸，大祸临头，搓手顿脚，坐卧不安，惶惶不可终日，夜晚失眠，或反复追念着以往不愉快的事，责备自己做错了事导致家人和其他人的不幸，对不起亲人，对环境中的一切事物均无兴趣，可出现冲动性自杀行为。

（3）隐匿性 抑郁症的核心症状是心境低落，但老年抑郁症患者大多数以躯体症状作为主要表现形式，常见的躯体症状有睡眠障碍、头疼、乏力无力、食欲下降、心血管症状等，情绪低落不太明显，因此极易造成误诊。以上症状往往查不出相应的阳性体征，服用抗抑郁药可缓解或消失。

（4）迟滞性 表现为行为阻滞，通常以随意运动缺乏和缓慢为特点，肢体活动减少，面部表情减少，思维迟缓、内容贫乏、言语阻滞。患者常常处于缄默状态，行为迟缓，重则双目凝视，情感淡漠，对外界活动无动于衷。

扫码"看一看"

（5）妄想性　大约有15%的患者抑郁比较严重，可以出现妄想或幻觉，看见或听见不存在的东西；认为自己犯下了不可饶恕的罪恶，听见有声音控诉自己的不良行为或谴责自己，让自己去死。由于缺乏安全感和无价值感，患者认为自己被监视和迫害。患者一般以老年人的心理状态为前提，与他们的生活环境和生活态度有关。

（6）自杀倾向　自杀是抑郁症最危险的症状。抑郁症患者由于情绪低落、悲观厌世，严重时很容易产生自杀念头，且由于患者思维逻辑基本正常，实施自杀的成功率也较高。自杀行为在老年期抑郁症患者中很常见，而且很坚决，部分患者在下定决心后，表现出镇定自若，不再有痛苦的表情。因此，由于患者所表现出的这种假象，而使亲人疏于防范，很容易使自杀成为无可挽回的事实。

（7）抑郁性假性痴呆　抑郁症性假性痴呆常见于老年人，为可逆性认知功能障碍，经过抗抑郁治疗可以改善。

（8）季节性　有些老年人具有季节性情感障碍的特点。抑郁常于冬季发作，春季或夏季缓解。

3. 辅助检查　可采用标准化评定量表对抑郁的严重程度进行评估，如老年抑郁量表（GDS）、汉密顿抑郁量表（HAMD）、流调中心用抑郁量表（CES－D），其中GDS较常用。CT、MRI显示脑室扩大和皮质萎缩。

4. 心理－社会状况　老年期遭遇到的生活事件如退休、丧偶、独居、家庭纠纷等对老年抑郁症产生、发展的作用已被许多研究所证实。此外，具有神经质性格的人比较容易发生抑郁症。老年人的抑郁情绪还与消极的认知应对方式如自责、回避、幻想等有关，积极的认知应对有利于保持身心健康。

（三）治疗原则及主要措施

治疗原则包括：采取个体化原则，及早治疗，一般为非住院治疗，但对有严重自杀企图或曾有自杀行为，或身体明显虚弱，或严重激越者须住院治疗，以药物治疗为主，配合心理治疗、电抽搐治疗。

（四）常见护理诊断/问题

1. 个人应对无效　与不能满足角色期望、无力解决问题、社会参与改变、对将来丧失信心、使用心理防卫机制不恰当有关。

2. 思维过程紊乱　与消极的认知态度有关。

3. 睡眠型态紊乱乱　与精神压力有关。

4. 有自杀的危险　与严重抑郁悲观情绪、自责自罪观念、有消极观念和自杀企图和无价值感有关。

（五）护理措施

护理的总体目标是：老年抑郁症患者能减轻抑郁症状，减少复发的危险，提高生活质量，促进身心健康状况，减少医疗费用和死亡率。具体护理措施如下。

1. 日常生活护理

（1）保持合理的休息和睡眠　生活要有规律，晚上入睡前喝热水、热水泡足或洗热水澡，避免看过于激动、兴奋的电视节目。为患者创造舒适安静的入睡环境，确保患者睡眠充足。

（2）加强营养　饮食方面，既要注意营养成分的摄取，又要保持食物的清淡。多吃高蛋白、富含维生素的食品，如牛奶、鸡蛋、瘦肉、水果、蔬菜，少吃糖类、淀粉食物。

2. 用药护理

（1）密切观察药物疗效和可能出现的不良反应，及时向医生反映　目前临床上应用的抗抑郁药主要有：①三环类和四环类抗抑郁药：常用药物有阿米替林、氯丙嗪等，这些药物应用时间较久，疗效肯定，但副作用大，对老年患者不作首选药物。②选择性5-羟色胺再摄取抑制剂（SSRI）：主要药物有氟西汀、帕罗西汀、氟伏沙明、舍曲林、西酞普兰及艾司西酞普兰6种，常见副作用有头痛、影响睡眠、食欲减退、恶心等轻微症状，多发生在服药初期，一般不影响药物治疗的进行。③单胺氧化酶抑制剂（MAOIs）和其他新药物。因前者不良反应大，后者临床应用时间不长，可供选用，但不作为一线药物。

（2）坚持用药　因抑郁症治疗用药时间长，有些药物有不良反应，患者往往对治疗信心不足或不愿治疗，可表现为拒药、藏药或随意增减药物。要耐心说服患者严格遵医嘱用药，不可随意增减药物，更不可因药物不良反应而中途停服。另外，由于老年抑郁症容易复发，因此强调长期服药，对于大多数患者应持续服药2年，而对于有数次复发的患者，服药时间应该更长。

3. 严防自杀　自杀念头与行为是抑郁症患者最严重危险的症状。患者往往事先周密计划，行动隐蔽，甚至伪装病情好转以逃避医务人员和家属的注意，并不惜采取各种手段与途径，以达到自杀的目的。

（1）识别自杀动向　医护人员与患者建立良好的治疗性人际关系，在与患者的接触过程中能识别患者的自杀动向。如患者近期曾经有过自伤或自杀未遂的行为，患者焦虑不安、失眠、沉默不语、拒餐、卧床不起、在危险处徘徊等，或抑郁的情绪突然反常"好转"，医护人员应给予心理上的支持，使他们振作起来，避免意外的发生。

（2）环境布置　为调动患者积极良好的情绪，将患者安排在光线明亮、空气流通的房间，室内墙壁以明快色彩为主，可挂上壁画，摆放适量鲜花，保持环境的整洁舒适，焕发患者对生活的热爱。

（3）专人守护　对于有强烈自杀企图的患者，要安排专人24小时看护，不离视线，必要时解释后给予约束，以防意外。尤其夜间、凌晨、午间、节假日等人少的时候，要特别注意防范。

（4）工具及药物管理　管理好能成为患者自伤或自杀的工具，以防患者发生自杀行为；妥善保管好药物，以免患者一次性大量吞服，造成急性药物中毒。

4. 心理护理

（1）阻断负向的思考　抑郁患者常常会不自觉地对自己或事物保持负向的看法。护士可以协助患者取代或减少这些负向的想法；帮助患者回顾自己的优点、长处、成就来增加正向的看法；协助患者检查其认知、逻辑与结论的正确性，修正不合实际的目标；协助患者完成某些建设性的工作和参与社交活动，减少患者的负向评价，提供正向增强自尊的机会。

（2）鼓励患者抒发自己的想法　严重抑郁症患者思维过程缓慢、思维量减少，甚至有虚无罪恶妄想。在接触语言反应很少的患者时，应以耐心、缓慢和非语言的方式表达对患者的关心，通过这样的方式引导患者注意外界，同时利用治疗性沟通技巧，协助患者表达其想法。

（3）怀旧治疗　怀旧治疗作为一种心理社会治疗方法已经应用于老年抑郁症、焦虑及老年性痴呆的干预。它通过引导老年人回顾以往的生活，重新体验过去的生活片段，给予新的诠释，协助老年人了解自我，减轻失落感，增进自尊及社会化的治疗过程。

（4）学习新的应对技巧　为患者创造各种个人和团体人际接触的机会，协助患者改善处理问题、人际互动的能力，增强社交技巧。教会患者家属识别和鼓励患者的适当性行为，忽视不适应行为，从而改变患者的应对方式。

5. 健康指导

（1）不脱离社会，培养兴趣 老年人要学会面对现实，合理安排生活，与社会保持密切联系，常动脑、不间断学习；参加一些力所能及的劳作；按照自己的志趣培养兴趣和爱好，如摄影、书法、跳舞、钓鱼等。

（2）鼓励子女与老年人同住 子女对于老年人不仅要在生活上给予照顾，同时要在精神上给予关心，提倡精神赡养。和谐的家庭关系，有助于老年人预防和度过灰色的抑郁期；避免或减少老年人住所的搬迁，以免老年人不能适应新环境而感到孤独。

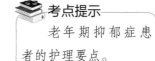

考点提示

老年期抑郁症患者的护理要点。

（3）社会重视 社区和老年护理机构等尽量创造条件，让老年人进行交往和参加一些集体活动；开展针对老年期抑郁症的预防和心理健康促进讲座；有条件的地区开设网络和电话热线进行心理健康教育和心理指导。

知识链接

抑郁症的预防

1. 释放压力 释放压力可以使许多疾病避免发生。人不能一直压抑自己，长期的压抑会导致机体的免疫功能紊乱，抵抗力下降，心理失去平衡而致病。所以，平常遇到压抑的事情需要找自己的家人或朋友倾诉。这样既能减少压抑，也能减轻压力。

2. 运动 运动可以释放体内的毒素，也可以消除压力。每次运动，都会让人感到身心放松，压力减轻许多；同时饭后散步也是一种释放压力的好方法，散步会让人心境平静，认真思考。

3. 唱歌 唱歌可以把心中压抑的情绪释放和发泄出来。

4. 做事 每天做一些让自己觉得有意义的事情，如读书、看新闻、旅游、钓鱼等，丰富自己的生活，让全身的神经肌肉放松，从而拥有快乐的心情。同时要注意自己的作息时间和饮食习惯，并合理搭配膳食。

二、老年期焦虑症患者的护理

案例导入

患者，女，65岁，退休教师。近半年来，常常感到有一种莫名其妙的紧张、恐惧。每日至少发作 1~2 次，每次发作 5~10 分钟。发作时心悸、气促、胸闷，心神不定、焦躁不安，总有大祸临头的感觉，非常痛苦。在老伴的陪伴下，她来到心理咨询门诊，经病史询问及心理测试，诊断为焦虑症。

请问：

1. 该退休教师是一种什么形式的焦虑症？

2. 这种焦虑症的治疗和护理要点有哪些？

（一）概述

老年期焦虑症是指发生在老年期的以广泛和持续性焦虑或反复发作的惊恐不安为主要特征的神经症性障碍，其紧张、惊恐的程度与现实情况很不相称。主要分为广泛性焦虑和惊恐发作两种。

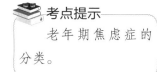

考点提示

老年期焦虑症的分类。

（二）护理评估

1. 健康史

（1）常见原因　身患各种躯体疾病、疑病性神经症、各种应激事件、对衰老改变的不适应。

（2）既往史　了解躯体不适是器质性的还是心因性的。

（3）一般情况　了解老人的睡眠、营养、饮食和躯体各器官功能。

（4）心理状态　了解老人的个性特点、对事件的心理应对方式。

（5）生活背景　了解老人的家庭、婚姻、子女、生活环境及社会支持系统等对老人的影响。

2. 身体状况　以惊恐发作或广泛性焦虑为主要临床表现，常伴有头晕、胸闷、心悸、呼吸困难、口干、尿频、尿急、出汗、震颤和运动性不安等。

（1）广泛性焦虑　又称慢性焦虑症，是焦虑症最常见的表现形式。主要临床表现有：①生理方面：自主神经功能以及交感神经系统活动过度为主。表现为心悸、血压升高、呼吸加快、出汗、瞳孔散大、声音发颤和音调改变、坐立不安、头痛、头晕、失眠、乏力等。②情感方面：表现为客观上并不存在某些威胁或危险的情景，而患者总是担心、紧张和害怕，预料不祥之事即将发生而出现神经过敏、缺乏自信、失去控制；容易激动、没有耐心、发脾气、哭泣、退缩、自卑等。③认知方面：患者可表现为不能集中注意力、对环境缺乏警觉、健忘、喜沉思、思维中断，常注意过去而不关心现在和将来。

（2）惊恐发作　又称急性焦虑症。表现在进行日常活动时，突然感到心悸，心跳剧烈、胸闷、胸痛、心前区压迫感；极度呼吸困难，喉头堵塞；四肢麻木，甚至不能控制地发抖、出汗。发作时有强烈的濒死感、失控感、窒息感。急性焦虑常表现发作快、消失也快，一般持续数分钟后即可自行缓解。发作期间患者始终意识清晰、高度警觉，发作后心有余悸、担心下次再次发作。

3. 心理-社会状况　老年人往往在已有躯体疾病的基础上，面临某些心理社会事件，从而引起心理不适应，导致焦虑症的发生。

4. 辅助检查　采用焦虑量表测量患者焦虑的程度。

（三）治疗原则及主要措施

治疗原则为缓解、减轻老年人焦虑症状，防止因焦虑症引起或导致其他躯体的发生，引导老年人健康生活。广泛性焦虑，常以心理咨询和心理治疗为主，在此基础上如果焦虑症状没有明显改善再结合药物治疗。惊恐发作，药物治疗一般有明显的效果，一般在药物控制惊恐发作的基础上适当配合心理治疗。常用心理咨询和心理支持疗法，帮助患者分析发生焦虑的原因及机制、早年的经历、患者的个性特征、发作时面对和解决的方法，使患者增强治愈的信心，自觉地去尝试和克服。同时结合精神分析疗法和认知行为疗法，按医嘱服药，达到较好的效果。

1. 精神分析疗法　帮助患者领悟他们内在心理冲突的根源，通过治疗，使患者全身放松，生理性警觉水平降低，生命体征及自主神经功能亢进等症状发生逆向的变化，并逐渐恢复至正常水平。

2. 认知行为疗法　根据患者具体症状的不同，有两种不同的方法。如果患者的焦虑症状与某些特定的情境有关，运用"情境分析"行为治疗技术，找出造成患者焦虑的关键因素，然后运用"系统脱敏"的技术，降低患者对这特定因素的焦虑程度。如果患者的焦虑症状不与某种特定情境有特殊关系，可运用"放松训练"降低患者的总体紧张状态。

3. 药物治疗　常用抗焦虑药物：地西泮、阿普唑仑，有较好的镇静作用；如果惊恐发作频繁伴有明显的抑郁症状时再加用三环类抗抑郁药，有较好的疗效。但是抗焦虑药有很多副作用，如嗜睡、抑郁等，长期服用可导致内脏器官的损害。

（四）常见护理诊断/问题

1. 焦虑　与真实的或感受到生物的或自我观念方面的威胁有关。

2. 恐惧　与对事物或情景的过度害怕有关。

3. 睡眠形态紊乱　与焦虑、恐惧、躯体不适等有关。

4. 有受伤的危险　与焦虑、惊恐发作有关。

（五）护理措施

1. 帮助老人降低现存的焦虑水平

（1）评估焦虑程度　观察记录焦虑的行为与语言表现，全面细致地评估躯体情况及可能引起焦虑的原因。

（2）认同老年人的感受　协助老年人认识存在的焦虑，主动采取调整行为。

（3）减轻紧张情绪　分散注意力，减轻其紧张度。如在胡思乱想时，找一本有趣的能吸引人的书读，或从事紧张的体力劳动，忘却痛苦的事情，同时也可增强患者的适应能力。

（4）社会支持　帮助老年人尽快适应新生活、新角色、开展心理疏导，采取有效的应对方法以减轻焦虑。

2. 提供安全和舒适的环境

（1）陪伴老人　注意与老人交谈的方式，态度和蔼，建立良好的护患关系；运用良好的护患沟通技巧，注意倾听患者的主诉，允许患者适当的宣泄情绪，以防恶劣情绪暴发影响患者的身体健康。

（2）创造安静无刺激性的环境　室内光线要柔和，减少噪声；提供安全、安静、舒适的环境，减少环境因素的不良刺激。

（3）药物治疗的护理　注意观察抗焦虑药物的效果和不良反应。长期服药者，应防止耐药性和药物的依赖性。

3. 帮助老人恢复自信和学会放松　自信是治愈神经性焦虑的必要前提。当面临情绪紧张时做深呼吸，有助于舒解压力消除焦虑与紧张；帮助患者想象过去的辉煌成就，或想象成功的景象化解焦虑与不安，反复暗示患者"你能行"，使其恢复自信；做一些有益身心的活动，如适当运动、听音乐等，使患者抛开烦恼，精神放松，心情愉悦，使积累的压力得到释放。

4. 生活护理　为自理缺陷者制定日常生活计划并督促执行；保持充足的睡眠，焦虑症的患者往往因过分紧张难以入睡，可以教会患者采用自我暗示的方法进行催眠。

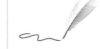

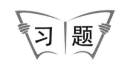

本章小结

　　本章主要介绍了老年人心理变化特点，老年人常见的心理问题，老年人心理健康维护与促进的方法，老年期精神障碍抑郁症和焦虑症的护理。重点内容：随着老年期生理功能和社会角色等方面的变化，老年人某些心理功能也随之发生变化，如感知觉、记忆、智力、思维、人格、情绪等方面；如果在老年期发生心理和生理适应不良，就会产生一些心理问题，如焦虑、抑郁、孤独、自卑、离退休综合征、空巢综合征等。严重心理适应不良会发展为老年期抑郁症和焦虑症。本章难点是在临床工作中如何识别老年人的心理问题，怎样维护和促进老年人心理健康，如何对老前期精神障碍抑郁症、焦虑症患者实施有效的护理措施。同学们在掌握老年人心理变化特点和促进老年人心理健康方法的基础上，要善于倾听老年人的需求，尊重和关爱老年人，通过疏导和干预等方式促进老年人维护健康的心理状态。对有精神障碍的患者，能有效控制症状并减少复发，促进早日回归社会和家庭。随着社会老龄化的到来，老年人的心理健康问题值得大家关注，对有心理问题和精神障碍的老年人要及早治疗。老年人是我们社会的宝贵财富，维护和促进老年人的心理健康是我们每位护理人的职责。

习 题

扫码"练一练"

一、选择题

【A1 型题】

1. 指导老年人家庭共同维护老年人心理健康的措施中，不正确的是
   A. 指导家人与老人相互理解
   B. 促进家庭成员的相互沟通
   C. 认真对待老人的再婚问题
   D. 老人要善于倾听子女的意见和建议
   E. 子女与父辈发生矛盾后要尽量回避以减少争执

2. 老年人记忆力下降的表现需除外
   A. 记忆的广度降低
   B. 远期记忆下降
   C. 再认能力减退
   D. 回忆能力减退
   E. 机械记忆下降

3. 加强老年人自身的心理健康维护措施中，不正确的是
   A. 指导老年人树立正确的健康观
   B. 指导老年人做好社会角色转换时的心理调适
   C. 教育老年人正确看待死亡
   D. 指导老年人做好日常生活保健
   E. 鼓励老年人尽量减少脑力劳动

4. "空巢家庭"的含义是

　　A. 无子女共处，只剩老年人独自生活的家庭

　　B. 分居老人组成的家庭

　　C. 夫妻一方过世，只剩一人独自生活的家庭

　　D. 无父母，只剩子女单独生活的家庭

　　E. 以上都不是

5. 下列容易诱发老年人离退休心理障碍的因素中，不正确的是

　　A. 个人爱好　　　　　　　B. 居住环境　　　　　　　C. 人际关系

　　D. 职业性质　　　　　　　E. 以上都不是

6. 下列关于老年期心理精神障碍的特点，正确的是

　　A. 起病潜隐

　　B. 病程进展迅速

　　C. 患者表现出典型的精神症状

　　D. 对服用的精神药物的耐受性较好

　　E. 以上都不是

7. 老年人对下列哪种情况记忆力较好

　　A. 理解记忆

　　B. 曾感知过而不在眼前的事物

　　C. 生疏事物的内容

　　D. 与过去有关的事物

　　E. 需要死记硬背的内容

8. 离退休综合征属于

　　A. 适应性障碍　　　　　　B. 文化休克　　　　　　　C. 压力源

　　D. 自理缺陷　　　　　　　E. 病理改变

9. 下列老年人智力特点描述，错误的是

　　A. 知觉整合能力随增龄而逐渐减退

　　B. 近事记忆力及注意力逐渐减退

　　C. 词汇理解能力随增龄而逐渐减退

　　D. 晶态智力并不随增龄而逐渐减退

　　E. 液态智力随年龄增长而减退较早

10. 下列哪项不是老年人心理变化的特点

　　A. 日常生活能力下降　　　　　　　　B. 对事物的整体认识下降

　　C. 以自我为中心　　　　　　　　　　D. 遗忘

　　E. 定向力下降

11. 老年人对刚感知过的事物有印象，但持续时间较短，这种记忆称为

　　A. 逻辑记忆　　　　　　　B. 机械记忆　　　　　　　C. 近事记忆

　　D. 初级记忆　　　　　　　E. 次级记忆

12. 下列有关记忆相关因素的描述中，不正确的是

　　A. 生理因素　　　　　　　B. 精神状况　　　　　　　C. 社会环境

D. 性格问题   E. 记忆的训练

13. 老年人最常出现的认知改变是

    A. 感觉   B. 知觉   C. 记忆力

    D. 思维   E. 人格

14. 下列关于老年人的人格改变描述，不正确的是

    A. 与增龄无关   B. 总体上是稳定连续的

    C. 常表现为以自我为中心   D. 性格趋向于外向型

    E. 情绪易激动

15. 下列关于老年人焦虑描述，不正确的是

    A. 普遍存在   B. 焦虑百害无一益

    C. 可分为急性焦虑和慢性焦虑   D. 焦虑是对未来事件的恐惧不安

    E. 常伴有自主神经功能紊乱

16. 急性焦虑的典型表现是

    A. 血压升高   B. 紧张不安

    C. 惊恐发作   D. 脉搏加快

    E. 尿频尿急

17. 当老年人的自尊需要得不到满足，又不能恰如其分、实事求是地分析自己时，就容易产生的心理问题是

    A. 自卑   B. 焦虑   C. 恐惧

    D. 抑郁   E. 绝望

18. 下列关于老年人常见心理问题的防治描述，不正确的是

    A. 鼓励老年人树立正确的人生观、价值观

    B. 养成规律的生活习惯

    C. 多参加社会实践活动

    D. 鼓励家属和社会给予支持

    E. 一旦出现症状，服用药物控制最好

19. 下列关于心理健康描述，不正确的是

    A. 是个体心境发展的最佳健康状态

    B. 仅无心理疾病

    C. 能积极调整自己的心理状态

    D. 个体有良好的适应能力

    E. 能不断完善自我

20. 老年男性，60岁，某机关干部，退休在家，感到整日无所事事，别人不再叫他某某领导，感觉很不适应。这位老人的主要心理矛盾是

    A. 角色转变与社会适应的矛盾

    B. 老有所为与身心衰老的矛盾

    C. 老有所养与经济保障不充分的矛盾

    D. 安度晚年与意外刺激的矛盾

    E. 以上都不是

21. 老年女性，65 岁，自入院以来，一直沉默寡言，闷闷不乐，有时偷偷流眼泪，情绪极度低落。这位老人的主要心理问题是

    A. 焦虑   B. 抑郁   C. 恐惧

    D. 孤独   E. 自卑

22. 老年女性，62 岁，担任村内老年人秧鼓队组织工作，近日为迎接上级领导检查，压力很大，担心工作做不好，出现难以入睡、易醒。这位老年人的主要心理问题是

    A. 焦虑   B. 恐惧   C. 抑郁

    D. 自卑   E. 悲观

23. 老年女性，62 岁，担任村内老年人秧鼓队组织工作，近日为迎接上级领导检查，压力很大，担心工作做不好，出现难以入睡、易醒。为支持上述诊断，应采用的检查方法是

    A. 老年人日常生活能力量表   B. 老年抑郁量表

    C. 焦虑状态特质问卷   D. 简易精神神经量表

    E. 老年人痴呆量表

24. 人类认知过程的最高形式且更为复杂的心理过程是

    A. 感觉   B. 知觉   C. 记忆力

    D. 思维   E. 人格

25. 下列关于老年人的思维特点描述，不正确的是

    A. 思维衰退较早   B. 计算速度减慢

    C. 计算能力减退   D. 心算能力减退

    E. 联想缓慢

26. 下列关于老年人的记忆力描述，不正确的是

    A. 对感知过事物的长时间记忆减退

    B. 对感知过事物的再认能力比回忆好

    C. 对死记硬背的事物记忆差

    D. 对归纳判断的逻辑记忆差

    E. 记忆力存在个体差异

27. 下列哪项不是维护和促进老年人的心理健康应遵循的原则

    A. 适应原则   B. 整体原则   C. 系统原则

    D. 组织原则   E. 发展原则

28. 下列关于老年人的智力描述，正确的是

    A. 包括晶体智力和液体智力

    B. 晶体智力与个体的生理结构和功能有关

    C. 液体智力与后天的知识、文化和经验有关

    D. 对词汇、常识的理解能力不会随增龄提高

    E. 对事物整合能力不会随增龄提高

29. 评估老年人心理健康，不包括

    A. 情绪和情感   B. 认知能力   C. 压力和应对

    D. 环境适应   E. 行为正常

30. 老年期抑郁症患者的表现特点，不包括

    A. 心境低落　　　　　　　　　　　B. 思维迟缓

    C. 行为抑制　　　　　　　　　　　D. 多数以躯体不适的症状就诊

    E. 常有相应的阳性体征

二、思考题

    刘大妈早年失去丈夫，去年自从独生女儿出嫁以后，就像换了个人似的，秧歌队的活动再也懒得参加，对什么都感到没意思，昔日喜欢看的电视栏目也难以引起她的兴趣，偶尔出门买菜也是低头不语，不再与左邻右舍寒暄。短短三个月，刘大妈显得苍老了许多，面色灰暗，举止迟缓。女儿对妈妈的变化也有所觉察，决定带妈妈去看心理医生。

    1. 根据刘大妈的症状，你认为刘大妈出现了什么心理问题？

    2. 简述这种疾病的护理措施有哪些？

（吴丽华）

第八章　老年人常见的疾病与护理

学习目标

1. **掌握**　老年高血压、冠心病、糖尿病、脑梗死、抑郁症、痴呆症、骨质疏松症的身体状况、护理诊断、护理措施和健康指导。

2. **熟悉**　老年人常见疾病的特点和治疗原则。

3. **了解**　老年胃食管反流病、老年退行性骨关节病、老年慢性阻塞性肺疾病的身体状况、护理诊断、护理措施和健康指导要点。

4. 学会对老年常见的疾病进行正确的护理和健康指导。

5. 能理解老年人的患病感受并进行适当的心理护理和人文关怀。

　　随着老年人生理功能的退化、免疫功能及抵抗力也不断下降，老年人患各种疾病的风险也愈来愈高。老年人疾病具有发病率高、慢性病多、病情复杂、住院时间长、医疗需求高等特点，在医疗及护理和保健方面有特殊需求，需要给予特别关注。因此，老年疾病护理应以老年人为主体，从老年人身心、社会文化的需要出发去考虑他的健康问题及护理措施，解决老年人的实际需要，让老年人及其照顾者共同参与护理活动，满足老年人的护理需求。应该对老年人的疾病护理工作足够重视，减轻家庭和社会负担。

第一节　老年高血压患者的护理

扫码"学一学"

案例导入

　　王大爷，64岁，高血压已10余年，开始时血压波动在（160～170）/（90～100）mmHg，无其他不适，故不服用降压药物，父有高血压史，72岁死于脑出血。患者近两年来有时头晕、头胀、头痛等不适，血压200/110mmHg，服用降压药，血压可降至140/90mmHg或以下，症状消失即停药。在两年内患者就这样不规则用药。前天因突然发生右侧肢体不灵活，讲话困难，到医院急诊，测血压230/120mmHg，入院后上述症状很快消失，前后持续时间约5小时。

　　请问：

　　1. 如何解释以上症状（右侧肢体不灵活，讲话困难）？

　　2. 如何对其家人进行健康指导？

【概述】

老年高血压是指老年人在未服用抗高血压药物的情况下，血压持续或非同日 3 次以上收缩压≥140mmHg（18.7kPa）和（或）舒张压≥90mmHg（12.0kPa），且排除假性或继发性高血压的全身性疾病。若老年人既往有高血压病史，目前正服用降压药，即使血压低于 140/90mmHg，也诊断为高血压。老年人高血压的发病机制主要是外周血管阻力增加所致。据统计，我国高血压老人达 2 亿多，其中主要为老年人，80 岁及以上人群中，高血压患病率高达 75% ~ 90%，是老年人最常见的疾病，也是老年人致残、致死的主要原因。

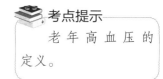

考点提示

老年高血压的定义。

【护理评估】

1. 健康史　询问患者年龄，有无家族史，有无环境噪声过大、缺乏体育锻炼、中度以上饮酒以及高盐、高脂、高蛋白饮食等不良的生活环境和生活方式等。评估有无肥胖以及工作性质等。

2. 身体状况　老年高血压具有以下特征。

（1）以单纯收缩期高血压多见　对心脏危害更大，更易发生心力衰竭、脑卒中等并发症。

（2）血压波动性大　尤其是收缩压，1 天内波动可达 40mmHg。血压大的波动性使老年人易发生直立性低血压，且恢复时间长。

（3）症状少而并发症多　在靶器官明显损害前，大部分老年人无明显症状，随着病情的进展，可发生心、脑、肾等重要脏器的并发症。

（4）多种疾病并存　老年高血压常与糖尿病、高脂血症、动脉粥样硬化、前列腺增生、肾功能不全等疾病共存并相互影响，使其治疗变得更为复杂，致残、致死率增高。

3. 心理 – 社会状况　评估老人有无对疾病发展、治疗方面的焦虑和猜疑；有无对终身用药的担忧；靶器官受损的程度是否影响到老人的社交活动；老人的家庭和社会支持度如何。

4. 辅助检查　老年高血压老人在心电图、胸部 X 线、眼底检查等方面表现与一般成人高血压没有区别。不同点如下。

（1）24 小时动态血压检测　老年人血压波动性较大，有些高龄老人血压昼夜节律消失。

（2）血脂、血糖检测　老年高血压老人常合并高血脂、高血糖。

（3）内分泌检测　老年高血压多为低肾素型，表现为血浆肾素活性、醛固酮水平、β受体数目及反应性均低。

【治疗原则及主要措施】

老年高血压的治疗原则：主要在于将血压调整至适宜水平，最大限度地降低心脑血管并发症发生与死亡的总体危险；抗高血压治疗措施包括非药物和药物两种方法，大多数患者需长期，甚至终身坚持治疗；定期测量血压，规范治疗，改善治疗依从性，尽可能实现降压达标，坚持长期平稳、有效地控制血压。

老年高血压在药物治疗时应注意，应从小剂量开始，逐渐增加用药量，同时在抗高血压药物治疗期间应定期测量血压，在能耐受降压治疗前提下，逐步降压达标，随时调整用药量，降压不宜过快、过低。治疗老年高血压的理想降压药物应符合以下条件：①平稳、有效；②安全，不良反应少；③服药简便，依从性好。常用的五类降压药物均可以选用。

【常见护理诊断/问题】

1. 疼痛　与血压升高所致的脑供血不足有关。

2. 活动无耐力　与血压升高所致的心、脑、肾循环障碍有关。

3. 有外伤的危险　与视物模糊、低血压反应、意识障碍有关。

【护理措施】

1. 休息与活动　根据老年高血压患者危险性分层（参见内科护理学）确定活动量。极高危组需绝对卧床休息；高危组以休息为主，可根据身体耐受情况，指导其做适量的运动；中危组及低危组应选择适合自己的运动方式，坚持运动，运动量及运动方式的选择以运动后自我感觉良好、体重保持理想为标准。

2. 饮食护理　限制钠盐摄入，以每人每日食盐量不超过 6g 为宜，减少膳食脂肪，补充适量蛋白质，多食蔬菜、水果等，戒烟、戒酒等。

3. 用药护理　用药可根据老年人具体病理生理状况而选择，长期使用利尿剂须注意低钾血症；有左心室肥厚者，须预防心律失常的出现和猝死的发生；对于合并冠心病的老年高血压病患者，可选用 β 受体阻滞剂，因其能增加冠状动脉的血流量，降低外周阻力，降低心室壁张力。但用药时需注意有无哮喘、心动过缓等情况；老年人神经系统功能较差，更易发生药物治疗时的抑郁症，故应避免选用作用于中枢神经系统的抗高血压药物；α_1 受体阻滞剂易引起体位性低血压，故老年人应慎用。

4. 病情监测　老年人血压波动较大，所以应每日定点、多次测量血压。因老年人发生直立性低血压，需同时测量立位血压，并观察有无靶器官损伤的征象。

5. 心理护理　老年高血压病患者的情绪波动会进一步加重病情，故应鼓励其使用正向的调适方法，如通过与家人、朋友间建立良好的关系得到情感支持，从而获得愉悦的感受。

【健康指导】

1. 用药指导　向老人讲解高血压的相关知识，使之明确定期检测血压、长期坚持治疗的重要性，能够遵照医嘱按时按量服药。

2. 生活指导　指导老人保持充足的睡眠，避免过度劳累。减少膳食脂肪、补充优质蛋白，增加含钾多、含钙高的食物，减少烹饪用盐及含盐量高的调料，少食各种腌制食品，多食蔬菜和水果，忌烟忌酒。保持乐观情绪，提高应对突发事件的能力，避免情绪过分激动。根据老人年龄及身体状况选择慢跑、快步走、太极拳等有氧运动。

3. 定期检测　指导家人定时为老人测量血压并记录，尤其在自觉症状或情绪波动时，应及时测量，发现血压高于正常应及时补充必要的药物或到医院就诊。另外，还需定期检查尿常规、血液生化、心电图及眼底情况。

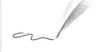

第二节　老年冠心病患者的护理

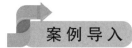

案例导入

　　李大爷72岁，高血压、冠心病病史10年。平时喜欢下象棋，很少到户外参与活动，且对晨练者有偏见。两天前老朋友约他一同去爬山，迫于无奈而去。爬山过程中大家有说有笑，争先前行，当走到半山腰时李大爷突然心绞痛发作，经过休息及舌下含服硝酸甘油后症状缓解。至此之后，老人惧怕运动，并且对运动产生更大的偏见。

　　请问：

　　1. 应如何对冠心病老人进行运动指导？

　　2. 心绞痛老人的健康指导内容有哪些？

扫码"学一学"

　　冠心病是冠状动脉粥样硬化性心脏病的简称，是指冠状动脉粥样硬化，使血管腔狭窄或阻塞，和（或）因冠状动脉功能性改变（痉挛）导致心肌缺血缺氧或坏死而引起的心脏病。其患病率随年龄的增加而增高，70岁以上的老年人几乎都患有不同程度的冠心病。除了年龄因素，老年冠心病的发生与高血压、糖尿病有关，老年女性还与雌激素水平下降有关。根据病理解剖和病理生理变化的不同，本病有不同的临床分型。1979年WHO将冠心病分为无症状性心肌缺血、心绞痛、心肌梗死、缺血性心肌病、猝死5型，因心绞痛是冠心病最常见的类型，而急性心肌梗死（AMI）在老年人的发病率较一般成人高，而高龄者AMI的病死率较高，故本节重点介绍老年心绞痛和老年心肌梗死的护理。

一、老年心绞痛

【概述】

　　老年心绞痛是冠状动脉机械性或动力性狭窄致冠状动脉供血不足，心肌急剧、暂时地缺血、缺氧所引起的以短暂性胸痛为主要表现的临床综合征。90%的老年心绞痛是因冠状动脉粥样硬化引起，也可由冠状动脉狭窄或两者并存引起。

【护理评估】

　　1. 健康史　询问患者有无高血压、糖尿病、肺部感染、动脉痉挛、主动脉瓣狭窄、严重贫血等疾病，是否出现了劳累、激动或精神过度紧张、寒冷的刺激、进食过饱、用力排便、急性循环衰竭等诱因。

　　2. 身体状况　老年人心绞痛表现多不典型，以不稳定型心绞痛为多。

　　（1）疼痛部位不典型　可在上颈部与上腹部之间的任何部位。

　　（2）疼痛性质不典型　其他症状如气促、疲倦、喉部发紧、左上肢酸胀、胃灼热感等表现较多，且会有无症状心肌缺血的发生。

　　（3）体征不典型　大多数老年心绞痛老人可无阳性体征。

　　3. 心理－社会状况　老人有无心肌缺血所引起的恐惧、抑郁，有无因对病情及预后不了解而产生焦虑反应。老人的家庭成员能否支持配合医护方案的实施。

4. 辅助检查

（1）心电图 老年心绞痛患者最常见的心电图异常是非特异性 ST－T 改变，即心绞痛发作时一过性的完全左束支传导阻滞，常提示有多支冠状动脉病变或左心功能不全。

（2）放射性核素检查 可早期显示缺血区的部位和范围，结合其他临床资料，对老年心绞痛诊断有较大价值。

（3）冠状动脉造影 具有确诊价值，且对老人是否需行冠状动脉血运重建也是必不可少的检查手段。

【治疗原则及主要措施】

老年心绞痛的治疗原则：避免诱发因素；改善冠状动脉血供和降低心肌耗氧，减轻症状和缺血发作；治疗动脉粥样硬化，预防心肌梗死和猝死。

心绞痛的主要治疗措施有：①减轻症状，改善供血的药物，如硝酸酯类、β 受体阻滞剂、钙拮抗剂；②改善预后的药物，如阿司匹林、氯吡格雷、他汀类药物；③血管重建治疗，如经皮冠状动脉介入治疗和冠状动脉旁路移植术等。

【常见护理诊断/问题】

1. 疼痛 与心肌缺血、缺氧有关。

2. 活动无耐力 与心肌供血、供氧不足有关。

3. 知识缺乏 缺乏控制诱发因素及药物应用的相关知识。

4. 潜在并发症 心肌梗死。

【护理措施】

1. 休息与活动 心绞痛发作时立即停止正在进行的活动，原地休息。有条件者及时给氧，调节流量为 4～6L/min。

2. 用药护理 所用药物与一般成人相同，但在使用时需结合老人特点。

（1）硝酸酯类 是缓解心绞痛最有效的药物。老年人首次使用时宜取平卧位，以防止直立性低血压的发生。另外老年人唾液分泌减少，口服硝酸甘油前可先用水湿润口腔，再将药物嚼碎置于舌下，有条件的老年人也可使用硝酸甘油喷雾剂，使药物快速溶化生效。

（2）β 受体阻滞剂 老年人窦房结功能降低，心率减慢，房室传导也容易出现障碍，因此在应用 β 受体阻滞剂时剂量要小，从小剂量开始，维持心率在 55 次/分以上。若老年人同时患有慢性阻塞性肺疾病、心力衰竭或心脏传导等疾病时，应避免应用 β 受体阻滞剂。

（3）钙拮抗剂 易引起老年人低血压，用药时从小剂量开始，并指导老年人用药后变换体位时速度应慢。维拉帕米有明显负性肌力和负性传导作用，治疗老年心绞痛时应密切观察其副作用。

（4）他汀类药物 具有降脂、抗炎、稳定动脉粥样硬化斑块和保护心肌的作用。对于伴有高脂血症者，可长期使用此类药物治疗。

（5）血小板抑制剂 应尽早使用，可有效防止血栓形成，阻止病情进展为心肌梗死。治疗期间应密切观察有无出血倾向，定期监测出、凝血时间及血小板计数。

3. 病情监测 严密观察胸痛的变化情况及伴随症状，密切监测生命体征、心电图、血糖、血脂、肝功能等，注意有无急性心肌梗死的可能。

4. 心理护理 了解老年人负性情绪产生的原因并给予心理支持、鼓励和安慰。也可通过对疾病本质和预后的讲解改善其不合理的认知，消除老年人的恐惧和焦虑。

【健康指导】

1. 生活指导 ①合理膳食：指导老年人摄入低热量、低脂、低胆固醇、低盐饮食，多食蔬菜、水果和粗纤维等食物，注意少量多餐，避免暴饮暴食；②戒烟、限酒；③适量运动：根据老年人的心功能状态合理安排活动，避免过度劳累；④自我心理调适：保持乐观、稳定的心理状态；⑤避免诱发因素：过度劳累、情绪激动、饱餐、用力排便、寒冷刺激等都是心绞痛发作的诱因，应注意避免。

2. 用药指导 指导老年人遵医嘱服药，不能擅自增减药量，自我监测药物的不良反应。外出时随身携带硝酸甘油以备急需。硝酸甘油见光易分解，应在棕色瓶内存放于干燥处，以免溶解失效。药瓶开封后每 6 个月更换 1 次，以确保疗效。

3. 病情监测 指导教会老年人及家属心绞痛发作时的缓解方法，胸痛发作时应立即停止活动或舌下含服硝酸甘油。如连续含服硝酸甘油 3 次仍不缓解，或心绞痛发作比以往频繁、程度加重、疼痛时间延长，应及时就医，警惕心肌梗死的发生。老年人心绞痛发作时可能表现为牙痛、肩周炎、上腹痛等，为防止误诊，可先按心绞痛发作处理并及时就医。告知老年人应定期复查心电图、血压、血糖、血脂、肝功能等。

二、老年急性心肌梗死

【概述】

老年急性心肌梗死（AMI）是在冠状动脉病变的基础上，发生冠状动脉血供急剧减少或中断，使心肌严重而持久地急性缺血导致的心肌细胞死亡。年龄是影响 AMI 预后的重要因素，老年人 AMI 的发生率明显高于中青年。

【护理评估】

1. 健康史 询问患者是否患有冠心病，有无胸痛的经历及诊治过程，有无心肌梗死的诱因，如情绪激动尤其是激怒、呼吸道感染、失眠、饱餐、饮酒等。

2. 身体状况 与一般成人 AMI 相比，老年人具有以下特点：

（1）疼痛症状不典型 以无痛型者多见。部分患者可表现为牙、肩、腹等部位的疼痛或出现胸闷、恶心、休克、意识障碍等表现。

（2）并发症多 其中室壁瘤的发生率是中青年的 2 倍，70 岁以上的心肌梗死患者心脏破裂的发生率较中青年高 3 倍，水、电解质失衡发生率为 56.7%（中青年为 31.3%），院内感染发生率为 20.4%（中青年为 5.7%）。

（3）死亡率高 且随增龄而上升。中青年 10 年内病死率为 10.5%，老年人 30%～40%，死亡原因以泵衰竭多见（54%），心脏破裂次之（21%）。

3. 心理－社会状况 老年 AMI 因发病急骤和病情严重会造成患者及家属强烈的恐惧和慌乱。患者可表现为语调低沉、不敢活动、担心死亡降临；家属常常神情紧张、手足无措；有的患者或家属外表看似平静，但实际内心的恐惧非常强烈。

4. 辅助检查

（1）心电图 除了特征性动态心电图的改变外，老年 AMI 患者的心电图可仅有 ST – T 改变，且无病理性 Q 波检出率较高。

（2）心肌酶 老年 AMI 患者肌酸激酶（CK）、天冬氨酸氨基转移酶（AST）及乳酸脱氢酶（LDH）峰值延迟出现，CK 和 AST 峰值持续时间长、CK 峰值低。

（3）其他 血常规、红细胞沉降率（血沉）检查可反映组织坏死和炎症反应情况。冠状动脉造影对判断病变部位、病变程度、侧支循环建立情况及选择治疗方案具有重要价值。

【治疗原则及主要措施】

心肌梗死的治疗原则：尽快恢复心肌的血液灌注，保护和维持心脏功能，挽救濒死心肌，防止梗死扩大，去缩小心肌缺血的范围，及时处理严重心律失常、泵衰竭和各种并发症，防止猝死。

心肌梗死的主要治疗措施包括：①一般治疗：注意卧床休息，保持环境安静，密切监护病情变化，吸氧，加强生活护理；②解除疼痛；③溶栓治疗；④经皮冠状动脉介入治疗；⑤外科手术；⑥消除心律失常；⑦控制休克；⑧治疗心力衰竭；⑨其他药物治疗等。

【常见护理诊断/问题】

1. 疼痛 与心肌缺血、坏死有关。

2. 活动无耐力 与心排血量减少有关。

3. 恐惧 与病情危重有关。

4. 潜在并发症 心源性休克、心力衰竭、心律失常。

【护理措施】

1. 休息 老年 AMI 的饮食、给氧等一般护理与中青年相似，但对于有严重并发症以及高龄、体弱者应适当延长卧床时间，下床活动需有人照顾。

2. 溶栓治疗的护理 早期有效的溶栓治疗可以改善 AMI 的近、远期预后，溶栓越早，效果越好。溶栓过程中应密切观察患者神志，注意穿刺部位皮肤黏膜有无出血。若发现鼻黏膜出血、牙龈出血、穿刺点出血等，应及时告知医生终止溶栓。同时溶栓期间需进行连续心电监护，以判断溶栓效果并及时发现再灌注心律失常。

3. 介入治疗的护理 老年 AMI 患者介入治疗的并发症相对较多，应严密观察老人有无心律失常、心肌缺血、心肌梗死等急性并发症的发生。

4. 止痛治疗的护理 遵医嘱给予吗啡或哌替啶止痛，注意有无呼吸抑制等不良反应。

5. 心理护理 向患者详细介绍监护室内的环境、各种机器使用中出现的情况，如机器噪声、电板使用后皮肤瘙痒等，使其尽快适应环境，稳定情绪，配合治疗。当患者出现紧张、焦虑或烦躁等不良情绪时，应予以理解并设法进行指导。

【健康指导】

除参考老年心绞痛患者的健康指导外，还应注意以下内容。

1. 急救指导 应教会老人及其家属心肺复苏的技术，以便紧急情况下在家实施抢救。

2. 康复指导 加强运动康复教育，与患者或其家属一起制定个体化运动处方，指导老年人出院后的运动康复训练。

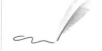

老年心肌梗死出院后的运动康复训练

美国 Wenger 学者将心脏康复分为 4 个阶段：第一阶段为急性期，为患者从入院至出院阶段；第二阶段为恢复期，为患者在家延续第一阶段的训练直至心肌梗死瘢痕成熟；第三阶段为训练期，为心肌梗死愈合后的安全有氧训练阶段；第四阶段为维持期，即终身有规律的运动。Wenger 提出的急性期康复模式可适用于老年 AMI 患者，包括以下 7 个步骤：①在床上做四肢关节的主动、被动运动，非睡眠时间每小时 1 次。②坐于床边做四肢关节的主动运动。③做 2MET（代表当量，常用于评价有氧训练的强度和热量消耗，1MET 被定义为每千克体重每分钟消耗 3.5L 氧气，相当于一个人在安静状态下坐着，没有任何活动时，每分钟氧气消耗量）的伸展运动；慢速行走 5m 并返回。④做 2.5MET 的体操；中速行走 23m 并返回。⑤做 3MET 的体操；走 92m，每天 2 次，试着下几级台阶。⑥继续以上活动；走 153m，每天 2 次；下楼（乘电梯返回）；介绍家庭运动。⑦继续以上活动；上楼；继续介绍家庭运动。

从第二阶段正规康复训练开始运动处方要求基本同心绞痛。

扫码"学一学"

第三节　老年慢性阻塞性肺疾病患者的护理

【概述】

慢性阻塞性肺疾病（COPD）是指由于气道阻塞引起通气功能障碍的一组疾病，是老年人的常见病、多发病，且随增龄而增多。COPD 与慢性支气管炎和阻塞性肺气肿密切相关。当慢性支气管炎和（或）阻塞性肺气肿老人肺功能检查出现气流受限并且不能完全可逆时，即可诊断为 COPD。

【护理评估】

1. 健康史　询问患者有无主动吸烟或被动吸烟史，是否吸入有害气体或物质，有无慢性支气管炎和肺气肿病史，有无个人或家族过敏史。

2. 身体状况　与一般成人相比，老年 COPD 具有以下特点：①呼吸困难更严重，在日常生活甚至休息时也感到气促；②机体反应能力差，典型症状弱化或缺如，表现为厌食、胸闷、少尿、精神萎靡、颜面发绀、呼吸音低或肺内啰音密集等。在炎症发作时体温不升、白细胞计数不高，咳嗽不重、气促不显著；③易反复感染，肺源性心脏病、休克、呼吸性酸中毒、肺性脑病、弥散性血管内凝血（DIC）等并发症的发生率增高。

3. 心理－社会状况　老年人因明显的呼吸困难导致自理能力下降，从而产生焦虑、孤独等消极反应，病情反复可造成抑郁症及失眠，对治疗缺乏信心。评估老人有无上述心理反应，以及其家庭成员对此疾病的认知和照顾能力如何。

4. 辅助检查

（1）肺功能检查　是判断气流受限的主要客观指标。对 COPD 诊断、严重程度评价、预后判断等有重要意义。第一秒用力呼气容积（FEV$_1$）和一般用力肺活量（FVC）分别为评价气流受限的敏感指标和评估 COPD 严重程度的良好指标。吸入舒张剂后，$FEV_1 < 80\%$ 预计值及 $FEV_1/FVC < 70\%$ 时，可确定为气流受限不能完全可逆。

（2）胸部 X 线检查　早期可无变化，以后可出现肺纹理增粗、紊乱等非特异性改变，也可出现肺气肿改变。

（3）血气分析　对确定低氧血症、高碳酸血症、酸碱失衡以及判断呼吸衰竭的程度及类型有重要价值。

（4）其他　COPD 并发细菌感染时，外周血白细胞计数增高，核左移。痰培养可检出病原菌。当 $PaO_2 < 55mmHg$ 时，血红蛋白水平及红细胞计数可增高。

【治疗原则及主要措施】

老年 COPD 的治疗原则：包括减轻症状，阻止 COPD 病情发展，缓解或阻止肺功能下降，改善老人的活动能力。主要治疗措施除了非药物治疗、戒烟、运动或肺康复训练外，吸入治疗为首选，教育患者正确使用各种吸入器，向患者解释治疗的目的和效果，有助于患者坚持治疗。药物治疗可以减少或消除患者的症状、提高活动耐力、减少急性发作次数和严重程度以改善健康状态。常用药物有支气管舒张剂、糖皮质激素、镇咳药及祛痰药。老年人用药宜充分，疗效应稍长，且治疗方案应根据监测结果及时调整。

【常见护理诊断/问题】

1. 气体交换受损　与气道阻塞、通气不足、呼吸面积减少有关。

2. 清理呼吸道无效　与分泌物增多、黏稠及无效咳嗽有关。

3. 焦虑　与健康状况的改变、病情危重有关。

4. 活动无耐力　与呼吸困难、氧供与氧耗失衡有关。

【护理措施】

1. 休息与活动　COPD 急性期应卧床休息，协助患者采取舒适体位。稳定期根据病情安排适当的活动，以不感到疲劳、不加重症状为宜。

2. 病情观察　观察咳嗽、咳痰及呼吸困难的程度，监测动脉血气分析和水、电解质、酸碱平衡等情况。

3. 氧疗护理　对晚期严重的 COPD 患者应给予控制性氧疗，一般采用鼻导管持续低流量吸氧，每日湿化吸氧 15 小时或以上。

4. 用药护理　COPD 反复感染多需长期应用抗生素，治疗方案应根据感染严重程度或根据病原菌药物敏感试验及时调整。选用抗生素时，应考虑到老年人肾功能减退慎用氨基苷类。因老年人对药物的耐受性差、药物在体内的半衰期长，易产生不良反应，故用药过程中需密切监测各种药物的不良反应。如氨茶碱类有恶心、呕吐等胃肠道反应；抗胆碱能药物可出现口干、口苦反应；大剂量 β_2 受体激动剂可引起心动过速、心律失常，长期使用可发生肌肉震颤；糖皮质激素可引起老年人高血压、白内障、糖尿病、骨质疏松及继发性感染等。

5. 心理护理　忧郁会使老年 COPD 患者变得畏缩，与外界隔离，对自己的生活满意度下降，同时会进一步加重失眠。医护人员应与家属相互协作，指导老人互动的技巧，鼓励老年人参加各种团体活动，发展个人的社交网络，情绪的改善和社交活动的增加可有效改善睡眠的质与量。

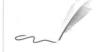

【健康指导】

1. 疾病预防指导　教育和督促老年人戒烟；避免或减少有害粉尘、烟雾及气体吸入，防寒保暖，防治呼吸道感染。

2. 康复锻炼指导　向老年人及家属介绍疾病相关知识，使之能理解康复锻炼的意义，并发挥其主观能动性；根据老年人情况制订个体化锻炼计划，进行腹式呼吸或缩唇呼吸训练及步行、慢跑、太极拳等体育锻炼。

3. 饮食指导　指导老年人进食高热量、高蛋白、高维生素食物，避免摄入产气或引起便秘的食物。

扫码"学一学"

第四节　老年胃食管反流病患者的护理

案例导入

　　吴某，男，62岁，身高166cm，体重71kg。经常出现胃灼热、反胃、胸骨后疼痛等症状。嗜辣，抽烟、饮酒。初步考虑为反流性食管炎。

　　请问：

　　1. 为进一步了解病情，患者还应做哪些检查？

　　2. 主要的护理诊断是什么，应采用哪些有效的护理措施？

　　3. 健康指导的重点是什么？

【概述】

　　胃食管反流病（GERD）是指由于防御机制减弱或受损，使得胃、十二指肠内容物通过松弛的食管下括约肌反流引起一系列症状。根据有无组织学改变分为两类：①反流性食管炎：食管有炎症组织学改变，因胃和（或）十二指肠内容物反流入食管，引起食管黏膜的炎症、糜烂、溃疡和纤维化等病变；②症状性反流：客观方法证实有反流，但未见组织学改变。老年人因膈肌、韧带松弛，食管裂孔疝的发生率较高，所以GERD的发生率明显提高。

【护理评估】

　　1. 健康史　询问患者有无吞咽困难、胃部烧灼感以及发生的时间，与饮食、体位的关系；有无引起胃食管反流病的消化性疾病和全身性疾病；饮食是否油腻、过饱；有无吸烟、喝浓茶和饮料的习惯；是否服用松弛食管下括约肌的药物如地西泮、吗啡等；询问大小便情况。

　　2. 身体状况

　　（1）胸骨后烧灼感或疼痛　多在进食后1小时发生，常在弯腰、咳嗽、用力排便、头低位仰卧或侧卧时出现。疼痛部位在胸骨后或剑突下，可放射至颈、肩背、耳部和上肢，由反流物刺激食管引起，常与心绞痛难以区别，应予重视。

　　（2）反流症状　表现为反酸、反食、反胃、嗳气等。反酸常伴胃灼热感，多在胸骨后烧灼感或烧灼样疼痛之前出现。餐后症状明显或加重。

（3）吞咽困难 初期因食管痉挛，出现间歇性吞咽困难。后期因食管瘢痕形成狭窄，出现永久性吞咽困难。严重食管炎或食管溃疡者可有咽下疼痛。

（4）食管以外症状 表现为咳嗽、哮喘、声嘶，咳嗽多在夜间，呈阵发性，伴有气喘。

（5）严重者可致食管糜烂出血 胃液反流可引起误吸；长期胃食管反流也可致食管黏膜上皮肠化生。

3. 心理－社会状况 老年人进食及餐后不适，会对进餐产生恐惧，害怕癌变，会产生焦虑情绪。评估老年人的心理反应，是否对进食有恐惧情绪；进食具有选择性，担心给家人带来负担而减少与他人共同进餐的机会，减少正常的社交，评估家属对老年人治疗疾病的态度、心理支持和照顾程度；了解老年人治疗疾病的经济承受力，以便为拟订治疗方案提供参考。

4. 辅助检查

（1）食管滴酸试验 通过食管黏膜酸化诱发老年人症状（如心前区烧灼感、嗳气、胸痛等），以确定这些症状是否与反流有关，并可鉴别胸骨后疼痛的病因。

（2）食管腔内 pH 测定 24 小时食管 pH 监测可确定 GERD 的程度、证实反流是否存在，是目前诊断有无胃食管反流最好的定性与定量的检查方法。

（3）内镜检查及活组织病理检查 是评价内膜损伤的最佳方法，同时结合病理活检，可明确是否为 Barrett 食管；同步检查胃和十二指肠，以排除引起胃压升高的因素。

（4）核素胃食管反流检查 老年人取平卧位，用核素标记液体，显示在增加腹压时有无过多的核素胃食管反流，此法的敏感性和特异性约90%。

（5）食管吞钡 X 线检查 将胃食管影像学和动力学结合起来，对诊断有互补作用，但灵敏度较低，假阳性较多。

知识链接

Barrett 食管

Barrett 食管内镜下的表现为正常呈现均匀粉红带灰白的食管黏膜，出现胃黏膜的橘红色，分布可为环形、舌形或岛状。Barrett 食管可发生在反流性食管炎的基础上，亦可不伴有反流性食管炎。Barrett 食管是食管腺癌的癌前病变，其腺癌的发生率较正常人高 30～50 倍。

【治疗原则及主要措施】

治疗原则包括减少胃食管反流、避免反流物刺激损伤食管黏膜及改善食管下括约肌的功能状态，可通过内科治疗和抗反流手术治疗改善症状。护理方面要指导老人说出胃部不适的原因，掌握用药方法及日常生活中的护理技巧。

主要治疗措施：缓解症状、治愈食管炎、预防和治疗并发症，防止复发，提高生活质量。具体包括：①抗酸药物治疗：如氢氧化铝凝胶、氧化镁，其作用机制为中和胃酸、降低胃蛋白酶活性、保护胃黏膜；②促动力剂：如多潘立酮、西沙比利，作用机制为促进食管、胃的蠕动和排空，从而减轻胃食管反流；③胃黏膜保护剂：如硫糖铝（胃溃宁），使用

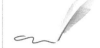

时注意在饭前 1 小时及睡前服用；④内镜治疗；⑤外科手术。

【常见护理诊断/问题】

1. 疼痛 与反酸引起的烧灼及反流物刺激食管痉挛有关。

2. 营养失调 低于机体需要量与吞咽困难及畏食导致进食少有关。

3. 焦虑 与疼痛以及吞咽困难、限制饮食类型、生活方式改变有关。

4. 潜在并发症 食管出血、穿孔。

【护理措施】

1. 一般护理

（1）休息与活动 餐后散步或直立体位，卧床老年人需抬高床头 20cm 或将枕头垫在背部，借助重力作用，促进睡眠时食管的排空和餐后胃的排空。避免右侧卧位，避免反复弯腰及抬举动作。

（2）饮食护理 少食多餐，避免过饱，进餐时宜采取高坐卧位，时间要充足，不要催促老人，避免餐后立即平卧；忌烟酒、脂肪、酸食、咖啡和巧克力；肥胖者要控制体重。

2. 用药护理

（1）制酸剂 宜在饭前 1 小时和临睡前服用，以液体制剂效果为佳。如需要服用其他药物时，应在服用抗酸药 1~2 小时后再服。

（2）H_2受体拮抗剂 如雷尼替丁、西咪替丁，宜在餐后和睡前各服一次。

（3）质子泵抑制剂 如奥美拉唑、兰索拉唑，可有效地减少胃酸分泌。

（4）促动力药 如多潘立酮、西沙比利，作用机制为促进食管、胃的蠕动和排空，从而减轻胃食管反流。

（5）黏膜保护药 如硫糖铝，使用硫糖铝时注意宜在饭前 1 小时及睡前服。

3. 内镜检查 治疗前介绍内镜检查、治疗过程，消除老人的紧张情绪。询问老年人有无严重的心肺疾患。胃、十二指肠镜检查，于治疗前禁食 8 小时，禁水 4 小时。术前取下义齿，遵医嘱给予阿托品。

4. 钡餐检查的护理 术后遵照医嘱给予缓泻剂。评估有无腹胀、肠蠕动音，观察排便情况。

5. 手术治疗前后的护理 手术前改善老年人的营养状态，矫正水、电解质失衡。应用抗生素，术前插鼻胃管持续吸引。避免给予吗啡，以防老人术后早期呕吐。手术后保持胃肠减压管的通畅。老年人术后易出现胃无张力，需胃肠减压一周。当肠蠕动恢复及肛门排气后，可进食清淡流质饮食，避免给予易产气的食物，如牛奶、含碳酸饮料等，1 周后，逐步过渡到软食。

【健康指导】

1. 知识宣传 向老年人及家属针对性地介绍一些有关疾病知识，使老年人能积极配合治疗及护理，从而达到巩固疗效和避免复发的目的。

2. 生活指导 改变生活方式及饮食习惯是保证治疗效果的关键。合理饮食，避免暴饮暴食、酗酒、嗜烟，尽量避免巧克力、茶碱、辣椒及碳酸饮料等。避免一切增加腹压的因素。

3. 服药指导 ①老人服药时须保持直立位，至少饮水 150ml；②服用前须仔细阅读说明书或详细咨询，尤其是容易造成食管黏膜损伤的药物，如非甾类抗炎药、氯化钾、四环素类抗生素、奎尼丁、阿仑磷酸、硫酸亚铁和茶碱等；③避免使用降低食管下段压力的药物，如阿托品类、异丙基肾上腺素、地西泮等。

第五节　老年糖尿病患者的护理

扫码"学一学"

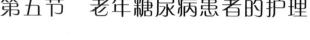

案例导入

刘大爷，77 岁，因左眼视力明显减退 2 个月而入院，患者 3 年前有时觉得双眼视物模糊，未引起注意，以后视力时好时坏。有高血压、冠心病史多年，经服药治疗后病情稳定。此次经眼科检查拟诊白内障。患者无口渴、多尿、多饮等糖尿病病史。测空腹血糖 8.4mmol/L，饭后 2 小时血糖 14mmol/L。

请问：

1. 该患者的病因有哪些？

2. 健康指导的要点有哪些？

【概述】

糖尿病（DM）是一组因胰岛素分泌绝对或相对不足和（或）靶细胞对胰岛素敏感性降低，导致物质代谢紊乱，以高血糖为主，伴蛋白质、脂肪、水与电解质等紊乱的慢性全身代谢性疾病。发病率随年龄而增长，老年糖尿病 95% 以上是 2 型糖尿病，其并发症多且重，致残致死率较高，严重影响老年人的生活质量和寿命。

【护理评估】

1. 健康史　询问患者家族中有无糖尿病者，有无多尿、烦渴多饮、善饥多食和体重减轻的症状；询问饮食习惯、生活方式，有无烟酒嗜好等；评估患者是否肥胖，询问有无高血压、高脂血症等。

2. 身体状况

（1）症状　起病隐匿且症状不典型，仅 1/4 或 1/5 的老年人有多饮、多尿、多食及体重减轻的症状；发病形式多样化，表现为疲乏无力、尿频、皮肤瘙痒、四肢酸痛麻木、视力障碍等。很多老人是在健康体检或因其他疾病就诊时作生化检查才发现血糖水平高于正常范围。

（2）体征　老年糖尿病特有的表现：①足部皮肤水疱；②肾乳头坏死所致的腰痛和发热；③糖尿病性肌萎缩，以骨盆带和大腿肌肉不对称性疼痛，进行性乏力为表现；④糖尿病性神经病性恶病质，表现为抑郁、体重明显下降、周围神经病变伴严重疼痛；⑤其他：肩关节疼痛、认知能力下降等。

（3）并发症多且严重　常以此为首发症状而就诊。①急性并发症：以高渗性非酮症糖尿病昏迷和乳酸性酸中毒多见，其中乳酸性酸中毒的诱因是急性感染，苯乙双胍使用过量导致乳酸堆积引起酸中毒。②慢性并发症：老年糖尿病还易并发各种大血管或微血管症状，

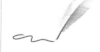

合并脑血管病时脑梗死多，脑出血少；中小梗死多，多发病灶多；椎－基底动脉梗死多，直接引起死亡少；癫痫发作多。糖尿病老人免疫力下降，极易并发各种感染，如真菌感染、泌尿系感染等。

3. 心理－社会状况　评估老人对糖尿病相关知识的了解程度及治疗各阶段的心理状态，是否有焦虑、怀疑、悲观等不良情绪。评估家属及社区医疗服务对老人的支持和照顾程度如协助饮食控制、服药、胰岛素注射和自我监测；评估家庭经济状况等。

4. 辅助检查

（1）血糖　空腹血糖≥7.0mmol/L和（或）餐后2小时血糖≥11.1mmol/L，即可确诊本病，老年人需重视餐后2小时血糖测定。对诊断有疑问者可用口服葡萄糖耐量试验（OGTT）进行确诊。

（2）糖化血红蛋白（HbA1c）　可反映采血前2~3个月的平均血糖水平，是目前反映血糖控制水平最有效和可靠的指标。

（3）血胰岛素检测及C－肽测定　老年人多存在胰岛素功能低下和胰岛素抵抗。通过测定空腹及餐后1小时、2小时、3小时的血浆胰岛素和C－肽水平，可了解老年人的胰岛B细胞的储备功能，有助于判断糖尿病的分型及判别预后，制定相应的治疗方案。

（4）其他　胆固醇、三酰甘油、游离脂肪酸均增高；血尿酮体的测定可及时发现酮症。

【治疗原则及主要措施】

糖尿病应综合治疗，包括饮食、运动、知晓教育、血糖监测和降糖药物治疗，目的是使血糖维持在正常范围，控制高血糖，预防急慢性代谢紊乱，保护心、脑、肾等重要器官。防止和延缓并发症，提高生存和生活质量。①饮食、运动治疗为基础治疗，口服药和胰岛素控制血糖治疗；②早期长期综合控制糖尿病进展及个体化治疗；③重点控制高血糖、高血压、血脂异常，避免肥胖，改变生活方式。

糖尿病的预后取决于治疗的效果。早期治疗和长期、良好的血糖、血压和血脂的控制可明显延缓和防止慢性并发症的发生和发展，降低致残率。因老年人低血糖的危险性高于高血糖，故血糖控制不可过分严格。治疗和护理的总体目标是，能按照老年人血糖标准控制血糖，防止及延缓各种并发症的发生，提高老年人应对各种糖尿病急症的能力，有效控制负性情绪，自我护理能力增强。

【常见护理诊断/问题】

1. 营养失调　高于或低于机体需要量与胰岛素分泌不足或抵抗所致三大物质代谢紊乱有关。

2. 有感染的危险　与代谢紊乱、机体抵抗力下降和微循环障碍有关。

3. 有受伤的危险　与低血糖反应、末梢感觉功能障碍有关。

4. 活动无耐力　与糖尿病老人体内糖、脂肪、蛋白质代谢紊乱有关。

5. 焦虑　与血糖控制不佳及长期治疗加重经济负担有关。

6. 潜在并发症　低血糖、高渗性昏迷、酮症酸中毒、乳酸性酸中毒、大血管或微血管病变。

7. 知识缺乏　缺乏糖尿病的预防及治疗的相关知识。

【护理措施】

1. 饮食护理 饮食疗法是糖尿病的基础治疗方法。要使老年人及家属意识到此疗法与控制血糖和减轻症状之间的关系，并能坚持控制热量摄入，合理调配饮食，严格限制各种糖果、酒类，忌暴饮暴食。

2. 适量运动 适当的运动有助于肌肉对糖的利用，提高胰岛素的敏感性，降低血糖、血脂，改善代谢紊乱。长期有规律的运动有利于减轻体重，还可减轻老人的压力。运动时注意预防低血糖反应，随身携带甜点及病情卡（姓名、年龄、疾病、用药等）。

3. 用药护理 指导老人按医嘱服药，根据病情合理选药，老人自己不能随意更改药物；根据血糖水平按时按剂量服药，不可随意增量或减量。

（1）口服降糖药 老年人对低血糖的耐受性较差，宜选用作用时间长、能稳定控制血糖的药物。选择口服降糖药时，要注意：安全第一，有效第二；注意个体差异；小剂量联合用药；注意脏器功能的保护；避免严重低血糖和药物相关副作用；遵照医嘱正确服药。

（2）胰岛素治疗及护理 适用于 1 型及 2 型糖尿病口服降糖药控制不佳或伴有严重并发症、应激状态（严重感染、急性代谢紊乱、急性心脑血管疾病）等。应用胰岛素的剂型、用法、注意事项和成年糖尿病老人大致相同。

4. 监测血糖 为控制好血糖及防止并发症的发生，必须在专科医生指导下定期检查空腹血糖及餐后 2 小时血糖，按照老年人血糖标准控制血糖，空腹血糖宜控制在 9.0mmol/L 以下，餐后 2 小时血糖在 12.2mmol/L 以下。老年人除控制血糖外，还要定期检测血脂、糖化血红蛋白、血压、心电图等，并随时观察和注意控制各种并发症的发生。

5. 并发症护理

（1）低血糖反应及处理 老年人易发生低血糖，当血糖低于 2.8mmol/L 时即有饥饿感、心悸、多汗、头晕等表现。若低血糖持续较久或继续下降，会有神志改变甚至昏迷。一旦发生低血糖，应及时进食糖类食物或静脉推注 50% 葡萄糖 20 ~ 30ml。

（2）注意个人卫生 保持全身和局部清洁，尤其是口腔、皮肤、会阴部的清洁。

（3）糖尿病足及护理 关键是预防皮肤损伤和感染。每日足部清洗、按摩，勤修指甲，鞋袜平整、宽松。如足部有破损或感染及时处理。

6. 心理护理 应关注糖尿病老年人的心理变化并及时进行心理疏导。早期应帮助老人了解糖尿病相关知识，引起重视；后期血糖控制不理想及并发症的出现会导致老人出现焦虑、恐惧心理，此时应尽量帮助老人克服消极情绪，树立战胜疾病的信心，积极配合治疗。

【健康指导】

1. 知识宣教 向老人及家属介绍糖尿病的有关知识，正确对待糖尿病。

2. 生活指导 指导老人自觉长期控制饮食，适当运动，生活规律，戒除烟酒，注意个人卫生，预防各种感染。

3. 用药指导 指导老人严格遵医嘱服用降糖药及注射胰岛素。

4. 血糖监测 指导老人自我监测血糖并做好监测日记。

5. 预防并发症 能识别各种急性并发症，并能及时处理。

6. 定期复查 一般每 3 ~ 6 个月复查 1 次，每年全身检查 1 次，尽早防治慢性并发症。

第六节　老年骨质疏松症患者的护理

案例导入

　　李某，女性，68岁，慢性下腰痛7年，今晨洗漱时在卫生间不慎跌倒，跌倒后出现剧烈疼痛。家人将其送往医院，X线显示第四腰椎压缩性骨折。

　　请问：

　　1. 为确定是否有骨质疏松，还应做哪些检查？

　　2. 如何指导老人正确补钙？

【概述】

　　骨质疏松症（OP）是一种以骨量减少，骨组织微细结构破坏，导致骨骼的强度降低和骨折危险性增加为特征的一种全身代谢性疾病。骨质疏松症可分为原发性和继发性两类。继发性骨质疏松症主要由疾病等原因和不良嗜好所致，占发病总数的10%～15%。原发性骨质疏松症包括绝经后骨质疏松症（Ⅰ型）和老年性骨质疏松症（Ⅰ型），占发病总数的85%～90%。老年性骨质疏松症多见于60岁以上的老年人，女性的发病率为男性的3倍。患骨质疏松症的老年人极易发生骨折，是引起老年人卧床率和伤残率增高的主要因素。

【护理评估】

　　1. 健康史　询问患者与骨质疏松症相关的病因及女性绝经的时间。有无吸烟、酗酒、进食高盐、高蛋白、喝浓茶和咖啡的习惯，光照时间是否充足等。

　　2. 身体状况

　　（1）**疼痛**　骨质疏松症起病和病程进展缓慢，早期多无明显表现。疼痛是本病最常见的症状，以腰背痛多见，多为酸痛。其次是膝关节、肩背部、手指、前臂。夜间和清晨醒来时加重，日间减轻，负重能力减弱，活动后常导致肌劳损和肌痉挛，疼痛加重。

　　（2）**身高变矮和驼背**　多在剧烈的腰背部疼痛后出现。其原因是支持人体的脊椎骨发生骨质疏松后，椎体内部骨小梁变细，数量减少。椎体压缩性骨折是老年人身材变矮、驼背的主要原因。

　　（3）**骨折**　其骨折的危险性明显高于正常人。很轻微的外力就可能引发骨折，以胸、腰椎压缩性骨折最多见。脊椎后弯、胸廓变形，可使肺活量和最大换气量显著减少，导致呼吸功能下降，易并发肺部感染。其次是桡骨骨折和股骨颈骨折，股骨颈骨折易导致老年人长期卧床，加重骨质丢失，常因并发感染、心血管病和慢性衰竭而引起死亡。

　　3. 心理-社会状况　患骨质疏松症的老年人因疼痛、驼背或骨折，给老人带来较大的精神和躯体压力，而长时间的治疗与护理给家庭和社会带来沉重的负担。

　　4. 辅助检查

　　（1）**骨代谢生化指标**　包括骨形成指标、骨吸收指标及血、尿骨矿成分。主要检查如下。①骨钙素：是骨更新的敏感指标，可有轻度升高。②尿羟赖氨酸糖苷：是骨吸收的敏感指标，可升高。③血清镁、尿镁：均有所下降。

（2）X线检查　是最简单易行的检查方法，但该方法只能定性，不能定量，不够灵敏。一般在骨量丢失30%以上时才能在X线片上显示出骨质疏松，表现为皮质变薄、骨小梁减少变细，骨密度减低、透明度加大，晚期出现骨变形及骨折。

（3）骨密度检查　按照WHO 1994年的诊断标准，采用单光子骨密度吸收仪、双能X线吸收仪、定量CT检查，骨密度低于同性别峰值骨量的2.5SD以上可诊断为骨质疏松症。

【治疗原则及主要措施】

老年骨质疏松症的治疗原则：以药物治疗为主，在药物治疗的同时，需积极调整生活方式，注意适当户外活动，避免嗜烟、酗酒和慎用影响骨代谢的药物，采取防止跌倒的措施，加强自身和环境的保护措施（包括各种关节保护器）等。预防与护理的总体目标是，①老人能正确使用药物或非药物的方法解除或减轻疼痛，舒适感增加；②能按照饮食及运动原则，合理进餐和活动，维持躯体的功能；③避免骨折发生或骨折患者未因限制活动而发生有关的并发症；④能正视自身形象的改变，情绪稳定，无社交障碍。

【常见护理诊断/问题】

1. 疼痛　与骨质疏松症、骨折及肌肉疲劳、痉挛有关。

2. 躯体活动障碍　与骨痛、骨折引起的活动受限有关。

3. 潜在并发症　骨折与骨质疏松有关。

4. 情境性自尊低下　与椎体骨折引起的身长缩短或驼背有关。

【护理措施】

1. 休息与活动　根据老年人身体状况，制订适宜的活动计划。对能活动者，每天坚持适当的活动可增加骨密度，降低骨丢失；对因疼痛而活动受限者，可指导其每天进行关节的活动训练，同时进行肌肉的等长、等张收缩训练，以保持肌肉的张力；对因骨折而固定或牵引者，可指导其做上下甩动臂膀、扭动足趾，做足背屈和趾屈等动作。

2. 营养与饮食　鼓励老年人多摄入含钙和维生素D丰富的食物，含钙高的食物有牛奶、乳制品、大豆、豆制品、芝麻酱、海带、虾米等，富含维生素D的食物有禽、蛋、肝、鱼肝油等。

3. 缓解疼痛　卧床休息、洗热水浴、按摩、擦背可使肌肉放松，有效减轻疼痛。因病情需要长时间处于同一体位，如仰卧位时，可在膝下垫软枕，将患肢置于膝关节屈曲位，减轻腰部压力可缓解疼痛。对疼痛严重者可遵医嘱使用镇痛剂、肌肉松弛剂等药物，对骨折者应通过牵引或手术方法最终缓解疼痛。

4. 预防并发症　尽量避免弯腰、负重等行为，同时为老年人提供安全的生活环境或装束，防止跌倒和损伤。对已经发生骨折者，应每2小时翻身一次，保护和按摩受压部位，指导老年人进行呼吸和咳嗽训练，做被动和主动的关节活动训练，定期检查防止并发症发生。

5. 用药护理

（1）钙制剂　如碳酸钙、葡萄糖酸等，注意不可与绿叶蔬菜一起服用，防止因钙螯合物形成而降低钙的吸收，使用过程中要增加饮水量，通过增加尿量减少泌尿系统结石形成的机会，并防止便秘。

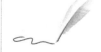

（2）钙调节剂　包括降钙素、维生素 D 和雌激素，使用降钙素时要观察有无低血钙和甲状腺功能亢进的表现，在服用维生素 D 的过程中要监测血清钙和肌酐的变化，对使用雌激素的老年女性，应详细了解家族中有关肿瘤和心血管疾病方面的病史，严密监测子宫内膜的变化，注意阴道出血情况，定期做乳房检查，防止肿瘤和心血管疾病发生。

（3）二磷酸盐　如依替磷酸二钠、帕米磷酸二钠、阿仑磷酸钠等，此类药物的消化道反应较多见，故应晨起空腹服用，同时饮清水 200～300ml，至少 30 分钟内不能进食或喝饮料，也不能平卧，以减轻对消化道的刺激。静脉注射要注意血栓性疾病的发生，同时应监测血钙、磷和骨吸收生化标志物。

6. 心理护理　与老人倾心交谈，鼓励其表达内心的感受，明确忧虑的根源。指导老人穿宽松的上衣掩盖形体的改变，也可穿背部有条纹或其他修饰的衣服改变人的视觉效果。强调老人在资历、学识或人格方面的优势，使其认识到个人的力量，增强自信心，逐渐适应形象的改变。

【健康指导】

1. 运动指导　指导老人每日适当运动和进行户外日光照晒。在活动中防止跌倒，避免过度用力，也可通过辅助工具协助完成各种活动。

2. 饮食指导　提供老人每天的饮食计划单，学会各种营养素的合理搭配，尤其要指导老人多摄入富含钙及维生素 D 的食物。

3. 用药指导　指导老人服用可咀嚼的片状钙剂，且应在饭前 1 小时及睡前服用，钙剂应与维生素 D 同时服用。教会老人观察各种药物的不良反应，明确不同药物的使用方法及疗程。

4. 康复训练　指导康复训练应尽早实施，在急性期应注意卧、坐、立姿势，卧位时应平卧、低枕、背部尽量伸直，坚持睡硬板床；坐位或立位时应伸直腰背，收缩腰肌和臀肌，增加腹压。在慢性期应选择性地对骨质疏松症好发部位的相关肌群进行运动训练，如采取仰卧位抬腿动作做腹肌训练，采用膝手卧位做背肌训练等。同时可配合有氧运动增强体质，通过翻身、起坐、单腿跪位等动作训练维持和提高老人的功能水平。

第七节　老年退行性骨关节病患者的护理

案例导入

扫码"学一学"

　　唐某，女，72 岁，有关节疼痛史 10 年。近两天由于参加老年秧歌比赛活动强度过大，疼痛再次加重，呈持续性。入院检查，初步诊断为骨性关节炎。

　　请问：

　　1. 这位老人主要的护理诊断是什么？

　　2. 协助老人缓解疼痛的护理措施有哪些？

【概述】

退行性骨关节病又称老年性骨关节炎、骨性关节炎、增生性关节炎等，其主要病变是关节软骨的退行性变和继发性骨质增生，继而导致关节症状和体征的一组慢性退行性关节疾病。此病好发于髋、膝、脊椎等负重关节以及肩、指间关节等。其发病率随年龄的增大逐渐升高，65岁以上的老年人患病率达68%，高龄男性髋关节受累多于女性，手骨性关节炎则以女性多见。

【护理评估】

1. 健康史 询问患者有无退行性骨关节病的相关诱因，如肥胖、吸烟、性激素，或者从事对关节磨损较多的工作，以及饮食和运动状况。评估患者关节疼痛的部位、性质、持续时间等。询问患者之前的诊疗过程、检查结果和用药状况。

2. 身体状况

（1）关节疼痛、肿胀、畸形 早期疼痛较轻，多出现于活动和劳累后，休息后可减轻或缓解。随着病情进展，疼痛加重，关节活动可因疼痛而受限，严重者休息时也可出现疼痛。关节肿胀以膝关节多见，严重者可见关节畸形、半脱位等。

（2）关节僵硬 受累关节长时间取一种体位后有僵硬感，不能立即活动，要经过一段时间后才感到舒服。一般持续时间较短，不超过30分钟，但到疾病晚期，关节不能活动将是永久的。

（3）关节内卡压现象 关节内有小的游离骨片时，可引起关节内卡压现象。表现为关节疼痛、活动时有响声和不能屈伸。膝关节卡压易使老人摔倒。

（4）功能受限 早期无明显活动受限，晚期可因骨赘、软骨退变、关节周围肌肉痉挛及关节破坏而导致活动受限。

3. 心理–社会状况 骨性关节炎主要表现为反复或持续的关节疼痛、功能障碍和关节变形，给老年人的日常生活及心理健康带来很大的危害。疼痛使老年人不愿意过多走动，社会交往减少；功能障碍使老年人的无能为力感加重，产生自卑心理；疾病的迁延不愈使老年人对治疗失去信心，产生消极悲观的情绪。

4. 辅助检查 本病无特异性的实验室指标，放射性检查具有特征性改变。

（1）X线检查 可见受累关节间隙狭窄，关节面硬化和变形，关节边缘骨质增生，关节内游离骨片，软骨下骨硬化和囊性变。

（2）CT 用于椎间盘疾病的检查，效果明显优于X线。

（3）MRI 不但能发现早期的软骨病变，而且能观察到半月板、韧带等关节结构的异常。

【治疗原则及主要措施】

本病的治疗原则包括缓解疼痛、改善关节功能、减少致残。可采用药物和非药物方法治疗。常用的药物有非甾体抗炎药、氨基葡萄糖及抗风湿药。非药物治疗包括运动、理疗、关节功能保护等。对症状严重、关节畸形明显的晚期骨关节炎老年人，多行人工关节置换手术。

【常见护理诊断/问题】

1. 疼痛 与关节退行性变引起的关节软骨破坏及骨质病理改变有关。

2. 躯体活动障碍 与关节疼痛、畸形或脊髓压迫所引起的关节或肢体活动困难有关。

3. 无能为力感 与躯体活动受限及自我贬低的心理压力有关。

【护理措施】

1. 休息与活动 根据老年人情况制订休息与活动计划，急性发作期宜限制关节活动，以不负重活动为主；症状缓解期可适当运动，如游泳、做操、打太极拳等，可有效预防和减轻病变关节的功能障碍，肥胖老年人更应坚持运动锻炼。

2. 疼痛护理 对患髋关节骨关节炎的老年人，减轻关节的负重和适当的休息是缓解疼痛的重要措施，可手扶手杖、拐、助行器站立或行走。疼痛严重者，可采用卧床牵引限制关节活动。膝关节骨关节炎的老年人除适当休息外，可通过上下楼梯扶扶手、坐位站起时手支撑扶手的方法减轻关节软骨承受的压力，膝关节积液严重时，应卧床休息。另外，局部理疗与按摩综合使用，对任何部位的骨关节炎都有一定的镇痛作用。

3. 用药护理

（1）非甾体类抗炎药 主要起镇痛作用。建议使用吡罗昔康、双氯芬酸等副作用小的药物，且应在炎症发作期使用，症状缓解后停止服用、防止过度用药。如按摩、理疗等方法可缓解疼痛者，最好不服用镇痛药。

（2）氨基葡萄糖 可减轻疼痛并修复损伤的软骨。常用药物有硫酸氨基葡萄糖（维骨力）、氨糖美辛片、氨基葡萄糖硫酸盐单体（傲骨力）等。硫酸氨基葡萄糖于吃饭时用，氨糖美辛片于饭后即服或临睡前服用。

（3）抗风湿药 对保护残存软骨有一定作用，在关节内注射。用药期间应加强临床观察，监测 X 线片和关节积液。

4. 手术护理 人工关节置换术后的护理因不同部位的关节而有所区别。髋关节置换术后患肢需要皮牵引，应保持有效牵引，同时要保证老人在牵引状态下的舒适和功能；膝关节置换术后患肢用石膏托固定，应做好石膏固定及患肢的护理。

5. 心理护理 鼓励老年人积极治疗，坚持正确的康复训练，以保持功能和体形。同时使老年人认识到关节软骨组织随着年龄的增长而老化是自然规律，但如果注意预防，可以减轻退行性变化的进程。为老年人安排有利于交际的环境，增加其与外界环境互动的机会，协助老年人使用健全的应对技巧，鼓励学会自我控制不良情绪的方法。

【健康指导】

1. 保护关节 指导老年人正确的关节活动姿势，动作幅度不宜过大，不加重关节的负担和劳损，尽量应用大关节而少用小关节，可以使用手把、手杖、助行器以减轻受累关节的负重。注意防潮保暖，防止关节受凉受寒。

2. 康复训练指导 指导老年人进行各关节的康复训练，通过主动和被动的功能锻炼，可以保持病变关节的活动，防止关节粘连和功能活动障碍，通过训练，老年人能独立或在帮助下完成日常生活活动。

3. 用药指导 指导老年人遵医嘱正确用药，用明显的标记保证老人定时定量、准确服药，并告知药物可能的不良反应，教会老年人监测方法。

第八节 老年良性前列腺增生患者的护理

扫码"学一学"

案例导入

王某，男，72岁，因"排尿困难2年加重3天"入院。患者自述排尿不畅，尿滴沥，夜尿增多。近三天饮酒后症状加重。入院检查：前列腺明显增大，表面光滑，边缘清楚，质硬，触痛（+），中央沟消失。B超提示：前列腺增生伴钙化。

请问：

1. 该患者主要的护理诊断是什么？

2. 前列腺增生的护理措施有哪些？

【概述】

前列腺增生即良性前列腺增生（BPH）是指由于前列腺间质细胞良性增生而造成前列腺体积的增大，导致泌尿系梗阻，出现一系列临床症状及病理生理改变。临床表现为进行性排尿困难、尿潴留以及尿频、尿急、尿痛等膀胱刺激征。目前发病病因不完全清楚，可能与性激素失衡、慢性炎症刺激、性生活过度及饮食习惯等因素有关。BPH是中老年男性中较为常见的疾病，其发病率与年龄成正比，50岁以上男性良性前列腺增生患病率高达40%，而在90岁以上的老年男性则高达90%。老人既有排尿痛苦，又可导致精神压力过大，严重影响其生活质量。

【护理评估】

1. 健康史 询问患者有无前列腺、泌尿系统及生殖系统炎症。是否长期饮酒、喝咖啡、浓茶、喜食辛辣、高脂肪、高胆固醇食物；性生活频度等。询问诱发因素，如有无局部受凉、劳累、便秘、久走、久坐及缺乏运动等。

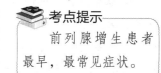

考点提示

前列腺增生患者最早，最常见症状。

2. 身体状况 前列腺增生早期因为膀胱代偿而症状不明显，常常延误治疗，随着病情加重而出现各种症状。前列腺增生的临床表现主要为尿频、尿急、夜尿增多、进行性排尿困难，晚期可出现肾积水和肾功能不全等。

（1）尿频、尿急、夜尿增多 患者最早、最常见的症状，主要原因为前列腺充血刺激，残余尿增加，膀胱有效容量减少所致。

（2）进行性排尿困难 患者最典型症状。轻度梗阻时，排尿迟缓、断续、时间延长；随着梗阻加重，排尿费力，尿流射程短，尿线细而无力，甚至呈点滴排出，尿后滴沥。

（3）尿潴留 梗阻达到一定程度，可发生尿潴留，患者不能排尿，膀胱胀满，下腹疼痛难忍。如果膀胱过度充盈，会使少量尿液从尿道溢出，出现充溢性尿失禁。

（4）并发症 并发感染时，可有尿频、尿急、尿痛等膀胱炎症状，并可有血尿，严重时可有肾盂积水、肾衰竭。

3. 心理－社会状况 尿频、尿急、夜尿增多会严重影响老年患者的休息、睡眠、社交，长期排尿困难、反复出现的尿潴留会加重老年患者的精神负担，注意评估老年患者焦虑、恐惧、悲观情绪，了解其夜间睡眠情况，社会支持以及经济状况。准备手术的老年患者，应重视术前、术后的心理评估。

4. 辅助检查

（1）B超　判断前列腺的大小和尿路梗阻程度。

（2）直肠指诊　可触及增大的前列腺，表面光滑、质韧、有弹性，中间沟消失。

（3）残余尿测定和尿流动力学检查　判断逼尿肌的功能状态。

（4）尿常规、肾功能　尿中可出现红细胞、白细胞，了解肾脏代偿情况。

（5）膀胱镜　有肉眼血尿时行膀胱镜检查，排除合并泌尿系统肿瘤的可能。

【治疗原则及主要措施】

前列腺增生的治疗主要是改善症状、减轻梗阻以及防治并发症。症状不明显者，可临床观察，定期复查；症状明显者，可给予药物治疗或手术治疗等。常用的药物有 α 受体阻滞剂、激素、降低胆固醇药物等，如果出现泌尿系感染可根据药敏试验选择抗生素。梗阻较重又不适宜手术者可使用激光治疗、射频治疗、支架置入等，必要时行前列腺切除术。

【常见护理诊断/问题】

1. 排尿型态异常　排尿困难、尿潴留，与前列腺增生引起尿路梗阻有关。

2. 睡眠形态紊乱　与尿频、夜尿增多有关。

3. 有感染的危险　与尿潴留有关。

4. 焦虑、恐惧　与排尿困难、尿失禁及担心手术预后有关。

5. 潜在并发症　经尿道前列腺电切除术（TURP）综合征、腹股沟疝、尿失禁、出血、感染，与膀胱压力增高、尿潴留有关。

【护理措施】

1. 饮食护理　加强营养，给予易消化的高蛋白、低脂肪、高维生素、高纤维素的饮食。少食辛辣，刺激性强的食物，禁饮酒，以避免加重前列腺、膀胱颈充血水肿而诱发尿潴留。鼓励患者多饮水，以稀释尿液、防止泌尿系感染及形成膀胱结石。但不要在短时间内快速、大量饮水，以免导致膀胱急剧扩张而引起膀胱紧张度的丧失。

2. 对症护理

（1）排尿、排便的护理　为其提供适当的体位和隐蔽的环境，保护老年患者的隐私。注意环境安全，防止跌倒，可在床旁备便器。告知老年患者不要憋尿，有尿意时应马上排尿。前列腺增生的老年患者要保持排便通畅，防止便秘及腹泻，以免便秘或腹泻刺激会阴部，加重前列腺充血增大。

（2）尿潴留的护理　若发生急性尿潴留，应给予留置导尿管，需做好会阴及导尿管的护理，按常规更换尿管及集尿袋。如采取耻骨上膀胱造瘘者，做好瘘口处护理，以防感染。在留置导尿管或耻骨上膀胱造瘘引流期间，要保持引流通畅，每天进行 2 次膀胱冲洗。

3. 用药护理

（1）α 受体阻滞剂　常用特拉唑嗪、坦索罗辛等，每晚服用一次，长期服用。可降低膀胱颈和前列腺的平滑肌张力，减少尿道阻力，对症状轻、前列腺增生体积较小的患者有较好疗效。可引起头痛、心悸及直立性低血压等副作用，尤其是老年患者要注意用药安全。

（2）5α - 还原酶抑制剂　常用非那雄胺（保列治）等，其不良反应小，但起效慢，要求至少治疗 6 个月才能确定该药是否有效，故需要鼓励老年患者坚持服药。本药能不可逆地抑制 5α – 还原酶将睾酮代谢成更强效的雄激素双氢睾酮，使增大的前列腺缩小。

（3）花粉类制剂　常用前列康、舍尼通等，含有多种生物活性酶、微量元素和氨基酸等，有抗雄性激素的作用，能改善尿道黏膜及周围组织水肿，抑制前列腺细胞生长，显著缩小前列腺体积。

4. 手术护理

（1）术前护理　①积极治疗合并症，控制感染。②术前向患者介绍手术的目的、方法和注意事项，利于消除患者的恐惧心理，使其更好地配合手术。③术前 3 ~ 4 天训练患者在床上大小便。④急性尿潴留者要给予导尿，以改善前列腺充血，恢复膀胱张力。⑤需留置尿管的患者，做好留置导尿管的护理。

（2）术后护理　①平卧 3 天后改为半卧位；术后腹胀消失，肛门排气后可给予高蛋白、高热量半流质饮食，嘱患者多喝水。②监测生命体征，术后留置导尿管，准确记录尿量，判断有无血容量不足或肾功能障碍。③观察引流液颜色、性质、量及引流管通畅程度，每日擦洗尿道口 2 次，及时更换引流袋。④注意保暖，膀胱冲洗液要加热，温度保持在 36℃左右。⑤保持大便通畅，嘱老人不要用力排便，可应用缓泻剂；术后 5 日内不宜灌肠或肛管排气。⑥对耻骨上膀胱造瘘患者，需保持引流通畅，瘘口周围敷料渗湿应及时更换，一般术后 3 ~ 4 天拔管。⑦术后需用等渗盐水做持续膀胱冲洗，准确记录冲洗量和排出量，排出量须大于冲洗量。

5. 心理护理　护士应耐心倾听老年患者主诉，并给予心理安慰，减轻其紧张、焦虑情绪，维护老人的自尊，多关心老人，鼓励其正常社交，解除不良情绪。向老人说明药物治疗的重要性和手术治疗的必要性，帮助其树立战胜疾病的信心。

【健康指导】

1. 生活指导　①注意劳逸结合，避免过度劳累、受凉，避免久坐、骑车等挤压、牵拉会阴部活动，以防前列腺血流不畅；②每天至少饮水 2000ml 以上；③不憋尿，④不酗酒、少吃辛辣食物、保持排便通畅、勤洗澡、和谐节制的性生活等，同样对预防前列腺疾患有着重要意义。

2. 疾病知识指导　让老年男性了解前列腺增生的表现如尿频、夜尿、排尿困难等，如有异常及时体检。指导老年男性定期检查前列腺，了解有无增生及程度。

3. 用药指导　指导老年患者遵医嘱正确用药，用明显的标记保证老人定时定量、准确服药，并告知药物可能的副作用，教会老年患者监测方法。

知识链接

良性前列腺增生症常用的"微创"手术

良性前列腺增生症老人常因高龄、体弱或合并较严重的心、肺疾患，难耐受手术创伤，而药物又无济于事，故被称为"微创"手术的腔内手术就成为现代 BPH 的主要治疗方式，即通过物理、化学或机械等方式作用于前列腺局部以解除膀胱出口梗阻的手术方式。常用方法：经尿道前列腺电切术（TURP）；经尿道前列腺汽化电切术（TUVRP）；经尿道等离子体双极汽化前列腺切除术（TUPKVP）；经尿道激光前列腺切除术；其他方法：微波、射频、高能聚焦超声、激光、化学消融，前列腺尿道气囊扩张和前列腺支架放置等。

第九节 老年脑卒中患者的护理

扫码"学一学"

案例导入

李某，男，66岁，因"左侧肢体无力，流涎，言语不清3小时"入院。患者于3小时前起床时发现左侧肢体无力，伴有言语不清，恶心、呕吐。既往高血压病史15年。入院后查体：血压160/100mmHg，神志清。构音障碍，左上下肢肌力3级。

请问：

1. 该患者主要的护理诊断是什么？

2. 该患者主要的护理措施有哪些？

脑卒中（stoke），又称脑血管意外，以突然发病、迅速出现局限性或弥散性脑功能缺损为主要特征。我国脑卒中发病率、致残率、致死率高。其危险因素包括高血压、心脏病、糖尿病、高脂血症、吸烟、饮酒、肥胖、高龄及家族史等。常见的脑卒中有脑血栓形成、脑栓塞和脑出血。

一、脑血栓形成

【概述】

脑血栓形成（cerebral thrombosis）简称脑血栓，指由于脑动脉管腔狭窄、闭塞或在狭窄的基础上形成血栓，造成脑局部血流减少或中断，组织因缺血而软化坏死，临床出现相应的神经系统症状和体征，是急性脑血管病中最常见的一种临床类型，占全部梗死的60%。本病一般多发生于中老年人，有脑动脉硬化、高脂血症和糖尿病的老年人最易发生。

【护理评估】

1. 健康史 询问患者有无家族史，有无明显的前驱症状和伴随症状，起病方式、时间，就诊经过和用药情况。有无高血压、心脏病、糖尿病、高脂血症、大动脉硬化等。是否长期饮酒、吸烟、高脂肪、高胆固醇、高盐饮食等。

2. 身体状况 25%老年患者发病前有短暂性脑缺血发作（TIA）史，多数在安静休息时发病，不少老人在睡眠中发生，次日晨被发现不能说话，一侧肢体瘫痪。病情多在几小时或几天内发展达到高峰，也可进行性加重或波动。多数老人意识清楚，少数可有不同程度的意识障碍，持续时间较短。

（1）颈内动脉闭塞 慢性可无症状，可出现单眼一过性黑蒙、偏瘫、失语。

（2）大脑中动脉闭塞 最易发生，出现典型"三偏"症状：对侧偏瘫（包括中枢性面舌瘫和肢体瘫痪）、偏身感觉障碍及偏盲。

（3）椎－基底动脉闭塞、主干闭塞 常引起广泛梗死、眩晕、呕吐、共济失调、四肢瘫痪、意识障碍，甚至死亡。脑桥病变出现针尖样瞳孔。

3. 心理－社会状况 老年人常因突然出现瘫痪、生活自理能力降低、失语等产生焦虑、悲观的情绪，评估其焦虑、恐惧程度，经济支持、家庭支持和社会支持状况。

4. 辅助检查

（1）CT　发病后 24～48 小时可见低密度梗死灶及部位。

（2）MRI　比 CT 发现病灶要早，特别对脑干和小脑梗死的诊断率高。

（3）血管造影　检查脑血管病变的金标准。

【治疗原则及主要措施】

脑血栓形成的处理原则：应遵循超早期、个体化和整体化的原则。超早期治疗：发病后力争在治疗时间窗内选用最佳治疗方案。个体化治疗：根据老人的年龄、病情严重程度、临床类型及基础疾病等采取适当的治疗。整体化治疗：采取病因治疗、对症治疗、支持治疗和康复治疗等综合措施，同时对高危因素进行预防性干预。老年性脑血栓的治疗主要包括溶栓、抗凝、抗血小板聚集和降颅压等。

【常见护理诊断/问题】

1. 躯体活动障碍　与肢体偏瘫有关。

2. 生活自理缺陷　与肢体瘫痪、神经受损有关。

3. 语言沟通障碍　与语言中枢受损或意识障碍有关。

4. 有外伤的危险　与肢体瘫痪、平衡能力下降、癫痫发作有关。

5. 潜在并发症　肺部感染、泌尿道感染、压疮、深静脉血栓形成。

【护理措施】

1. 病情观察　急性期卧床休息，严密观察患者的神志、瞳孔、生命体征及肌力、肌张力的变化，保持呼吸道通畅，给予氧气吸入，加强血气分析、心电血压监测，防止低氧血症、高血压及心律失常的发生。

2. 饮食护理　选择清淡、易消化的食物，鼓励老人多食高蛋白、高维生素、高纤维素、低盐、低脂的食物。多食水果蔬菜，预防便秘。对吞咽困难、不能进食者，给予营养支持，可遵医嘱给予鼻饲流食，并做好鼻饲管的护理，避免误吸和窒息。

3. 用药护理

（1）溶栓剂　常用药物有尿激酶、重组组织型纤溶酶原激活剂（r–TPA）。在发病 3～6 小时以内使用，在溶栓期间，应严密观察患者的生命体征、瞳孔、意识的改变，警惕颅内出血及其他部位的出血。

（2）抗血小板凝集药　常用药物有阿司匹林、氯吡格雷等。急性期即开始使用，但不能在溶栓后 24 小时内使用，要注意观察有无出血倾向和消化道溃疡的发生，消化道溃疡患者慎用阿司匹林。

（3）抗凝药　常用药物有肝素、低分子肝素和华法林等。一般急性期不推荐使用，对于合并高凝状态有形成深静脉血栓和肺栓塞的高危患者，可以预防性应用。应严格掌握用药剂量，监测凝血时间和凝血酶原时间。肝素皮下注射拔针时应延长按压时间。

（4）脑保护药　常用药有依达拉奉、纳洛酮等，80 岁以上老年患者慎用依达拉奉。

（5）降颅内压药　常用药有甘露醇、甘油果糖等。用药期间注意观察心、肾功能及 24 小时出入量。

4. 生活护理　协助患者做好口腔护理、皮肤护理、大小便护理等基础护理，促进患者舒适。

5. 安全护理 为患者提供安全环境，防止患者跌倒坠床，鼓励患者及早下床活动，预防压疮、深静脉血栓、坠积性肺炎等并发症发生。

6. 心理护理 关心患者并鼓励患者表达内心感受，帮助老年患者建立战胜疾病的信心。

【健康指导】

1. 生活指导 指导患者选择清淡、易消化的食物，戒烟限酒，坚持适量运动。养成良好的生活习惯，适当运动，合理安排起居，坚持适当的体育锻炼，避免情绪激动及从事重体力劳动。指导老人穿宽松、柔软、棉质且穿脱方便的衣服，穿衣时先穿患侧再穿健侧，脱衣时顺序相反。不宜穿系带的鞋子。

2. 疾病知识指导 向患者及其家属讲授脑血栓形成的危险因素，告知患者遵医嘱用药，控制好血压、血糖、血脂的重要性。

3. 康复训练

（1）语言功能训练 从发音开始，按照字、词、句、段的顺序训练老人说话，循序渐进地、有重点地进行训练。训练时护理人员应仔细倾听，善于猜测询问，为老人提供诉说熟悉的人或事的机会。同时要对家属做必要的指导，为老人提供良好的语言环境以便于促进语言功能的改善和恢复。

（2）运动功能训练 对肢体瘫痪患者要在病情稳定2~3天即可开始关节的被动运动，应循序渐进，稳定后，应鼓励老人做主动锻炼，活动量由小到大，时间由短到长，并逐渐增加活动量。应尽早协助老人下床活动，先借助平行木练习站立、转身，后逐渐借助助行器练习行走。

（3）协调能力训练 主要是训练肢体活动的协调性，先集中训练近端肌肉的控制力，后训练远端肌肉的控制力，训练时要注意保护老人的安全。

二、脑栓塞

【概述】

脑栓塞（cerebral embolism），是指各种栓子随着血流进入颅内动脉使血管腔急性堵塞或严重狭窄，引起相应供血区脑组织发生缺血坏死及功能障碍的一组临床综合征。栓子来源可分为心源性、非心源性及来源不明性，其中以心源性最常见，占脑栓塞的60%~75%，脑栓塞发病年龄不一，老年患者多由冠心病及大动脉病变引起。

【护理评估】

1. 健康史 询问患者有无家族史，有无明显的前驱症状和伴随症状，起病方式、时间，就诊经过和用药情况。有无高血压、心脏病、糖尿病、高血脂、大动脉硬化、下肢静脉血栓、骨折或者手术、恶性肿瘤等。是否长期饮酒、吸烟等。

2. 身体状况 通常在无明显诱因的情况下发病，安静与活动时均可发病，以活动时发病常见，无前驱症状，意识障碍和癫痫的发病率高，且神经系统的体征不典型。多呈突然发病，在数秒或数分钟内症状可发展至高峰，多为完全性卒中，少数可在数天内呈阶梯式进行性恶化。部分老人有脑外多处栓塞证据，如肺栓塞、肾栓塞或下肢动脉栓塞等。

3. 心理-社会状况 老人常因突然出现生活自理能力降低、失语等产生焦虑、悲观的情绪，评估其焦虑、恐惧程度，经济支持、家庭支持和社会支持状况。

4. 辅助检查

（1）CT　发病后 24~48 小时可见低密度梗死灶及部位。

（2）MRI　比 CT 发现病灶要早，特别对脑干和小脑梗死的诊断率高。

（3）心电图和超声　可了解是否存在心源性栓子。

【治疗原则及主要措施】

脑栓塞治疗原则：急性期进行综合治疗，尽可能恢复脑部血液循环；恢复期进行物理治疗和康复治疗。

【常见护理诊断/问题】

1. 躯体活动障碍　与肢体偏瘫有关。

2. 生活自理缺陷　与肢体瘫痪、神经受损有关。

3. 语言沟通障碍　与语言中枢受损或意识障碍有关。

4. 有外伤的危险　与肢体瘫痪、平衡能力下降、癫痫发作有关。

5. 潜在并发症　肺部感染、泌尿道感染、压疮、深静脉血栓形成。

【护理措施】

同"脑血栓形成"。

【健康指导】

告知患者和家属积极治疗原发病和长期抗凝的重要性，并在医务人员指导下及时调整用量。其他同"脑血栓形成"。

三、脑出血

【概述】

脑出血（intracerebral hemorrhage，ICH），指原发性非外伤性脑实质内出血，也称自发性脑出血，占急性脑血管病的 20%~30%。近年报道，老年患者脑出血患病率和病死率随年龄增长而增高。存活者中 80%~95% 遗留神经功能损害，是影响老年患者健康的严重疾病。脑出血最常见的病因是高血压合并细、小动脉硬化，其他病因包括动脉粥样硬化，血液病如白血病、再生障碍性贫血、血小板减少性紫癜、血友病、红细胞增多症等，以及脑淀粉样血管病、动脉瘤、动静脉畸形、moyamoya 病（烟雾病）、抗凝或溶栓治疗、原发性或转移性脑肿瘤破坏血管等。

【护理评估】

1. 健康史　询问起病方式、速度及有无明显诱因，发病前有无头晕、头痛、肢体麻木和言语不清；是否在情绪激动、兴奋、疲劳、用力排便或咳嗽等情况下发病；了解是否遵医嘱使用抗凝、降压等药物。有无高血压、心脏病、大动脉粥样硬化、血管瘤、脑外伤及血液病。是否长期饮酒、吸烟等。

2. 身体状况　一般无前驱症状，少数可有头晕、头痛及肢体无力等。发病后症状往往在数分钟至数小时内病情发展至高峰，血压明显升高，并出现头痛、呕吐、肢体瘫痪、意识障碍、脑膜刺激征等表现，意识障碍、癫痫发生率高。神经功能障碍取决于出血部位。老年患者脑细胞代偿能力差，临床表现较中青年人重，恢复较差。

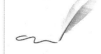

3. 心理－社会状况 评估老人焦虑、恐惧情绪，对疾病的了解程度及家属对老人的关心程度和对疾病治疗的支持情况。

4. 辅助检查

（1）头颅 CT 为首选检查，出血区密度增高，易见异常。

（2）MRI 较 CT 更能清楚显示血肿演变过程。

（3）脑血管造影 可寻找到破裂的动脉瘤或动脉畸形等。

（4）脑脊液 压力增高，呈均匀血性。

【治疗原则及主要措施】

脑出血治疗原则为安静卧床、脱水降颅内压、调整血压、防止继续出血、加强护理、减轻血肿所致继发性损害，促进神经功能恢复；加强护理，防治并发症。氧疗与降温、合并严重凝血因子缺乏或严重血小板减少的患者，应该分别给予适当补充凝血因子或血小板。

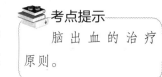

考点提示

脑出血的治疗原则。

【常见护理诊断/问题】

1. 急性意识障碍 与脑出血、脑水肿有关。

2. 语言沟通障碍 与语言中枢受损有关。

3. 躯体移动障碍 与肢体瘫痪有关。

4. 生活自理能力缺陷 与肢体瘫痪、神经受损有关。

5. 潜在并发症 脑疝、上消化道出血、压疮等。

【护理措施】

1. 休息与卧位 急性期绝对卧床休息，床头抬高 15°～30°，以利于减轻脑水肿。有烦躁、谵妄时加保护性床档，必要时使用约束带约束。病情平稳后，鼓励老人做渐进性活动，由坐位逐步过渡到站位，下地行走。

2. 病情观察 监测老年患者的生命体征、意识、瞳孔及尿量的变化，注意观察有无意识障碍加深、头痛、呕吐、血压升高、呼吸不规则、双侧瞳孔不等大等脑疝的先兆，出现以上情况应及时通知医生并做好抢救准备。

3. 呼吸道护理 及时清理呼吸道分泌物，维持呼吸道通畅，防止肺部感染。吸氧，防止脑缺氧。

4. 饮食护理 给予高蛋白、高维生素的清淡、易消化、无刺激性饮食，少食多餐，对于昏迷者48～72小时后给予鼻饲。

5. 用药护理

（1）降颅压药 常用药物为甘露醇，如老年人合并心功能不全时可用呋塞米。用药期间注意补充水和电解质。

（2）降压药 脑出血急性期一般不予应用降压药物，以脱水降颅压治疗为基础。但血压过高时，可增加再出血的风险，应及时控制血压。当血压≥200/110mmHg 时，应采取降压治疗，使血压维持在略高于发病前水平或 160/90mmHg 左右。降压速度不宜过快以免影响脑灌注压。

（3）止血和凝血药物 对高血压性脑出血无效，仅用于并发消化道出血或有凝血功能障碍时。应激性溃疡导致消化道出血时，可用西咪替丁、奥美拉唑等药物。

6. 生活护理 加强基础护理，根据自理能力协助做好口腔护理、皮肤护理、大小便护理等基础护理。

7. 心理护理 主动关心老年患者，鼓励和安慰老人，减轻老人的应激反应。做好家属的心理疏导，通过相关知识和技能的讲解增强其与老人合作，共同战胜疾病的信心和勇气。

【健康指导】

1. 疾病知识指导 积极治疗高血压、糖尿病、心脏病、肥胖、高血脂等原发病。监测血压，遵医嘱正确使用降压药，积极控制高血压。

2. 生活指导 合理饮食，戒烟酒，忌暴饮暴食；生活规律，保证充足睡眠。坚持适当的运动，如打太极、散步，可以促进血液循环和大脑的新陈代谢，改善脑的营养状况，但应避免过度劳累及用脑过度。保持积极愉快乐观的生活态度，避免情绪激动和不良刺激。

3. 康复训练指导 脑出血患者一般卧床 3～4 周，康复训练方法同"脑血栓形成"。

脑卒中单元

脑卒中单元（stroke unit）是多科医务人员参与，将脑卒中的急救、治疗和康复等结合为一体的管理模式。具体包括：①急性脑卒中单元：紧急收入治疗数天，一般不超过一周；②急性与康复混合性脑卒中单元：紧急收入，根据病情需要康复数周或数月；③康复脑卒中单元：延迟 1～2 周收入，根据病情需要康复数周或数月；④脑卒中小组：在各类病房为卒中老人提供医疗服务。脑卒中单元的建立使老人发病后能够得到及时、规范的诊断、治疗、护理和康复，提高生活质量，缩短住院时间，减少经济和社会负担，其中混合性和康复性脑卒中单元已被证实能有效降低死亡率和致残率。

第十节 老年痴呆症患者的护理

案例导入

李奶奶，82 岁，教师。3 年前家人发现老人经常丢三落四，行为懒惰，夜间不眠。今晨外出买菜忘记回家的路，幸好遇到邻居将其带回。开始不认识自己的子女，将衣服反穿。常呆坐呆立，从不主动与人交谈，不关心家人。入院诊断：阿尔茨海默病。

请问：

1. 该患者主要的护理诊断是什么？

2. 针对该护理诊断其护理措施有哪些？

痴呆（dementia）是发生于老年期以痴呆为主要表现，即智力及认知功能的减退和行为人格的改变，是由于脑功能减退而产生的获得性智能障碍综合征。老年期痴呆主要包括阿

扫码"学一学"

尔茨海默病（Alzheimer disease，AD）、血管性痴呆（vascular dementia，VD）、混合性痴呆（mixed dementia，MD）和其他类型痴呆（如外伤、颅内血肿等引起的痴呆）4 种类型。但其中以阿尔茨海默病和血管性痴呆为多见，占全部痴呆的 70% ~ 80%。

一、阿尔茨海默病

【概述】

阿尔茨海默病是一种发生在老年和老年前期的病因未明的中枢神经系统原发性退行性变性疾病，临床表现为记忆障碍、失语、失明、定向力障碍、人格及行为改变等。潜隐起病，病程缓慢且不可逆。目前该病病因尚不明确，与其发病有关的因素可能有遗传、慢性病毒感染、免疫功能障碍、铝中毒等。据美国资料表明：全世界阿尔茨海默病占老年痴呆病例总数的 55%，在老年患者死因顺位中排第四位。阿尔茨海默病已成为当今严重影响老年患者生活质量及增加家庭社会负担的疾病。

【护理评估】

1. 健康史 评估患者的记忆、理解、注意、思维及应答力、书写和阅读能力、分析综合能力及心智的敏捷度。有无情绪低落或波动，伤感流泪、抑郁、焦虑、神志淡漠或烦躁不安，心神不宁，气愤发怒等现象。是否有不良的个人行为及生活方式有无爱静、孤僻、离群、懒散等现象。是否有躯体疾病如甲状腺功能减退症、免疫系统疾病、头部外伤等。

2. 身体状况 本病起病隐匿，老人及其家属均不能追溯到准确的起病日期，女性多于男性，早期无明显表现，一旦发现即进入中期，病程进展缓慢，整个病程经历 5 年以上，甚至达 7 ~ 10 年之久，症状进行性加重，难以缓解或终止进展。主要表现为记忆障碍、行为障碍和精神症状。根据病情演变，分为以下三期。

（1）第一期（遗忘期） 发病 1 ~ 3 年，为疾病早期。①记忆力减退常是本病的首发症状，尤其是近事记忆下降。例如常常忘记刚说过的话、做过的事和存放的东西；但远事记忆相对清楚；②语言能力下降，出现命名困难，很难找出合适的词汇表达思维内容；③抽象思维和判断能力受损，表现为对事物无法进行分析、思考和判断；④空间定向困难，易于迷路；⑤情绪不稳，易激惹，出现抑郁、偏执、急躁、缺乏耐心、易怒等；⑥情感淡漠，人格改变，如主动性减少、活动减少、孤僻、自私、对周围环境兴趣减少、对人缺乏热情、敏感多疑。

（2）第二期（混乱期） 发病 2 ~ 10 年，为疾病中期。①学习和回忆能力丧失，远事记忆受损，但并未完全丧失；②注意力不集中；③时间、空间定向力障碍加重，常去向不明或迷路，并出现失语、失用、失认、失写、失计算；④情感冷漠，甚至对亲人漠不关心，言语粗俗，无故打骂家人，不修边幅，不知整洁，将他人之物据为己有，争吃抢喝，随地大小便；⑤行为紊乱，如精神恍惚，无目的性翻箱倒柜，无目的徘徊、出现攻击行为等；⑥日常生活能力下降，如洗漱、梳头、进食、穿衣及大小便等需别人协助。此期是本病护理照管中最困难的时期。

（3）第三期（极度痴呆期） 发病后 8 ~ 12 年，为疾病晚期。①生活完全不能自理，大小便失禁；②记忆力趋于丧失，仅存片段的记忆；③无自主运动，肢体僵硬，缄默不语，成为植物人状态。常因吸入性肺炎、压疮、泌尿系感染等并发症而死亡。

3. 心理 - 社会状况 评估患病老人有无孤独、寂寞、抑郁、消极厌世，甚至自杀等行为。评估家庭支持系统情况。本病病程长，老人常有人格障碍，并伴自理缺陷，给家庭和社会带来沉重负担。家人付出的时间和精力增加，部分家属会失去信心，发生冷落、嫌弃老人的现象。

4. 辅助检查

（1）CT 或 MRI　可见脑萎缩，脑室扩大、脑沟变深。

（2）脑电图检查　多为正常或轻微的波幅降低。

（3）心理学检查　筛选痴呆可用简易智力状态检查（MMSE）、长谷川痴呆量表。记忆障碍测量用韦氏记忆测查和临床记忆量表。智力测查用成人韦氏及简易智能量表。国际痴呆研究小组最新研制的 10/66 诊断程序是一个不受教育程度影响、敏感度较高的诊断工具。

【治疗原则及主要措施】

阿尔茨海默病病因不明，治疗困难，通过早期发现、早期诊断、早期治疗，可延缓病情进展，改善认知功能。目前认为采用综合治疗（非药物治疗、药物治疗、并发症治疗及其支持对症治疗）和生活护理有可能减轻病情和延缓发展的作用，其治疗以应用神经代谢复活剂为主，同时运用胆碱能药物、神经肽类药物和改善脑循环的药物。对轻症老人重点应加强心理支持与行为指导，使之尽可能长期保持生活自理和人际交往能力。鼓励老人参加适当的活动和锻炼，并辅以物理疗法、作业疗法、记忆和思维训练及康复训练。重症老年人应加强护理，注意营养，预防感染。

【常见护理诊断/问题】

1. 记忆受损　与阿尔茨海默病记忆细胞丧失和变性有关。

2. 自理缺陷　与认知障碍有关。

3. 睡眠形态紊乱　与地点定向障碍、记忆力和（或）判断力丧失有关。

4. 语言沟通障碍　与思维障碍有关。

5. 照顾者角色困难　与老人病情严重或疾病过程不可预测有关；与照顾者的照料知识欠缺、身心疲惫有关。

6. 社交障碍　与失语、活动限制有关。

【护理措施】

1. 生活护理

（1）日常生活　协助老年患者完成穿衣、洗漱、进食、梳头、如厕等日常事宜，应给予部分或全补偿性护理和帮助，鼓励其参加力所能及的活动。

（2）训练自我照顾的能力　轻、中度痴呆症者，进行生活技能训练，如反复练习洗漱、穿脱衣服、用餐及如厕等，以提高老人的自尊。加强对照顾者生活护理、生活技能训练等相关知识和技巧的培训。

（3）加强重症老人的护理　专人照顾晚期痴呆症者，注意饮食护理，保证营养摄入。预防走失、跌倒及意外伤害等并发症的发生，注意做好皮肤护理、口腔护理。喂食时，应避免呛咳，发生肺部感染者，要指导并鼓励老人有效排痰。

2. 认知、思维障碍者的护理

（1）协助老人识记现实环境　老人房间及使用的物品、储物柜等，可以用明显的标志标明，便于识记。帮助确认所住地址、房间、卫生间等现实环境。房间内的布置和物品摆设尽量不移动，且不放老年人未见过的物品，以减少其辨认环境的困难和错误。

（2）诱导正向行为　尽可能随时纠正或提醒老年人正确的时间、地点、人物等概念，诱导其向正向行为改变。

（3）积极开发智力　①记忆训练：鼓励老年人回忆过去生活经历，帮助其认识目前生活中的真实人物与事件，以恢复记忆并减少错误判断。②智力训练：如进行拼图游戏，让老年人对一些图片、实物、单词作归纳和分类。③理解和表达能力训练：在讲述一些事情后，提一些问题让老人回答。也可以让其解释一些词语的意义。④社会适应能力训练：如针对日常生活中可能遇到的问题，提出来让老年人解决。对于日期、时间的概念，生活中必须掌握的常识，在日常生活中结合实际训练。⑤数字概念和计算能力的训练：如计算日常生活开支费用，该能力较差者，可计算物品的数量等。

3. 安全护理

（1）预防跌倒坠床　保持地面的平整、防滑，厕所要选用坐式马桶，墙壁上安装把手，帮助老年人保持身体平衡。床不宜过高，最好设有扶手架，便于老年人安全上下和防止坠床。

（2）去除危险因素　注意危险物品的管理，防止意外事故的发生。尽可能不让老年人直接接触电线、电器开关、热水瓶、煤气等日常物品，注意熄灭火种、关闭煤气开关，并妥善保管药品。

（3）外出管理　老年人外出活动或散步时应有家人陪同，以防迷路或走失。

（4）药物管理　用药期间全程陪伴，防止患者误服、多服导致中毒。

4. 心理护理　对待老年人要特别亲切、耐心，并注意老年人的情绪变化，以保护老年人的自尊心。与痴呆老年人谈话时，语调要低，语气温和；语速要慢，清晰地说出每个字；语句要简短，使用名词，不用代名词；在每次交谈之前，称呼老年人的名字且说出自己的身份；最好重复关键词并用手势。

【健康指导】

1. 疾病知识指导　及早发现痴呆加强对全社会的健康指导，提高对痴呆症的认识，普及有关老年期痴呆的预防知识和痴呆早期症状，做到早期发现、早期诊断、早期干预。

2. 生活指导　①养成良好的生活习惯：积极合理用脑、劳逸结合，保证充足睡眠，注意脑力活动多样化；多吃富含锌、锰、硒、锗类的健脑食物，如海产品、乳类、豆类、坚果类等，适当补充维生素 E，以延缓认知功能减退；戒烟限酒；②培养广泛的兴趣爱好和开朗的性格，保持乐观的情绪；③炊具选择：尽量不用铝制炊具，过酸过咸的食物在铝制炊具中存放过久，会使铝深入食物而被吸收。

二、血管性痴呆

【概述】

血管性痴呆是指由于脑血管的广泛性梗死等病变，引起大脑细胞广泛而散在的缺血性病变，最终导致脑功能不全，临床以痴呆为主要表现的一组疾病。男性略多于女性，其发病占痴呆病例 8%～20%。通常认为与卒中的危险因素类似，如高血压、冠心病、糖尿病、高血脂、吸烟、高龄、既往卒中史。病程常呈现明显的波动性、阶梯式发展，可伴有局灶性神经系统的体征。

【护理评估】

1. 健康史　询问是否有家族史。是否有高血压史，脑血栓形成、脑栓塞、脑血管意外发作史。起病时间，有无伴随症状等。

2. 身体状况

（1）脑衰弱综合征　常发生于疾病的初期，临床表现与神经衰弱相似，如头痛、头晕、眩晕、失眠或嗜睡，易疲乏，注意力难以集中，易激动或神经过敏等。

（2）记忆障碍　早期表现为近事记忆障碍及工作能力、料理日常生活的能力减退，对人名、地名、日期及数字最先出现遗忘，远期记忆相对完好。

（3）智能障碍　损害常涉及某些特定的局限性的认知功能，如计算、命名等方面的障碍。而一般的推理判断能力、自知力都可在相当一段时间内保持完好。如发作卒中，痴呆会呈阶梯样加重，最终出现严重的全面性痴呆。

（3）情感障碍　情感脆弱是早期最典型的症状。老人控制情感的能力差，极易伤感及激惹，也可出现焦虑、抑郁。

（4）神经系统体征　根据脑部不同的受损部位而出现相应的神经系统体征。常见有对光反射减弱、瞳孔变小或不对称，手、舌震颤，肌张力增高，腱反射不对称，失认、失用、共济失调及锥体束征阳性等。

3. 社会–心理状况　同"阿尔茨海默病"。

4. 辅助检查

（1）CT 或 MRI　CT 可见低密度区及局限性脑室扩大，MRI 可显示腔隙性梗死。

（2）脑脊液　一般无明显改变，有时可见蛋白分离现象，血脂增高，尿蛋白或尿糖阳性。

【治疗原则及主要措施】

血管性痴呆的治疗包括积极有效治疗原发病，改善脑供血、预防脑梗死、促进大脑代谢，阻止恶化、改善及缓解症状。扩血管药物如尼莫地平、地巴唑等，尼莫地平既有高选择性扩张脑血管的作用，还可改善智力，为国际公认的首选药；改善认知和促进脑细胞代谢的药物如吡拉西坦、阿米三嗪萝巴新等；用抗精神药物对症治疗。

【常见护理诊断/问题】

同"阿尔茨海默病"。

【护理措施】

同"阿尔茨海默病"的护理。

【健康指导】

预防血管性痴呆，首先积极预防高血压、糖尿病、肥胖症、高脂血症。在青少年中严格控制吸烟，对吸烟者劝其戒烟。及早发现脑血管疾病的老人在记忆、智力方面的改变。其余同"阿尔茨海默病"。

第十一节　老年帕金森病患者的护理

案例导入

　　王大爷，76岁，教师。近三年来无明显诱因安静状态下出现手抖、头部抖动，近日来症状加重，行动迟缓。

　　请问：

　　1. 该患者主要的护理诊断是什么？

　　2. 针对该护理诊断其护理措施有哪些？

【概述】

　　帕金森病（Parkinson disease，PD）又称震颤麻痹（paralysis agitans），是一种常见的中老年患者的神经系统疾病。主要表现为震颤、肌强直、运动减少和姿势障碍。据统计，帕金森病的发病率随着年龄的增长而增高，50岁以上发病率为500/10万，60岁及以上者明显增加，为1000/10万。目前认为本病可能与老化，环境中的有害因素如农药、锰，饮水中钙、镁含量及遗传因素有关。

【护理评估】

　　1. 健康史　询问患者的诊治经过和用药情况，居住、生活和工作环境，是否接触有毒物质，既往病史，有无脑卒中、脑炎、脑外伤、中毒等；是否吸烟、饮酒等。

　　2. 身体状况

　　（1）静止性震颤　震颤静止时出现，随意运动时减轻或消失，紧张时加重，睡眠时消失。典型表现是拇指与示指每秒4~6次"搓丸样"动作。一侧肢体运动如握拳或松拳，可使另一侧肢体震颤更明显。少数患者可不出现震颤，尤其是发病年龄>70岁的患者。

　　（2）肌强直　强直等运动症状常始于一侧上肢远端，逐渐累及同侧下肢，再波及对侧上、下肢。常被动关节运动时阻力增高，且呈一致性，类似弯曲铅管的感觉，故称"铅管样强直"；在有静止性震颤的患者中可感到在均匀的阻力中出现断续停顿，如同转动齿轮，称为"齿轮样强直"。四肢、躯干、颈部肌强直可使患者出现特殊的屈曲体姿，表现为头部前倾，躯干俯屈，上肢肘关节屈曲，腕关节伸直，前臂内收，髋及膝关节略为弯曲。

　　（3）运动迟缓　随意动作减少，动作缓慢笨拙。早期以手指精细动作如解或扣纽扣、系鞋带等动作缓慢，逐渐发展为全面性随意动作减少、迟钝，晚期因合并肌张力增高，致使起床、翻身困难。面容呆板，双眼凝视，瞬目减少，酷似"面具脸"；口、咽、腭肌运动徐缓，语速变慢，语音低调；写字时可呈"写字过小症"；做快速重复动作如拇、示指对指时速度缓慢和幅度减小。

　　（4）慌张步态　在疾病早期，走路时患侧上肢摆臂幅度减少或消失，下肢拖曳。随病情的发展，步伐逐渐变小变慢，启动、转弯时步态障碍明显，从坐或卧位起立时困难。有时行走中全身僵住，不能动弹，称为"冻结"现象。有时迈步后以小碎步越走越快，不能及时停止，称为前冲步态或慌张步态。

（5）非运动症状 也是常见和重要的临床征象，如嗅觉减退、便秘、睡眠障碍和抑郁等，而且有的可先于以上运动症状而发生。

3. 辅助检查

（1）脑脊液 可检测到脑脊液中高香草酸（HVA）含量降低。

（2）SPECT 或 PET 可见脑内多巴胺递质合成减少，多巴胺转运体功能降低。

（3）颅脑 CT、MRI 可有脑回变窄、脑沟增宽、脑室扩大等脑萎缩的表现。

（4）其他 嗅觉测试可发现早期患者的嗅觉减退；经颅超声可通过耳前的听骨窗探测黑质回声，可以发现大多数 PD 患者的黑质回声增强。

4. 心理–社会状况 了解老年 PD 患者是否存在焦虑、抑郁、情绪低落或波动等表现。家庭是否有照顾患者的能力和意愿，有无可利用的社会资源。

【**治疗原则及主要措施**】

帕金森病病因不明，治疗较困难。目前治疗以药物治疗为主，主要应用抗胆碱能药物和改善多巴胺递质功能药物，且需长期服药。用药原则是从小剂量开始，缓慢增加剂量，以最小的剂量获得最好的疗效。

【**常见护理诊断/问题**】

1. 躯体活动障碍 与震颤、肌强直、运动迟缓及平衡障碍有关。

2. 自尊低下 与震颤、流涎、面肌强直等形象改变和言语障碍、生活依赖他人有关。

3. 营养不足 低于机体需要量与吞咽障碍、饮食减少和肌强直、震颤所致机体消耗量增加有关。

4. 语言沟通障碍 与咽喉部、面部肌肉强直、运动减少或减慢有关。

【**护理措施**】

1. 生活护理 鼓励患者做力所能及的事情，增强患者自我照顾能力，必要时协助患者洗漱、进食、更衣、沐浴、排便等。

2. 饮食护理 给予高热量、高维生素、高纤维素、低盐、低脂、适量优质蛋白的易消化饮食，主食以谷类为主，多食蔬菜水果，多饮水，限制肉类。

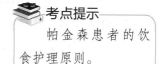
考点提示
帕金森患者的饮食护理原则。

3. 用药护理 遵医嘱服抗胆碱能药物，如苯海索、东莨菪碱等；抗组胺药物，如苯海拉明、金刚烷胺等；多巴胺受体激动剂等，注意观察其不良反应。

4. 运动护理 鼓励老年人每天进行各关节的主动运动，如老年人不能自己完成可协助完成；评估居室环境不安全的因素，及时消除。避免老年人单独外出，以防跌倒发生意外。

5. 安全护理 防止跌倒、坠床，适当使用保护具。防止自杀，预防压疮、吸入性肺炎的发生。

6. 心理护理 鼓励患者表达，并耐心倾听患者的心理感受，给予患者心理安慰和正确引导，指导并鼓励家属关心体贴患者，为患者创造良好的亲情氛围，减轻患者的心理压力。

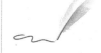

【健康指导】

1. 积极控制高血压、糖尿病、高脂血症。

2. 避免或减少接触对人体神经系统有毒的物质。

3. 加强运动及脑力劳动。

扫码"学一学"

第十二节 老年白内障患者的护理

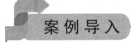

李老师，64 岁。以"双眼视物模糊、无痛性视力下降 1 年余"为主诉入院。专科检查：双眼结膜无充血，角膜透明，前房深、清。晶状体浑浊明显，玻璃体浑浊。诊断"白内障"。

请问：

1. 该患者主要的护理诊断是什么？

2. 针对该护理诊断其护理措施有哪些？

【概述】

老年性白内障（senile cataract，SC）指中年以后因晶状体蛋白变性混浊引起的视功能障碍，是后天白内障最常见的类型，发病率随年龄增长而上升，故又称年龄相关性白内障，是我国老年患者致盲最主要的原因。年龄、职业、紫外线照射、过量饮酒、吸烟、营养状况以及糖尿病、高血压、心血管疾病等均是引起老年性白内障的危险因素。

【护理评估】

1. 健康史　询问患者视力下降的时间、程度、发展的速度及伴随症状等，有无眼前固定黑影或畏光。有无全身性疾病，如糖尿病、高血压、心血管疾病等。

2. 身体状况　早期常出现眼前固定不动的黑点，可有单眼复视、屈光改变等表现，无痛性、进行性视力减退，最后只剩光感。

3. 心理 – 社会状况　老人因视力障碍影响工作、学习、日常生活，继而影响他们的饮食起居以及外出、社会交往等，严重妨碍老年患者的日常生活能力而产生消极悲观的情绪。故应评估老年患者是否有孤独、抑郁，生活自理情况、家庭对老年患者的关心程度及对治疗的支持程度等。

4. 辅助检查

（1）眼压检测　正常值应在 10～20mmHg，如眼压测定高于正常值，提示白内障。

（2）视力检查　了解老人视力是否正常，有无必要换配眼镜。

（3）视野检查　粗略了解视野有无缺损。

（4）眼底检查　观察眼的屈光介质有无浑浊，观察视网膜和脉络膜红光反射，若出现黑色轮廓像为晶状体混浊，提示白内障。

扫码"看一看"

【治疗原则及主要措施】

至今为止尚无药物可完全阻止或逆转晶状体浑浊。在初发期和未成熟期，用非手术疗法可抑制或延迟病情发展，如注意全身营养，合理饮食，在医生的指导下可服用维生素 C、维生素 E、维生素 B_2、障眼明，也可用吡诺克辛眼药水滴眼，以延缓白内障的发展。老年性白内障中后期最有效的治疗方法是手术治疗，即晶状体摘除术＋人工晶状体植入术。

【常见护理诊断/问题】

1. 感知改变　与视力下降、晶状体浑浊有关。

2. 有受伤的危险　与视力障碍有关。

3. 知识缺乏　缺乏有关白内障防治和自我保健的相关知识。

4. 潜在并发症　继发性青光眼、晶状体脱位等。

【护理措施】

1. 生活护理　根据视力障碍程度给予帮助和支持，帮助其制定适宜的生活方式方案。对老年患者居住环境及其用品适当调整，有跌倒危险的老人床头悬挂"防跌倒"标识，活动空间不留障碍物，加强巡视，防止碰撞；厕所必须安置方便设施，如坐便器、扶手等，并教会老人使用；日常生活用品固定摆放，不随意改变周围的环境；阅读时选择印刷字体大，对比度强，间距宽的书籍，增加光线的亮度，看电视、读书、看报时间不宜过长，减少视疲劳；教会老人使用传呼系统，鼓励其寻求帮助。

2. 用药护理　早期白内障老人的护理根据医嘱使用谷胱甘肽滴眼液、吡诺克辛滴眼液、口服维生素 C 等药物，可能会延缓白内障进展。

3. 病情观察　老人如出现头痛、眼痛、视力下降、恶心、呕吐等青光眼的早期症状，应立即到医院检查，可能为急性青光眼先兆；突然出现流泪、畏光、睫状体充血提示出现葡萄膜炎；慎用散瞳剂如阿托品，尤其在膨胀期，容易诱发急性闭角型青光眼。

4. 术前护理　①了解老人对手术的心理接受程度，给予心理疏导；②协助老人进行各项术前检查，并说明检查目的、意义；③双眼泪道冲洗和术眼结膜囊冲洗；④用散瞳滴眼剂将术眼充分散瞳。

5. 术后护理　①手术后嘱老人卧床休息；②术眼用硬质眼罩保护，③防止外力碰撞；④严密观察有无并发症，及时给予处理；⑤按医嘱正确使用眼药水。

6. 心理护理　关心和鼓励老年患者，积极治疗，鼓励老年患者生活自理，战胜恐惧、悲观情绪。

【健康指导】

1. 疾病相关知识指导　向老年人及家属讲解有关眼部的自我护理常识，保持眼部卫生，生活用具专人专用，洗脸时用清洁柔软的毛巾，勿用力揉术眼，洗头洗澡时，不要让脏水进入眼睛等，教会老年人滴眼药水或涂眼药膏的正确方法。

2. 生活指导　饮食宜选择清淡、易消化的食物，忌食辛辣、刺激性食物，多进食富含维生素、纤维素食物，保持排便通畅。

第十三节　老年性耳聋患者的护理

案例导入

　　王大爷，85 岁，退休工人。听力下降 2 ~ 3 年，原因不明，最近半年有所加重，无明显耳鸣症状。专科检查：双耳外耳道有少量油性分泌物，无先天性和创伤性耳朵畸形。纯音听力测试提示双耳听力下降。诊断为"老年性耳聋"。

　　请问：

　　1. 该患者主要的护理诊断是什么？

　　2. 针对该护理诊断其护理措施有哪些？

【概述】

　　老年性耳聋是指随着年龄增长，双耳听力进行性下降，以高频听力下降为主的感音神经性聋。是老年患者最常见的听力障碍，其出现频率随年龄增长而渐增，60 ~ 70 岁达高峰。老年性耳聋是由多种因素共同作用而引起的。遗传、饮食、环境、精神因素等与导致老年性耳聋密切相关，高血压、动脉硬化、高脂血症和糖尿病等是加速老年性耳聋的重要因素。

【护理评估】

　　1. 健康史　询问患者有无高血压、糖尿病、甲状腺功能减退等疾病；有无吸烟或者嗜酒史。既往用药情况，是否服用过可能损伤听力的药物，有无耳聋的家族史等。

　　2. 身体状况　60 岁以上出现双侧对称性听力下降，原因不明，以高频听力下降为主。表现为听人说话，喜慢怕快，喜安静怕嘈杂；常有"低音听不见，高音又感觉刺耳难受"的听觉重振现象；言语理解不连贯，常常打岔，有音素衰减现象；常伴有高频性耳鸣，开始为间歇性，渐渐发展成持续性，严重影响老年患者的睡眠。

　　3. 心理 - 社会状况　听力下降影响老年患者的正常交流，导致老人性情急躁、产生抑郁、焦虑情绪，时间久了不愿意与人交往，产生与社会隔绝感和孤独感。评估老年患者的社交状况，其社会支持状况，抑郁状况。

　　4. 辅助检查

　　（1）听力测试　按照我国的标准听力在 26 ~ 40dB 为二级重听；听力在 41 ~ 55dB 为一级重听；听力在 56 ~ 70dB 为二级聋；听力在 71 ~ 90dB 为一级聋。如果双侧听力均在 56 ~ 70dB，沟通会发生明显障碍。

　　（2）外耳道检查　检查耳郭、耳周外形、鼓膜等。

【治疗原则及主要措施】

　　老年性耳聋没有根治方法，只能早期发现、早期诊断、早期治疗，争取恢复或部分恢复已丧失的听力，尽量保存并利用残余的听力，适时进行听觉言语训练，适当应用助听器。药物治疗包括扩张脑血管治疗，应用改善内耳微循环的药物，以改善听觉器官的血液供应，如双嘧达莫、地巴唑等；营养脑神经和抗动脉血管硬化治疗，能起到一定效果，阻止或减慢耳聋的发展，如降胆固醇药、维生素 A、维生素 D 及维生素 E。当听力下降严重时考虑佩戴助听器，必要时行人工耳蜗植入手术。

【常见护理诊断/问题】

1. 感知改变 与听力减退有关。

2. 语言沟通障碍 与耳聋程度加重、听力下降有关。

3. 社交能力下降 与听力下降有关。

【护理措施】

1. 生活护理 创造良好的沟通环境且安静，交谈时说话吐字清楚且速度稍缓，不高声喊叫。对老年患者不理解的语言，多用眼神或身体语言交流。对视力较好的老年患者可借助写字板或其他辅助器具与老年人交谈。适度使用触摸传递信息，以表示对老年患者的热情和关爱。鼓励老年患者适当运动，可选择太极拳、八段锦、慢走等以促进全身的血液循环。

2. 饮食护理 限制脂肪的摄入，增加维生素的摄入、戒烟限酒，不喝浓茶、咖啡或者其他刺激性食物。

3. 用药指导 遵医嘱服用改善内耳的药物，如地巴唑、双嘧达莫等，注意避免服用耳毒性药物，注意观察药物不良反应。

4. 心理护理 由于老人听力下降，造成与人交流困难，引发抑郁等情感障碍，逐渐与朋友、家人疏远，与社会隔绝，产生抑郁情绪。因此，要耐心地给予老年患者帮助，加强与老年患者的沟通交流，同时要帮助老年患者接受听力减退的现实，寻找积极的生活方式，增强其生活乐趣和社会交往。

【健康指导】

1. 疾病知识指导 对有听力异常的老年患者早期进行听力检查，早发现以采取必要措施，主要对老年患者居住环境改善，避免噪音，积极治疗和预防某些老年性全身性疾病，如高血压、动脉硬化、糖尿病等。

知识链接

助听器的使用

1. 佩戴助听器的适应证 验配助听器前，必须由专业医生全面的检查，根据听力损害程度，选择合适的助听器。不可自行选购、随意佩戴，以免损害残存的听力。

2. 佩戴时间及调整 首先指导老年患者掌握助听器的各种开关的功能。老年患者佩戴助听器有一个适应过程，3~5 个月。适应期内，助听器的音量应尽量小，使用 2~3 个月后重新调整音调和各种控制装置。注意初戴助听器时，应每天先戴 1~2 小时，几天后逐渐延长佩戴时间，而且上、下午应分开，待完全适应后再整天佩戴。

3. 对话训练 开始时，先在安静的环境中训练听自己的声音，适应后练习听电视或收音机播音员的讲话，逐步收听其他节目，然后训练对话。训练时，开始要在安静环境下一对一地进行，适应后可进入较多人的环境中进行练习。

2. 运动指导 适度增加锻炼，避免过度劳累，遇事乐观，保持心情舒畅；教会老年患者用手掌按压耳朵和用示指按压环揉耳屏，每日 3～4 次，以增加耳膜活动，促进局部血液循环，防止听力下降。

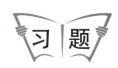

本章小结

　　本章主要介绍了老年高血压、老年冠心病、老年糖尿病、老年慢性阻塞性肺病、老年胃食管反流病、老年骨质疏松症、老年退行性骨关节病、老年脑卒中、老年痴呆症、老年帕金森症、老年性白内障、老年良性前列腺增生、老年性耳聋等疾病的护理评估、护理诊断、护理措施及健康指导。重点内容包括各类疾病的护理评估、护理诊断和护理措施及健康指导，难点是各类疾病的护理评估。同学们在学习时应抓住重点和难点，以老年人为主体，从老年人的身心、社会、文化的需要出发去考虑他们的健康问题及护理措施，对患常见疾病的老年人实施正确的护理和健康指导。在护理过程中，能理解老年人的患病感受并进行适当的人文关怀和心理护理，提高患病老年人的生活质量。

习 题

一、选择题

【A1 型题】

1. 下列不符合老年高血压特点的是
　　A. 心、脑肾器官并发症多见　　　　　B. 血压波动较大
　　C. 多以收缩压升高为主　　　　　　　D. 易发生直立性低血压
　　E. 多以舒张压升高为主

2. 下列有关老年高血压的护理措施中，错误的是
　　A. 每日食盐量不超过 6g 为宜
　　B. 遵医嘱按时按量服药
　　C. 多食蔬菜和水果，忌烟忌酒
　　D. 定时为老人测量血压并记录
　　E. 绝对卧床休息

3. 下列有关老年高血压描述，正确的是
　　A. 收缩压≥140mmHg 且舒张压大于 90mmHg
　　B. 服用降压药后血压低于 140/90mmHg，不能诊断为高血压
　　C. 大部分患者有明确的病因
　　D. 收缩压≥140mmHg 和（或）舒张压≥90mmHg
　　E. 以舒张压升高为主

4. 高血压的非药物治疗中，限制钠盐摄入是指
　　A. 每日食盐摄入量不超过 12g　　　　B. 每日食盐摄入量不超过 10g
　　C. 每日食盐摄入量不超过 8g　　　　　D. 每日食盐摄入量不超过 6g

扫码"练一练"

E. 每日食盐摄入量不超过 3g

5. 下列不符合老年心绞痛特点的是
   A. 以不稳定型心绞痛为多　　　　　　B. 疼痛部位不典型
   C. 疼痛性质不典型　　　　　　　　　D. 可无阳性体征
   E. 不会有无症状心肌缺血的发生

6. 下列有关老年心绞痛的护理措施中，错误的是
   A. 高热量、低脂、低胆固醇饮食
   B. 少量多餐，避免暴饮暴食
   C. 戒烟、限酒
   D. 适量运动
   E. 保持乐观、稳定的心理状态

7. 下列有关老年心肌梗死的特点不符的是
   A. 疼痛症状不典型　　　　　　　　　B. 并发症多
   C. 死亡率低　　　　　　　　　　　　D. 可在休息或睡眠过程中发生
   E. 呼吸道感染为常见诱因

8. 下列对心肌梗死急性期患者的护理，不妥的是
   A. 绝对卧床休息　　　　　　　　　　B. 预防压疮每小时翻身一次
   C. 持续心电监护　　　　　　　　　　D. 保持大便通畅
   E. 少食多餐，不宜过饱

9. 胃食管反流病最常见的症状是
   A. 嗳气　　　　　　　　　　　　　　B. 吞咽困难
   C. 反酸伴胃灼热　　　　　　　　　　D. 恶心
   E. 胸痛

10. 胃食管反流病的饮食护理中不妥的是
    A. 少食多餐，避免过饱　　　　　　　B. 餐后立即平卧
    C. 进餐时宜采取高坐卧位　　　　　　D. 忌烟酒、脂肪、酸食、咖啡和巧克力
    E. 肥胖者控制体重

11. 糖尿病患者控制饮食的主要目的是
    A. 减少热量，防止肥胖　　　　　　　B. 保持排便通畅
    C. 降低血糖浓度　　　　　　　　　　D. 预防各种并发症
    E. 防止水电解质紊乱

12. 糖尿病最常见的急性并发症是
    A. 感染　　　　　B. 酮症酸中毒　　　　　C. 血管病变
    D. 神经病变　　　E. 眼部病变

13. 下列老年骨质疏松症临床表现描述不妥的是
    A. 本病早期多无明显表现
    B. 易发生骨折，以胸、腰椎压缩性骨折最多见
    C. 脊柱椎体压缩性骨折可引起身材变矮
    D. 疼痛夜间和清晨醒来时减轻，日间加重

E. 部分患者以全身骨痛、腰背痛多见

14. 老年骨质疏松症的护理措施正确的是

    A. 以卧床休息为主

    B. 康复训练不应于早期实施

    C. 豆腐与菠菜同时烹调有利于钙的吸收

    D. 可早期应用激素类药物

    E. 注意环境安全，防止跌倒

15. 下列有关退行性骨关节病的描述，错误的是

    A. 也称为老年性骨关节炎

    B. 是一组慢性退行性关节疾病

    C. 好发于髋、膝、脊椎等负重关节

    D. 随着年龄的增大发病率增高

    E. 女性的发病率高于男性

16. 下列对退行性骨关节病护理措施的描述不妥的是

    A. 适度活动保持体重

    B. 可使用手把、手杖、拐、助行器以减轻受累关节的负重

    C. 避免过度活动或损伤关节

    D. 更年期妇女可使用糖皮质激素减轻疼痛

    E. 注意止痛药物的成瘾性

17. 前列腺增生患者最典型的症状是

    A. 排尿不畅   B. 尿频   C. 进行性排尿困难

    D. 尿潴留   E. 尿失禁

18. 脑血栓发病容易在

    A. 安静休息时   B. 剧烈运动时   C. 情绪激动时

    D. 工作中   E. 白天

19. 脑出血最常见的病因是

    A. 高血压合并细、小动脉硬化   B. 白血病

    C. 再生障碍性贫血   D. 脑血管畸形

    E. 血小板减少性紫癜

20. 脑出血患者的饮食原则为

    A. 流质饮食

    B. 高热量、高脂肪饮食

    C. 高胆固醇、高纤维素饮食

    D. 高蛋白、高维生素的清淡、易消化饮食

    E. 高蛋白、高热量饮食

21. 阿尔茨海默病的首发症状是

    A. 晕厥   B. 跌倒   C. 记忆力减退

    D. 找不到回家的路   E. 不认识自己的子女

22. 血管性痴呆的早期表现是

A. 智力障碍　　　　　B. 情感障碍　　　　　C. 脑衰弱综合征

D. 记忆障碍　　　　　E. 瞳孔对光反射减弱

23. 对于老年性痴呆患者的炊具选择，最好不要含有哪种微量元素

A. 锌　　　　　　　　B. 铝　　　　　　　　C. 锰

D. 硒　　　　　　　　E. 锗

24. 帕金森病患者走路时为何种步态

A. 醉酒步态　　　　　B. 剪刀步态　　　　　C. 间歇性跛行

D. 鸭步　　　　　　　E. 慌张步态

25. 白内障患者早期的临床表现为

A. 眼前出现固定不动的黑点　　　　B. 复视

C. 屈光不正　　　　　　　　　　　D. 老花眼

E. 见风流泪

26. 老年性耳聋听力下降主要是

A. 低频听力　　　　　B. 双耳听力　　　　　C. 高频听力

D. 左耳听力　　　　　E. 右耳听力

二、思考题

1. 李奶奶，68 岁，每日饮浓茶。慢性下腰痛 7 年，健康体检发现患有骨质疏松症。

（1）老年人患有骨质疏松症后易产生什么后果？

（2）针对这位老人的情况，提出健康指导。

2. 王奶奶，60 岁，3 小时前胸骨后压榨样疼痛发作，伴呕吐、冷汗及濒死感而入院，护理查体：心率 112 次/分，律齐，交替脉，心电图示有急性广泛性前壁心肌梗死。

（1）老年人心肌梗死有什么特点？

（2）针对这位老人治疗与护理的目标是什么？

3. 李大爷，73 岁，患 COPD 15 年，体质虚弱，近日来因上呼吸道感染大量浓痰不易咳出，神志恍惚，昏睡。

（1）老年 COPD 有什么特点？

（2）针对这位老人应如何做健康指导？

（田秀丽　焦延超）

第九章　养老机构管理

学习目标

1. **掌握**　养老机构的特点；养老机构管理的概念、目标与原则。
2. **熟悉**　养老机构的概念、地位和职能；养老机构管理的内容。
3. **了解**　养老机构管理的模式与创新；养老机构管理政策法规。
4. 学会为老年人挑选合适的养老机构、结合养老机构实际进行科学管理。
5. 具备尊老爱老意识和以人为本的管理素质。

2013 年出台的《国务院关于加快发展养老服务业的若干意见》明确提出中国养老服务业的发展目标，即到 2020 年，全面建成以"居家为基础、社区为依托、机构为支撑"的，功能完善、规模适度、覆盖城乡的社会养老服务体系。养老机构作为社会养老服务体系的支撑，其在中国养老服务事业中的地位和作用越来越凸显。老年护理与保健服务是养老机构，特别是护理型养老机构的重要内容。有机地结合老年护理与保健、养老服务以及管理学的相关内容，形成老年护理与保健体系中新的知识体系，为全社会更加合理高效地运行养老机构、提供最佳老年护理与保健服务、提升老年人的生活质量给予了最全面的指导和参考。

第一节　认识养老机构

案例导入

某院从建院开始就制定了岗位责任制，共 13 项，其中有"职工职业道德规范""职工守则""院长岗位责任制""服务员岗位责任制""医务人员岗位责任制""食品岗位责任制""值班人员岗位责任制""理发员岗位责任制""老年人守则"等，使院内人员各司其职，各负其责，保证敬老院一切工作正常运转。为加强内部管理，发挥民主监督作用，院内成立以院长为核心的"民主管理委员会"，定期检查各项制度的落实和任务完成情况，为办好食堂成立了有老年人参加的"伙食管理委员会"，及时反映老年人意愿，保证老年人生活质量。此外，该院还建立了奖罚机制，把职工的工作表现与工资奖金挂钩，奖优罚劣，促进了工作人员思想水平和服务质量的不断提高。总体来看，岗位目标责任制管理模式方便易行，分工明确，工作内容要求具体、责任明确，很容易调动员工的积极性。存在的不足是责权利三者很难绝对分开，工作人员之间因为责任问题易产生矛盾和纠葛，加上岗位的多变性，使得岗位目标责任制在运行中会出现难以预料的问题。

请问：

1. 养老机构管理模式有哪些，各有何特点？

2. 作为一名养老机构的管理者，需要掌握哪些知识和技能？

一、养老机构的概念

养老机构是社会养老专有名词，是指为老年人提供饮食起居、清洁卫生、生活照顾、护理保健、健康管理、文体娱乐等综合性服务的机构。养老机构可以是独立的法人机构，也可以

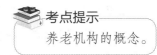
考点提示
养老机构的概念。

附属于医疗机构、企事业单位、社会团体或组织、综合性社会福利院的一个部门或者分支机构。养老机构通过为入住老年人提供住养服务，以达到老有所养、老有所医、老有所为、老有所教、老有所学、老有所乐、增进健康、延缓衰老的目的。

二、养老机构的地位和职能

养老机构是机构养老得以实现的载体，它在我国社会养老服务体系中具有独特的地位和职能。

（一）养老机构在社会养老服务体系中的地位

根据近年来社会养老服务体系建设过程的主要文件，养老机构在我国当前社会养老服务体系处于"骨干"地位。养老机构"骨干"地位的表述，最早出现在 2000 年《关于加快实现社会福利社会化的意见》中：到 2005 年，在我国基本建成以国家兴办的社会福利机构为示范、其他多种所有制形式的社会福利机构为骨干、社区福利服务为依托、居家供养为基础的社会福利服务网络。2005 年 3 月，民政部下发《关于开展养老服务社会化示范活动的通知》，强调"养老形式多样化"，要建立起"以居家养老为基础，以社区老年福利服务为依托，以老年福利服务机构为骨干的老年福利服务体系"。同年 11 月，民政部出台的《关于支持社会力量兴办社会福利机构的意见》中也有相关内容的表述。

养老机构的"骨干"地位，指的是养老机构在整个养老服务体系中的作用。一是养老机构的不可替代性。生活半自理和完全不能自理老人的养老服务复杂而繁重，需要专业化照料和规范化护理，由于家人、社区无力照顾或无法承担，需要入住到养老机构，通过专业化的护理才能有效解决。从这个意义上来说，养老机构尽管在数量上解决的是少部分老年人的养老需求，但这种服务需求是客观、长期存在的，更是家庭、社区无法提供的，需要养老机构独当一面。二是养老机构的衍生、辐射意义，即养老机构利用其在设施、人员和技术上的优势，通过培训、示范等方式，辐射到家庭和社区，以提高整个养老服务的专业化、规范化水平。尤其是国家集中投资的大型综合性示范养老机构，能为专业护理人员提供培训、实习、指导等，在服务管理、专业设施使用等方面也能为家庭和社区提供示范作用。

（二）养老机构在社会养老服务体系中的职能

职能是指一个机构或单位的职责功能和所应起到的作用。养老服务从家庭外移至社会，需要社会力量有组织地承接，而不能是自发的、个体的行为，这是现代化社会的基本特征。养老机构便是有组织的社会力量之一，它应该履行以下五方面职能。

1. 高质量履行为农村"五保"和城镇"三无"等孤寡老人提供住养等照护服务的传统职能 这是养老机构赖以存在的主要职能。我国古代的"悲田院""居养院""养济院"等养老机构就有收养贫困无依、体弱病残等老年人的职能。新中国成立后的城镇社会福利院和农村敬老院，其职能与上述传统机构是一脉相承的。目前，农村"五保"和城镇"三无"老年人生活质量仍较低，又因集中度较低，全国上述两类老年人的集中供养率仅为31%和13%。在当今社会趋向现代化的条件下，应从建设和完善社会福利制度的高度，逐步提高集中供养率，以满足目标人群供养之所需。

2. 切实承担起家庭成员难以照护或无力照护的老年人的服务职能 过去，失能和半失能老年人的照护主要由家庭成员承担。伴随着现代化进程，社会生产和生活方式发生了革命性变化，传统家庭日常照料面临困境：子女力不从心，也缺乏专业的照护训练，难以承担照护责任。因此，为社会成员解决后顾之忧，提高失能老人的生活质量，应是养老机构最重要的职能之一，这也是较早进入老龄化社会的西方发达国家的通例。

3. 认真履行满足多样化、个性化养老服务需求的职能 对于寻求丰富的集体生活或更为舒适生活的部分老年人，社会应有机构提供相应服务。正如 P. 塞尔比和 M. 谢克特所指出，世界各国都需要各类为老年人服务的机构。中国老年人口众多，对养老服务的需要各有不同，并呈现出多样化、个性化特征，因此进一步增加养老机构床位、丰富服务种类刻不容缓。

4. 承担为居家养老服务提供示范和支持的职能 在迅速老龄化的背景下，社会各方面准备不足，应对措施还不完备，家庭和社区也缺乏相应的老年护理和保健服务的经验。相对而言，养老机构有设施、人员和技术上的优势，可以为家庭成员和社区工作人员提供培训、专业设施租赁、日托等服务，或可以提供上门入户的技术指导和服务。

5. 探索实现向社会开放并互动的职能 养老机构存在于社区内，是社区的组成部分，其面向社会开放，符合现代社区资源共享的原则。入住老年人在开放中保持与社会接触，提高社会化程度；养老机构则在开放中接受社会资助，包括志愿者的人力支持，以降低运营成本。社区在开放中接受养老机构的辐射、示范和帮助，提高养老服务水平。护士、社会工作者和志愿者经常探望丧失或严重丧失活动能力的老年人，以减轻他们的孤独感，帮助他们独立生活。

三、养老机构的特点

（一）以人为本

养老机构以人为本，特别是以老年人为本，是一种全人、全员、全程服务。"全人"服务是指养老机构不仅要满足老年人的衣、食、住、行等基本生活照料需求，还要满足老年人医疗保健、疾病预防、护理与康复以及精神文化、心理与社会等需求。要满足入住老年人上述需求，需要养老机构全体工作人员共同努力，这就是"全员"服务。绝大多数入住老年人是把养老机构作为其人生最后的归宿，从老年人入住那天开始，养老机构工作人员就要做好陪伴老年人走完人生最后旅程的准备，这就是"全程"服务。

（二）公益性

"公益"是"公众利益"的简称。养老机构为老年人提供的养老服务具有"公益性"，是典型的"公益事业"。我国绝大多数养老机构是以帮扶、救助城市三无老人，以及农村五保老人为主，且多不以营利为主要目的，所以其公益性特征尤为明显。公益性的特点决定了养老机构在提供服务和自身运营过程中都应当以公益性作为自己的最高准则和目标。在机构提供养老服务的过程中，也要以公益性为原则，遵从社会的整体利益。

（三）高风险性

养老机构的服务对象是老年人，而且很多都是自理能力欠缺或高龄老年人，这些老年人在日常生活中出现突发疾病、意外事件、伤害、突发死亡等风险较高，这对于养老机构的照料服务提出了非常高的要求。一旦老年人发生意外，养老机构很容易陷入纠纷当中，造成很大风险。另外，养老服务业是一个投资大、回报周期长、市场竞争激烈的高风险行业。如果没有市场意识、经营意识，没有严格的管理和风险防范机制，必然增加养老机构投资与经营风险。

四、养老机构的类型

（一）根据养老机构的功能分类

养老机构的功能分类是根据养老机构收养的老年人所需要帮助和照料的程度对其照料功能所进行的科学分类。

1. 美国养老机构的分类　美国根据养老机构的不同功能，将其分为三类：第一类为技术护理照顾型养老机构，主要收养需要 24 小时精心医疗照顾但不需要医院所提供的经常性医疗服务的老年人；第二类为中级护理照顾型养老机构，主要收养没有严重疾病，需要 24 小时监护和护理但又不需要专门技术护理照顾的老年人；第三类为一般照顾型养老机构，主要收养需要提供膳食和个人帮助但不需要医疗服务及 24 小时生活护理服务的老年人。在具体形式上又分为独立生活、辅助生活、独立和辅助生活并存、辅助医疗生活四种。其中，独立生活形式有老年公寓、老年聚居住宅；辅助生活形式有居民照料、寄养之家、辅助照料、个人关照、老年之家；独立和辅助生活并存形式有连续照料退休社区；辅助医疗生活形式有护理院，又分为中级护理照顾型和专业护理照顾型两种。

2. 中国香港养老机构的分类　在中国香港，1994 年制定的《安老院规例》根据养老机构的不同功能也将其分成三类：第一类为高度照顾安老院，主要收养体弱而且身体功能消失或减退，以至在日常起居方面需要专人照顾料理，但不需要高度专业的医疗或护理的老年人；第二类为中度照顾安老院，主要收养有能力保持个人卫生，但在处理有关清洁、烹饪、洗衣、购物的家居工作及其他事务方面，有一定程度困难的老年人；第三类为低度照顾安老院，主要收养有能力保持个人卫生，也有能力处理有关清洁、烹饪、洗衣、购物的家居工作及其他事务的老年人。至于那些需要高度的专业医疗或护理的老年人，则属于附设在医院内的疗养院的收养对象。当然，并不是所有的养老院都只从事一类服务，这种提供多种类型服务的养老院在中国香港称为"混合式安老院"。

（二）根据《老年人社会福利机构基本规范》分类

根据民政部 2001 年颁布的《老年人社会福利机构基本规范》，我国一般将养老服务机构划分为以下几种类型。

1. 老年社会福利院　老年社会福利院是指由国家出资举办、管理的综合接待"三无"老年人、自理老年人、介助老年人、介护老年人安度晚年而设置的社会养老服务机构，设有生活起居、文化娱乐、康复训练、医疗保健等多项服务设施。目前，我国的老年社会福利院仍然以接待"三无"老年人为首要任务，同时也接收社会老年人，其服务内容广泛，涉及养老服务的方方面面。

2. 养老院 养老院是指专为接待自理老年人或综合接待自理老年人、介助老年人、介护老年人安度晚年而设置的社会养老服务机构，设有生活起居、文化娱乐、康复训练、医疗保健等多项服务设施。养老院的服务范围包括：个人生活照料服务、老年护理服务、心理/精神支持服务、安全保护服务、环境卫生服务、休闲娱乐服务、协助医疗护理服务、医疗保健服务、膳食服务、洗衣服务、物业管理维修服务、陪同就医服务、咨询服务、通信服务、教育服务、购物服务、送餐服务、代办服务等。

3. 老年公寓 老年公寓是指专供老年人集中居住，符合老年体能心态特征的公寓式老年住宅，具备餐饮、清洁卫生、文化娱乐、医疗保健等多项服务设施。养老公寓的主要服务项目包括：个人生活照料服务、老年护理服务、心理/精神支持服务、安全保护服务、环境卫生服务、休闲娱乐服务、协助医疗护理服务、医疗保健服务、家居生活照料服务、膳食服务、洗衣服务、物业管理维修服务、陪同就医服务、咨询服务、通信服务、送餐服务、教育服务、购物服务、代办服务、交通服务等。

4. 护老院 护老院是指专为接待介助老人安度晚年而设置的社会养老服务机构，设有生活起居、文化娱乐、康复训练、医疗保健等多项服务设施。护老院的服务范围主要包括：老年护理服务、个人生活照料服务、心理/精神支持服务、安全保护服务、环境卫生服务、协助医疗护理服务、医疗保健服务、膳食服务、洗衣服务、物业管理维修服务、陪同就医服务、咨询服务、通信服务、送餐服务、交通服务等。

5. 护养院 护养院是指专为接收生活完全不能自理的介护老人安度晚年而设置的社会养老服务机构，设有生活起居、文化娱乐、康复训练、医疗保健等多项服务设施。

6. 敬老院 敬老院是指在农村乡镇、村组设置的供养"三无"老人、"五保"老人和接待社会寄养老人安度晚年的社会养老服务机构，设有生活起居、文化娱乐、康复训练、医疗保健等多项服务设施。敬老院的服务范围包括：个人照料服务、老年护理服务、心理/精神支持服务、安全保护服务、环境卫生服务、休闲娱乐服务、协助医疗护理服务、医疗保健服务、膳食服务、洗衣服务、物业管理维修服务、购物服务等。

7. 托老所 托老所是指为短期接待老年人接受托管服务的社区养老服务场所，设有生活起居、文化娱乐、康复训练、医疗保健等多项服务设施，分为日托、全托、临时托等。托老所的服务范围主要包括：个人生活照料服务、心理/精神支持服务、安全保护服务、环境卫生服务、休闲娱乐服务、膳食服务、陪同就医服务、通信服务、送餐服务、交通服务等。

8. 老年人服务中心 老年人服务中心是指为老年人提供各种综合性服务的社区服务场所，设有文化娱乐、康复训练、医疗保健等多项或单项服务设施和上门服务项目。

第二节 养老机构管理的概念、目标与原则

管理是为了达到某一共同目标而采取的一种有意识、有组织且不断进行协调的活动。同其他企业一样，养老机构的管理也应当遵循管理学的基本原理与方法，按照养老服务行业建设、经营与发展规律，构建自己的组织管理体系，制定自己的管理方针、目标与方法，

进而对养老机构实施有效的管理。

一、养老机构管理的概念

养老机构管理主要指政府对养老机构的管理和养老机构内部的管理。政府对养老机构的管理多是从宏观层面，即从政策法规层面对养老机构建设、服务与经营进行管理，这种管理多为指导和监督。民政部门是养老机构成立、变更、撤销的审批机关，负责养老机构的筹建、审批、验收、注册登记和发证，日常经营业务指导、监督，养老机构的建设和发展规划的审批，年度审核、考评、奖励工作，养老机构的纠纷调解和意外事故的调查处理工作，还包括对公办养老机构和乡镇敬老院领导的任命和调整等。此外，其他部门如卫生健康委员会、消防、建设、劳动保障、工商税务等部门对养老机构的管理也各有侧重。而养老机构内部管理则是从微观层面，根据老年人的需求，依据国家政策法规所进行的具体事务管理。两者相辅相成，缺一不可，共同目标是规范养老机构服务与经营，满足广大老年人养老服务需要，促进养老服务事业的发展。养老机构的内部管理是养老机构生存发展的内生动力，具体包括养老机构的服务管理、行政管理、人力资源管理、财务管理、信息化管理、安全管理、质量管理与标准化建设等内容。

二、养老机构管理的目标

（一）重视社会效益

养老服务业是老年人社会福利事业的重要组成部分，也是社会主义精神文明的窗口，体现了党和政府对广大老年人的关心与关怀。因此，不断改善住养条件、提高服务质量、追求社会效益，让老年人满意、让子女放心、为政府和社会分忧是养老机构管理的最高目标。

（二）追求经济效益

虽然大多数养老机构不以营利为目的，但其参与社会经济活动与市场竞争，同样存在着经济效益问题，特别是在政府投入不足、优惠政策难以落到实处、老年人支付能力低、市场竞争激烈的背景下，养老机构要生存、要发展，就必须重视经济效益。没有一定的经济效益作保障，社会效益也就是一句空话。追求社会效益、重视经济效益是任何一个养老机构管理的共同目标。在这个共同目标的指导下，养老机构应结合自身实际制定出具体的管理目标，如近期和远期发展目标、质量管理或品牌战略目标、经营效益目标和人才战略目标等。养老机构管理目标设计、制定得越具体、越缜密，就越容易付诸实施和实现。

三、养老机构管理的原则

（一）以人为本的原则

"以人为本"是管理学中人本原理的核心，它是管理之本、发展之本。养老机构管理中的"以人为本"主要体现在三方面：第一，在规划设计、装修或改造过程中体现"以人为本"，充分考虑老年人的体能心态变化，一切为了方便老年人居住与生活，为老年人营造一个温馨、舒适、安全、方便的居住环境；第二，在服务理念上体现"以人为本"，充分了解老年人的需求，理解老年人的心理与期望，对每一位老年人提供体贴入微的个性化服务；第三，在员工的管理上体现"以人为本"，员工是养老机构生存与发展的重要因素，管理者对员工既要严格要求，又要处处关心，切实解决员工工作、生活上的困难，维护员工的合法权益，激发员工努力工作的积极性。

（二）安全第一的原则

养老服务业是一个高风险的行业，它面对的是体弱多病的老年人群体，稍有不慎或工作疏忽，就有可能酿成入住老年人的意外伤害事故，引来纠纷，造成损失。因此，在养老机构管理中，安全管理是头等大事，应从制度上进行设防，意识上加以强化，把不安全因素消除在萌芽状态。

（三）服务质量第一的原则

质量是任何一个企业发展的生命线，养老机构也不例外。没有可靠的服务质量，难以吸引和留住老年人，养老机构的经营将面临困境，甚至无法生存。

（四）依法管理的原则

养老服务是一个政策性很强、管理严格、社会关注度高、十分敏感的工作，稍有偏离，将会遭到政府行政部门的批评、处罚和社会舆论的谴责，使养老机构处于十分被动，甚至难堪的局面。只有依法管理才能使养老机构健康发展，赢得政府的扶持和社会的支持。

第三节　养老机构管理的内容

养老机构的主要任务是为老年人服务。加强尊老敬老工作，是每一个养老机构的立身之本，也是其出发点和落脚点，而科学的管理工作是实现为老服务和尊老敬老工作的基础。养老机构管理的具体包括：养老机构的服务管理、行政管理、人力资源管理、财务管理、信息化管理、安全管理、质量管理与标准化建设等。

一、养老机构的服务管理

养老机构的服务管理是养老机构为了提高服务质量，促进养老机构自身运营发展的整体运作方法。护理、医疗、康复、膳食工作是养老机构工作的中心内容，也是养老机构服务管理的重要组成部分，它直接关系到入住老年人的生活质量与安危，关系到养老机构的风险与发展。

1. 护理服务管理　护理服务关系到老年人的健康与生命，完善的护理服务管理是良好护理服务质量的重要保障。护理服务接触老年人最多、服务时间最长，并且涉及养老机构的大多数工作人员，所以护理服务管理是养老机构服务管理的重要内容。养老机构的护理服务管理是指为了提高老年人的健康水平与生活质量，系统地利用护理人员的潜在能力和有关其他人员、设备及环境的社会活动过程，其范围涵盖了对护理人员的组织管理，对护理业务、技术、质量的管理，以及对护理信息、器材设备的管理等。

2. 医疗服务管理　医疗服务是老年人最需要的服务之一，也是养老机构的重要工作内容，其目标在于维护或增进老年人健康、满足老年人基本医疗保健需要、杜绝医疗事故发生。除部分养老机构附设有医院外，多数养老机构只设医务室，主要满足入住老年人基本医疗保健需求。医疗服务本身存在着较大的风险，为提高服务质量、规避风险，必须严格按照国家医疗机构管理办法和诊疗规范进行管理，并加强医疗服务质量监督。

3. 康复服务管理　养老机构中很多老年人都患有老年病、慢性病和伤残，这些老年人都迫切需要得到康复服务。目前国内开展康复服务的养老机构主要是设有老年病医院、老年康复医院等的大型养老机构，此类经过当地卫生部门批准的养老机构在开展康复服务上有较强的技术力量与设备优势，能较好地满足老年人康复服务的需求。为此，有必要对这些养老机构提供的康复服务进行科学管理，从而充分发挥其现存的功能和优势。

4. 膳食服务管理 养老机构膳食服务管理是指养老机构膳食服务部门管理人员对机构的膳食服务活动进行有效组织、计划、指挥、监控和调节的一系列职能的总称。有效的膳食服务制度能够为老年人提供科学的膳食方案，使入住老年人得到满意的膳食服务。养老机构膳食服务管理范围可分为对科室员工的管理和对科室具体工作的管理，科室具体工作管理又可分为员工技术管理（如老年人食谱制定、食材采购及存储、食品加工制作等）、卫生管理、安全管理等。

二、养老机构的行政管理

养老机构的行政管理是机构能够正常运转不可或缺的重要方面，合理的计划、组织，完善的协调和控制工作，可以减少机构人力、物力、财力和时间的支出，避免管理资源的浪费，提高机构的效能和效率。具体包括如下。

1. 养老机构规章制度管理 养老机构规章制度是机构人员共同遵守的行为准则。规章制度管理是养老机构管理的重要内容，通过建立规章制度，实行管理制度化、规范化，使机构员工工作的开展事有章程、言有依据、行有规约，提高工作效率，从而保证养老机构各项工作的顺利完成。

2. 养老机构的会议管理 会议管理是养老机构正常运转的重要制度。通过会议研究事关机构发展的重大事项，学习贯彻上级主管部门的重要精神，研究日常管理的相关事务，研究人事工作和重大经济事项，研究解决实际工作中的困难及举措等。所以，会议管理是养老机构行政办公的规范化管理中必不可少的一项工作。

3. 养老机构的公文管理 公文管理是养老机构行政办公日常工作中的重要职能，是落实上级要求、推动各项工作、指导业务工作、反映工作情况的重要载体。因此，完善相关各项制度，做好相关管理在养老机构的行政管理工作中尤为重要。公文处理应当坚持实事求是、及时迅速、准确规范、精简高效、安全保密的原则。

4. 养老机构的印章及证件管理 印章是机构对内、对外行使权力的标志，具有法定性、权威性和效用性；证件是养老机构与外界从事业务时使用的凭证。为了防止养老机构因印章及证件的管理、使用不当而造成经济、信誉等损失，必须加强印章和证件的管理，按照分级管理的原则，严格制定印章及证件管理办法。

5. 养老机构的档案管理 养老机构的档案是指机构过去和现在，在从事经营管理、科学技术、机构文化等活动中形成的对机构有保存价值的各种文字、图表、声像等历史记录。档案管理工作是维护养老机构经济利益和历史面貌的一项重要工作。根据《中华人民共和国档案法》的规定，养老机构必须有自己的档案管理制度，保证档案的完整、准确、系统、安全，提高机构档案工作效率和工作质量。

6. 养老机构的物业管理 养老机构提供的物业保障服务是指养老机构向入住老年人提供除饮食服务、护理服务、健康管理服务以及娱乐服务以外的其他日常生活服务的总称，其内容主要包括联络、个人财产管理、代办代买、居室清扫等服务。物业保障服务在提升入住老年人生活质量及实现在机构正常化生活等方面发挥着不可替代的作用，其服务的质量直接关系到养老机构的整体服务质量。

三、养老机构的人力资源管理

人力资源管理是指组织依据相关法律规定对其管辖范围的人力资源所进行的规划、获取、维持和开发等一系列管理活动。养老机构的人力资源管理直接决定着养老服务质量的高低和机构市场竞争力的大小。具体包括如下。

1. 养老机构的人员管理 养老机构的工作主要是提供服务，而服务主要依靠人力资本提供，所以人力资源是养老机构的第一资源，养老机构的人力资源管理对提升机构服务质量以及机构的生存发展至关重要。目前我国大多数养老机构人力资源的总体状况还不能满足养老机构的实际需要，养老机构要实现自身竞争力的最大化，必须充分发挥人力资源管理的作用，认真做好人力资源管理工作。养老机构的人员管理具体包括聘用管理、培训管理、员工健康管理等。

2. 养老机构的人事管理制度 养老机构的员工主要包括养老护理员、医务人员、行政人员、康复人员、膳食服务人员、后勤保障人员六大类。养老护理员包括护理长和护理员；医务人员包括医生、护士、药剂师；行政人员包括院长、副院长、办公室主管、人事部职员、财务部职员、办公室文员等；康复人员包括康复医师、物理治疗师、作业治疗师；膳食服务人员包括营养师、厨师、采购员；后勤保障人员包括水电维护工、保洁人员、洗衣工、门卫、绿化工、仓库保管员等。为了更好地使各岗位员工履行岗位职责，遵守各项规章制度、操作规范，依据服务流程开展服务，需要对员工进行相应的管理。

四、养老机构的财务管理

养老机构财务是指养老机构在提供养老服务的过程中所形成的各种财务活动以及由此形成的各种财务关系。财务管理是针对这种财务活动和财务关系所运用的各种管理方法和手段，即养老机构的财务管理是养老机构根据有关财务法规制度，按照财务管理的原则，正确组织财务活动，处理财务关系的一项经济管理活动。养老机构的财务管理是养老机构为实现良好的经济效益，在机构的财务活动及财务关系处理过程中所进行的科学预测、决策、计划、控制、协调、核算、分析和考核等一系列经济管理工作。

五、养老机构的信息化管理

养老机构的信息化管理是指养老机构利用网络、计算机、通信等现代信息技术，通过对信息资源的深度开发和广泛利用，不断改善服务质量、提高工作效率、进行科学决策的过程。

养老机构的信息管理围绕老年人的主要需求，如养老的经济需求、治病健身的医疗需求、日常生活的照料需求和思想感情交流的精神慰藉需求等，为老年人提供信息服务。根据老年人生理、心理特点，只需简单、方便的操作，利用老年手机或者电脑等终端设备，即可访问画面简洁、字体清晰的老年信息网站，获取所需的信息。

六、养老机构的安全管理

近几年来，入住养老机构的老年人数量逐年增加，随之而来的各类意外事故和纠纷也不断发生，老年人安全问题已成为影响老年人健康和生活质量的重要因素之一，也严重影响养老机构的服务质量。因此，养老机构的安全管理工作至关重要，管理人员应该了解机构的常见安全问题与事故，具备安全责任意识，知晓安全管理工作的内容和难点，掌握安全管理的原则和手段，养老机构应该建立健全安全防范制度，配备安全防护设备，全面落实安全管理措施。养老机构常见的安全问题和意外伤害事故有：跌倒后骨折、呛噎与窒息、坠床、走失、误吸或误服、皮肤压疮、烫伤、自杀、自伤或他伤、突发疾病死亡（猝死）、社会安全事故、医疗事故等。

七、养老机构的质量管理与标准化建设

1. 养老机构的质量管理　质量是产品、品牌的根本保证，产品没有质量就失去了生存的空间。养老机构提供的服务也是一种产品，劣质的服务质量，不仅满足不了老年人及其家属的需要，甚至还可能威胁到老年人的生命安全，从而影响养老机构的生存。目前，北京、上海、天津、江苏、浙江和广东等经济发达地区的国办社会福利机构都在积极推广 ISO 9000 族质量标准体系认证工作。通过 ISO 9000 族质量标准体系认证，可以帮助养老机构建立一套完整的被国际认可的质量管理体系，使其部门与岗位职责更加清晰，经营管理更加规范，服务质量得到全面提升，从而提高机构的竞争力。

2. 养老机构的标准化建设　标准化是维护服务对象权益、提升管理水平与服务质量的重要技术手段。开展养老服务业标准体系研究，建立科学合理的养老机构质量标准体系，不仅可以推动行业标准化建设的进程，更为开展养老机构质量管理指明方向、提供依据，是规范养老服务业发展所需要的基础性工作和必要前提。养老机构标准化建设可以用"健全制度、完善标准、注重细节、优化管理、规范服务、建设队伍"来概括，探索建立健全养老服务管理标准化体系，关系到养老服务供给能力的提高和服务质量的优化，关系到老年福利事业的发展和养老服务市场秩序的规范，关系到养老服务质量和幸福感的提高。

第四节　养老机构管理的模式与创新

一、养老机构管理模式

养老机构的管理模式是按照养老机构的服务特点和规律设计的一整套具体的管理理念、管理内容、管理工具、管理程序、管理制度和管理方法论，并使其在运行过程中自觉加以遵守的管理规则。简单地讲，养老机构的管理模式就是从特定的管理理念出发，在管理过程中形成的一套标准化操作系统。养老机构常见管理模式包括以下几种。

（一）金字塔层级管理模式

金字塔层级管理模式由科学管理之父雷德里克·温斯洛·泰罗创立。金字塔形组织结构是立体三角锥的逐层分级管理，等级森严，是一种在传统生产企业中最为常见的组织形式。计划经济时代创立的养老机构管理模式基本上都是这种模式。在机构外部，养老机构的负责人由民政部门直接任命和考评；在机构内部，则由一把手院长负责，下设副院长，各职能部门又分层管理。在生产力相对落后、信息相对闭塞的时代，这种模式不失为一种较好的组织形态，它机构简单、权责分明、组织稳定，并且决策迅速高效、一贯到底，能够按照政府和领导意志短时间内集中资源，机构内部容易协调一致、方便实效。但在市场经济、全球化和信息技术发达的今天，金字塔形组织结构由于缺乏组织弹性，缺乏民主理念，过于依赖高层决策，再加上高层对外部环境的变化反应缓慢或不当而突显出刻板生硬、资源浪费、不能随机应变的弊端和管理缺陷。

（二）制度化管理模式

所谓制度化管理模式，就是指按照一定的已经确定的规则来推动养老机构的管理。当然，这种制度必须是公认的、带有契约性的、有可行性的规则，同时这种制度也是责、权、利一体的。制度有来自外部的，包括政府和行业的，如 2005 年北京市养老机构就有了统一的规章制度体系：《养老服务机构标准体系要求、评价与改进》《养老服务机构标准体系技术标准、管理标准和工作标准体系》《养老服务机构老年人健康评估服务规范》等。制度管理更多的是需要根据机构自身的实际情况制定一些制度、标准和规则。

一般来说，养老机构需要这样一些基本制度，即学习和会议制度、财务管理制度、卫生保健制度、食堂管理制度、安全应急制度、老年人出入院管理制度等，通过明确的制度来指导工作的落实。制度管理表现为一切按照制度运行、制度面前人人平等、制度操作简便易行等。当然，制度化管理有时显得比较"残酷"，需要适当地引进一点亲情关系、友情关系、温情关系，甚至有时也可以适当地对管理中的矛盾及利益关系作一点随机性处理，"淡化"一下规则和硬性规定，因为制度化过于呆板。由于被管理的对象主要是人，而人不是一般的物品，人是有各种各样思维和感情的，是具有能动性的，制度管理中也要体现"以人为本"和人性化的原则，这也暴露出制度化管理模式的不足之处，所以完全讲制度化管理也不行。

（三）标准化体系管理模式

所谓标准化，就是将企业里各种各样的规范，如规程、规则、标准、要领等，形成文字化的东西。标准化管理是一种管理手段或方法，即以标准化原理为指导，将工作的内容转化为标准，将标准化贯穿于管理全过程，以增进系统整体效能为宗旨、提高工作质量与工作效率为根本目的的一种科学管理方法。随着养老市场竞争的加剧，标准化管理将越来越受到管理者的重视并不断进行深化，标准的制定也变得更加人性化、科学化和易于操作。用规范化的标准实施管理，能够很好地从根本上解决养老机构的服务由谁做、怎么做、做什么、如何做的问题，确保标准能解决养老管理中的重点和难点问题，实现过程管理和质量监控并举，保证服务质量不断提高，吸收更多的老年人入住养老机构。

作为养老机构管理的一种重要模式，养老机构标准化管理可以分为技术标准、管理标准和工作标准三个层面。在实行标准化管理的过程中，要在贯彻落实国家关于标准化工作的法律、法规、政策、方针的基础上，建立健全以技术标准为核心，以管理标准为支持，以工作标准为保障的标准化体系。如北京市第一社会福利院结合北京市《养老服务机构标准体系》的内容制定了院级服务工作的质量标准，并建立了完善的质量工作保障体系，各项管理都细化成具体的标准来落实。当然，养老机构的标准化管理也存在一些不足，如有些工作内容难以形成一个没有争议的标准，标准化管理也会带来管理方式的机械性和简单重复性，缺乏创新。

（四）系统化管理模式

随着养老机构规模的日益扩大，养老机构的管理者可以着眼整体，运用系统性的、全局性的、战略性的思维和方式实现机构的管理，可以从整体着眼，局部入手，把养老机构划分为四个系统，即行政人事系统、市场经营系统、康复医护系统及财务、安全设备材料管理系统来优化管理。通过科学的对养老机构的行政人事、生产、营销、康复医护、财务等部门进行细化，明确其职能和岗位职责，把管理对象视作系统，从整体上把握机构的运行规律，通过分析、整合、优化系统，以求机构整体效益的提高和管理水平的提升。一般来说，行政人事系统的职能主要分为三个板块：行政板块、人力资源板块和信息管理板块；市场经营系统主要分为四个板块，即市场合约、履约、经营结算、资金回收；康复医护系统主要分为医疗、康复、护理三个板块；财务、安全设备材料管理系统主要分为财务板块、安全板块、设备板块、技术板块及维修板块。这样在系统优化的基础上，各系统设立相应的岗位，并明确其职责，以此优化管理。

系统化管理模式可以按照系统优化的方式组织管理，可以节约时间和人力资源成本。但也存在一些问题，如系统之间的关系难以处理和协调，而且容易造成管理上的条块分割。

（五）岗位目标责任制管理模式

养老机构的岗位目标责任制管理模式是指把管理内容划分为若干个岗位，相关人员对应于相应岗位承担其具体任务、责任，完成相应工作目标的管理模式。岗位目标责任制管理强调的是民主管理思想，以自我控制为基础，以目标为核心。其一般的流程是：①养老机构领导接到行业或主管部门下达的责任或目标；②经过研究、协商将养老机构的总体目标分解到具体科室；③由院长与科室负责人签订目标责任书；④各科室负责人还可以把科室目标进一步分解到各养护区或班组，形成层层有目标、层层抓落实的目标体系。这种模式能够提高养老机构管理绩效和充分调动相关人员的积极性。

二、养老机构管理模式的创新

尽管管理环境变幻莫测，管理实践千差万别，但唯独不变的是管理创新。通过介绍以上五种常见的养老机构管理模式，不难看出各种模式各有特点，模式的选择需要结合机构自身的实际情况、结合机构的规模和管理的现状，但无论如何，在选择管理模式时需要创新性地体现以下几个方面。

（一）注重温情化

温情化强调管理应该更多地调动人性的内在作用，只有这样，才能使机构健康持续地发展。温情化管理侧重的是用情义中的良心原则来处理机构中的管理关系。不过，如果笼统地只是讲良心、人性，而不触及利益关系，不谈利益的互利，实际上是很难让被管理者接受的，也是很难让他们干好的，最终机构也是管理不好的。管理并不只是讲温情，但是缺失温情，没有以人为本的理念，运用"冷酷无情"、强制的手段去管理机构，一定会压抑员工的积极性、创造性，从而使管理成为一种被动的接受、机械的模仿和重复，不利于养老机构的长远发展。

（二）突出多样化

目前我国的养老机构已有养老院、老年公寓、托老所、老年护理院等多种形式和公办国营、公办民营、民办公助、民办等多种承办组织体制，所以养老机构的管理模式需要结合自身结构的形式、机构承办体制、阶段性的任务来选择上述五种模式中的一种或几种，或者阶段性地尝试某种管理模式，而不是固定某种模式不变。随着社会的不断进步，人的各种需要在不断提高，养老机构需要紧跟时代步伐，积极试验新的服务模式，在多样化、分等级、优质服务、全方面配套等多方面上下功夫，以满足不断变化的社会需要。

（三）打造学习型

不论哪种管理模式都需要其在管理中体现打造学习型组织的要求，这是因为只有一个学习型组织的管理团队才富有创新性、持续性和生命力。通过大量的个人学习和团队学习，形成一种能够认识环境、适应环境，进而能够洞察环境、作用于环境的有效管理组织。也可以说是通过培养弥漫于整个组织的学习气氛，充分发挥员工的创造性思维能力而建立起来的一种有机的、高度柔性的、扁平的、符合人性的，并且能持续发展的组织。学习型组织是扁平化的，没有了圆锥形组织结构、金字塔式的棱角和等级，使得管理者与被管理者的界限变得不再过于清晰，权力分层和等级差别被弱化，使个人或部门在一定程度上有了更多相对自由的空间，可以有效地解决机构内部沟通问题。这样，通过打造学习型组织使养老机构面对市场的变化，不再是机械的和僵化的，而是真正"活"了起来、"动"了起来。

第五节　养老机构管理的政策法规

一、社会养老服务体系建设相关政策法规

2000 年，国务院办公厅转发民政部等 11 部委《关于加快实现社会福利社会化意见的通知》，提出了推进以养老为重点的社会福利社会化的指导思想、基本目标和总体要求，并从建设用地、税收、公用事业收费和费用补贴等角度制定了诸多优惠政策，为"十五"期间的老龄工作奠定了基调和指明了方向。

2005 年，民政部出台了《关于支持社会力量兴办社会福利机构的意见》，鼓励和扶持企事业单位、社会团体和个人等社会力量投资兴办养老机构。同年，民政部启动养老服务社会化示范活动，推动老年福利服务由补缺型向适度普惠型转变。

2006 年，国务院办公厅转发全国老龄委办公室和发展改革委等部门的《关于加快发展养老服务业意见的通知》，重申了加快发展养老服务业的意义，提出"发展养老服务业要按照政策引导、政府扶持、社会兴办、市场推动的原则，逐步建立和完善以居家养老为基础、社区服务为依托、机构养老为补充的服务体系"，并明确指出要大力发展社会养老服务机构，要求"地方各级人民政府和有关部门要采取积极措施，大力支持发展各类社会养老服务机构，引导和支持社会力量兴建适宜老年人集中居住、生活、学习、娱乐、健身的老年公寓、养老院、敬老院，鼓励下岗、失业等人员创办家庭养老院、托老所，开展老年护理服务，为老年人创造良好的养老环境和条件"。

2007 年，党的十七大报告做出了加快推进以改善民生为重点的社会建设、完善社会管理和实现老有所养的战略部署，为近一段时期的养老工作指明了方向。

2008 年，国家 10 部委下发了《关于全面推进居家养老服务工作的意见》，养老服务逐步形成了"以居家养老为基础，社区服务为依托，机构养老为补充"的具有中国特色的养老服务社会化的基本思路和方向。

2009 年，养老服务朝着体系化方向前进，"机构养老为补充"的政策思路被质疑，机构养老的支撑作用和对居家养老的引导及辐射作用被重视。

2011 年，国家制定和发布了《中国老龄事业发展"十二五"规划》，明确提出了机构养老成为构建今后中国养老保障体系重要支撑的思路。国家把积极发展老龄产业，增强全社会的养老服务功能，加强面向老年人的服务设施建设等内容纳入发展规划，体现了党中央、国务院对社会化养老问题、发展养老机构的高度重视。在这一时期，养老机构的发展

无论在质上还是在量上都有了进一步提升。

2013 年，正式修订实施的《中华人民共和国老年人权益保障法》为全社会更好地保障老年人的各项权益明确了新的责任和义务，也对社会养老服务体系建设提出了更高的要求。同年 9 月，国务院又下发了《关于加快养老服务业发展的若干意见》，进一步明确了国家发展养老服务业的目标、工作重点和政策措施。

党的十九大报告中提出，构建养老、孝老、敬老政策体系和社会环境，推进医养结合，加快老龄事业和产业发展。这为新时代中国特色养老事业指明了方向。2018 年 7 月 18 日，李克强总理主持召开国务院常务会议，研究决定取消养老机构设立许可，随后民政部出台《民政部办公厅关于贯彻落实国务院常务会议精神做好取消养老机构设立许可有关衔接工作的通知》，逐步推进取消养老机构设立许可。取消养老机构设立许可，对养老机构的管理从事前审批，变为事中、事后监管，未来将遵照《养老机构服务质量基本规范》《养老机构等级划分与评定》等国标进行考核，进一步提高全国养老服务的市场化、社会化、专业化程度，助推养老业迈向品质服务的 2.0 时代。

二、养老机构管理办法相关规定

2013 年 6 月 27 日民政部部务会议通过《养老机构管理办法》，对养老机构的服务内容、内部管理、监督检查、法律责任等方面做出了明确规定。

（一）服务内容

1. 养老机构按照服务协议为收住的老年人提供生活照料、康复护理、精神慰藉、文化娱乐等服务。养老机构应当提供满足老年人日常生活需求的吃饭、穿衣、如厕、洗澡、室内外活动等服务。养老机构提供的饮食应当符合卫生要求、有利于老年人营养平衡、符合民族风俗习惯。养老机构应当根据需要为老年人提供情绪疏导、心理咨询、危机干预等精神慰藉服务。养老机构应当开展适合老年人的文化、体育、娱乐活动，丰富老年人的精神文化生活。养老机构开展文化、体育、娱乐活动时，应当为老年人提供必要的安全防护措施。养老机构应当提供符合老年人居住条件的住房，并配备适合老年人安全保护要求的设施、设备及用具，定期对老年人活动场所和物品进行消毒和清洗。养老机构提供的服务应当符合养老机构基本规范等有关国家标准或者行业标准和规范。

2. 养老机构为老年人提供服务，应当与接受服务的老年人或者其代理人签订服务协议。服务协议应当载明下列事项：养老机构的名称、住所、法定代表人或者主要负责人、联系方式；老年人及其代理人和老年人指定的经常联系人的姓名、住址、身份证明、联系方式；服务内容和服务方式；收费标准以及费用支付方式；服务期限和地点；当事人的权利和义务；协议变更、解除与终止的条件；违约责任；意外伤害责任认定和争议解决方式；当事人协商一致的其他内容。服务协议示范文本由国务院民政部门另行制定。

3. 养老机构应当建立入院评估制度，做好老年人健康状况评估，并根据服务协议和老年人的生活自理能力，实施分级分类服务。养老机构应当为老年人建立健康档案，组织定期体检，做好疾病预防工作。

4. 养老机构可以通过设立医疗机构或者采取与周边医疗机构合作的方式，为老年人提供医疗服务。养老机构设立医疗机构的，应当依法取得医疗机构执业许可证，按照医疗机构管理相关法律法规进行管理。养老机构在老年人突发危重疾病时，应当及时通知代理人

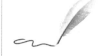

或者经常联系人并转送医疗机构救治；发现老年人为疑似传染病患者或者精神障碍患者时，应当依照传染病防治、精神卫生等相关法律法规的规定处理。

（二）内部管理

1. 养老机构应当按照国家有关规定建立健全安全、消防、卫生、财务、档案管理等规章制度，制定服务标准和工作流程，并予以公开。养老机构应当依照其登记类型、经营性质、设施设备条件、管理水平、服务质量、护理等级等因素确定服务项目的收费标准。养老机构应当在醒目位置公示各类服务项目收费标准和收费依据，并遵守国家和地方政府价格管理有关规定。

2. 养老机构应当配备与服务和运营相适应的工作人员，并依法与其签订聘用合同或者劳动合同；养老机构中从事医疗、康复、社会工作等服务的专业技术人员，应当持有关部门颁发的专业技术等级证书上岗；养老护理人员应当接受专业技能培训，经考核合格后持证上岗。养老机构应当定期组织工作人员进行职业道德教育和业务培训。

3. 养老机构应当按照国家有关规定接受、使用捐赠物资，接受志愿服务。养老机构应当实行24小时值班，做好老年人安全保障工作。养老机构应当依法履行消防安全职责，健全消防安全管理制度，实行消防工作责任制，配置、维护消防设施、器材，开展日常防火检查，定期组织灭火和应急疏散消防安全培训。养老机构应当制定突发事件应急预案。突发事件发生后，养老机构应当立即启动应急处理程序，根据突发事件应对管理职责分工向有关部门报告，并将应急处理结果报实施许可的民政部门和住所地民政部门。鼓励养老机构投保责任保险，降低机构运营风险。

4. 养老机构应当建立老年人信息档案，妥善保存相关原始资料。养老机构应当保护老年人的个人信息。养老机构应当经常听取老年人的意见和建议，发挥老年人对养老机构服务和管理的监督促进作用。

5. 养老机构因变更或者终止等原因暂停、终止服务的，应当于暂停或者终止服务60日前，向实施许可的民政部门提交老年人安置方案，方案中应当明确收住老年人的数量、安置计划及实施日期等事项，经批准后方可实施。民政部门应当自接到安置方案之日起20日内完成审核工作。民政部门应当督促养老机构实施安置方案，并及时为其妥善安置老年人提供帮助。

（三）监督检查

1. 民政部门应当按照实施许可权限，通过书面检查或者实地查验等方式对养老机构进行监督检查，并向社会公布检查结果。上级民政部门可以委托下级民政部门进行监督检查。养老机构应当于每年3月31日之前向实施许可的民政部门提交上一年度的工作报告。年度工作报告内容包括服务范围、服务质量、运营管理等情况。

2. 民政部门应当建立养老机构评估制度，定期对养老机构的人员、设施、服务、管理、信誉等情况进行综合评价。养老机构评估工作可以委托第三方实施，评估结果应当向社会公布。民政部门应当定期开展养老服务行业统计工作，养老机构应当及时准确报送相关信息。民政部门应当建立对养老机构管理的举报和投诉制度。民政部门接到举报、投诉后，应当及时核实、处理。上级民政部门应当加强对下级民政部门的指导和监督，及时纠正养老机构管理中的违规违法行为。

（四）法律责任

养老机构有下列行为之一的，由实施许可的民政部门责令改正；情节严重的，处以3万元以下的罚款；构成犯罪的，依法追究刑事责任：未与老年人或者其代理人签订服务协议，或者协议不符合规定的；未按照国家有关标准和规定开展服务的；配备人员的资格不符合规定的；向负责监督检查的民政部门隐瞒有关情况、提供虚假材料或者拒绝提供反映其活动情况真实材料的；利用养老机构的房屋、场地、设施开展与养老服务宗旨无关的活动的；歧视、侮辱、虐待或遗弃老年人以及其他侵犯老年人合法权益行为的；擅自暂停或者终止服务的；法律、法规、规章规定的其他违法行为。民政部门及其工作人员违反本办法有关规定，由上级行政机关责令改正；情节严重的，对直接负责的主管人员和其他责任人员依法给予行政处分；构成犯罪的，依法追究刑事责任。

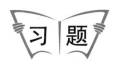

本章主要介绍了养老机构的概念、特点、地位、职能及分类，养老机构管理的概念、目标及原则，养老机构管理的内容、模式与创新，以及养老机构管理的政策法规。重点内容包括养老机构分类，养老机构管理的概念、目标、原则，以及养老机构管理的内容。难点是在养老机构管理实践工作中，如何落实养老机构管理的原则，达到养老机构管理的目标。同学们在学习时应抓住重点和难点，课后进一步收集养老机构管理的相关资料，了解国内外养老机构管理的现状与趋势，为走向工作岗位储备知识。

习题

一、选择题

【A1 型题】

1. 养老机构在我国养老服务体系中的地位

 A. 支撑   B. 基础   C. 骨干

 D. 依托   E. 补充

2. 以下选项中，属于养老机构传统职能的是

 A. 为农村"五保"和城镇"三无"等孤寡老人提供住养等照护服务

 B. 切实承担起家庭成员难以照护或无力照护的老年人的服务

 C. 满足多样化、个性化养老服务需求

 D. 为居家养老服务提供示范和支持

 E. 探索实现向社会开放并互动

3. 李太太年轻的时候移民美国，虽然身体没有疾病，但由于年迈在膳食等方面存在一定的问题。近期她准备入住养老院，那么她应该入住的养老院是

 A. 技术护理照顾型养老机构   B. 中级护理照顾型养老机构

 C. 一般照顾型养老机构   D. 高度照顾安老院

扫码"练一练"

E. 中度照顾安老院

4. 在香港，主要收养有能力保持个人卫生，但在处理有关清洁、烹饪、洗衣、购物的家居工作及其他事务方面，有一定程度困难的老年人的养老机构属于

　　A. 技术护理照顾型养老机构　　　　　B. 中级护理照顾型养老机构

　　C. 低度照顾安老院　　　　　　　　　D. 高度照顾安老院

　　E. 中度照顾安老院

5. 仍然以接待"三无"老人为首要的服务任务，同时也接收社会老人，其服务内容广泛，涉及养老服务的方方面面的养老机构是

　　A. 老年社会福利院　　　B. 护老院　　　　　C. 老年公寓

　　D. 养老院　　　　　　　E. 敬老院

6. 是指在农村乡镇、村组设置的供养"三无"老人、"五保"老人和接待社会寄养老人安度晚年的社会养老服务机构

　　A. 老年社会福利院　　　B. 护养院　　　　　C. 老年公寓

　　D. 养老院　　　　　　　E. 敬老院

7. 是指专为接待介助老人安度晚年而设置的社会养老服务机构，设有生活起居、文化娱乐、康复训练、医疗保健等多项服务设施

　　A. 托老所　　　　　　　　　　　　　B. 护养院

　　C. 老年社区服务中心　　　　　　　　D. 护老院

　　E. 敬老院

8. 养老机构的行政管理内容不包括

　　A. 养老机构规章制度管理　　　　　　B. 养老机构的会议管理

　　C. 养老机构的公文管理　　　　　　　D. 养老机构的医疗服务管理

　　E. 养老机构的印章及证件管理

9. 养老机构常见的安全问题不包括

　　A. 自杀　　　　　　　B. 跌倒后骨折　　　　C. 呛噎与窒息

　　D. 坠床　　　　　　　E. 感冒

10. 把养老机构划分为四个系统，即行政人事系统、市场经营系统、康复医护系统及财务、安全设备材料管理系统来优化管理的养老机构管理模式是

　　A. 金字塔层级管理模式　　　　　　　B. 制度化管理模式

　　C. 标准化体系管理模式　　　　　　　D. 系统化管理模式

　　E. 岗位目标责任制管理模式

11. 强调管理应该更多地调动人性的内在作用，只有这样，才能使机构健康持续地发展是指

　　A. 标准化　　　　　　B. 制度化　　　　　　C. 温情化

　　D. 多样化　　　　　　E. 打造学习型

12. 提出"发展养老服务业要按照政策引导、政府扶持、社会兴办、市场推动的原则，逐步建立和完善以居家养老为基础、社区服务为依托、机构养老为补充的服务体系"的文件是

　　A. 《关于支持社会力量兴办社会福利机构的意见》

B. 《关于加快发展养老服务业意见的通知》

C. 《关于加快实现社会福利社会化意见的通知》

D. 《关于全面推进居家养老服务工作的意见》

E. 《关于加快养老服务业发展的若干意见》

13. 养老机构因变更或者终止等原因暂停、终止服务的，应当于暂停或者终止服务多少日前，向实施许可的民政部门提交老年人安置方案，方案中应当明确收住老年人的数量、安置计划及实施日期等事项，经批准后方可实施

A. 15　　　　　　　　B. 30　　　　　　　　C. 45

D. 60　　　　　　　　E. 90

14. 养老机构应当于每年多久之前向实施许可的民政部门提交上一年度的工作报告

A. 1 月 31 日　　　　　B. 2 月 15 日　　　　　C. 3 月 31 日

D. 4 月 15 日　　　　　E. 1 月 15 日

15. 某养老机构未与老年人或者其代理人签订服务协议，可能被处以罚金

A. 25000 元　　　　　　B. 35000 元　　　　　　C. 45000 元

D. 55000 元　　　　　　E. 65000 元

二、思考题

王大爷，82 岁，汉族，大学文化，"脑中风"后卧床 1 年，经康复治疗 1 个月收效甚微，认为康复治疗劳民伤财，且作用不大，遂停止康复治疗。老人现瘫痪在床，能与人正常交流，吞咽功能正常，但无法自主翻身，大小便失禁，吃饭、穿衣、洗漱等日常生活活动均需要家人帮助。老人近日骶尾部皮肤出现破溃，皮肤表浅溃疡，基底红，表面有少量渗液，无臭味。王大爷为事业单位退休职工，丧偶，育有一儿二女，子女均有稳定收入且孝顺，但忙于工作均无法照顾老人，于是为父亲请了一名家政服务员在家中照护。经过一段时间的照护，老人骶尾部皮肤发生破损，子女认为家政服务员不够专业，想让父亲入住养老机构并征得老人同意。老人儿子家附近有一所日间照料中心，不仅收费便宜，子女探望也较方便；离儿子家 5 公里处，有一家大型养老机构，且有配套的康复医院，收费较日间照料中心贵，子女需乘车探望；后来儿子发现附近有老年公寓、护老院、护养院、老年福利院等养老设施。究竟送父亲去哪一个养老院，子女们一时下不了决心。

请问：

1. 我国养老机构有哪些类型，有何区别？

2. 请为王大爷选择一个合适的养老机构？

3. 作为王大爷入住养老机构的管理者，需要掌握什么样的知识和技能？

（谭　睿）

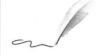

第十章　老年人的临终护理

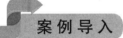

1. **掌握**　临终关怀的概念和伦理要求；死亡教育的概念；临终老年人的生理反应及护理；临终老年人的心理反应及护理。

2. **熟悉**　死亡教育的目的和意义；生前预嘱的概念；临终老年人家属和丧亲者的护理。

3. **了解**　临终关怀的发展；生前预嘱的发展。

4. 学会给临终老年人及其家属提供死亡教育、临终关怀和临终护理的基本能力。

5. 具有尊重生命、理解患者及家属诉求的人文精神。

现代物质生活水平的提高，人均寿命延长，生活质量提高，然而，对于一个人的生命最终阶段——临终期的照护质量却依然没得到提高。对每个人而言，生和死都非常重要，究竟要怎样去面对死亡，现今社会中大多数人都会感到茫然无措。

案例导入

一位80岁的王爷爷因肺癌晚期转移，医生建议转入临终关怀病房，行生命支持治疗。王爷爷还不知情，家属也很悲痛，你作为此病区的一名护士，

请问：

1. 实施临终关怀中注意哪些原则？

2. 如何对家属实施关怀和支持？

第一节　概　述

临终关怀是近代医学领域中新兴的一门边缘性交叉学科，是社会文明发展到一定阶段的必然产物。它是一种照顾方案，以照料为中心，通常指由医生、护士、心理师、社工和义工等

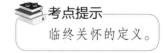

考点提示
临终关怀的定义。

多方人员组成的团队，对无救治希望、存活期限不超过3～6个月的临终患者及其家属提供缓和性和支持性的照顾，以减轻其疾病的症状、延缓疾病发展。由于临终关怀必然要涉及各种症状的姑息治疗，所以在肿瘤科领域它和姑息治疗往往是同义语。

一、临终关怀的发展及现状

临终关怀（Hospice）始于英国的圣克里斯多费医院。20世纪50年代，英国护士桑德斯（Cicell Saunders）在她长期从事的晚期肿瘤医院中，目睹垂危患者的痛苦，决心改变这

一状况。1967 年她创办了世界著名的临终关怀机构（ST. Christophers Hospice），使垂危患者在人生旅途的最后一段过程得到需要满足和舒适照顾，"点燃了临终关怀运动的灯塔"。此后，世界上许多国家和地区开展了临终关怀服务实践和理论研究，20 世纪 70 年代后期，临终关怀传入美国，80 年代后期被引入中国。Hospice 曾被译为"济病院"或"死亡医院"。Hospice Care 则被译为"安息护理"或"终末护理"等。香港的学者称为"善终服务"，在台湾被称为"安宁照顾"。

在我国 1988 年天津医学院临终关怀研究中心的建立。1988 年 7 月 15 日，美籍华人黄天中博士与天津医学院合作，共同创建了中国第一个临终关怀研究机构——天津医学院临终关怀研究中心，标志着中国已跻身于世界临终关怀研究与实践的行列。后来，上海、北京、安徽、西安、宁夏、成都、浙江、广州等地也相继建立了临终关怀医院、病区或护理院。1990 年 10 月，该中心筹建了临终关怀病房，开始收治患者。该病房接待了来自全国各省、市、自治区的参观学习者上千名，以及来自美国、英国、日本、爱尔兰、加拿大、澳大利亚等国家的专家、学者，受到普遍的赞扬和肯定。通过召开学术会议、讲座、培训班等，培养了几千名从事临终医疗、护理、心理等工作的人，促成了临终关怀事业队伍在中国的形成和发展。至今，中国临终关怀事业的发展虽然只有短短九年的历程，但已取得了令人注目的进展。大体经历了三个发展阶段，即理论引进研究起步阶段、宣传普及和专业培训阶段以及学术研究和临床实践全面发展阶段。

以加拿大、英国、美国为首的发达国家经过 30 多年的发展，已构建了较为完善的临终关怀护理服务体系，并形成了大量理论和实践成果，涉及医疗、护理、教育、伦理、心理、组织模式、经济来源等多个方面，其研究重点在于调查临终者及医务工作者对临终关怀的态度、通过护理干预改善临终者的生命质量等。同时将研究兴趣延伸到医患和护患沟通技巧、死亡教育、伦理和道德问题、临终关怀护理人员的职责和角色、丧亲支持等方面。临终关怀服务对象已由成人扩大到儿童；研究的疾病由肿瘤延伸到心脏、呼吸、消化、神经血管、等其他严重慢性病、丧亲支持等方面。然而，我国临终关怀研究发展还很缓慢，临终关怀服务的开展及服务内容还跟不上社会的发展需求，导致我国临终关怀发展迟缓的主要因素有传统的死亡观、伦理道德观的束缚，传统医学理念，实施临终关怀的相关政策及管理机制的不完善，专业护理人员的缺乏，临终关怀机构数量不足等。

二、老年人临终关怀的意义

随着人类社会文明的进步，人们对生命的生存质量和死亡质量提出了更高的要求，拥有死亡权才是拥有完整的生命权，临终关怀符合人类追求高生命质量的客观要求。临终关怀不追求猛烈的、可能给患者增添痛苦的或无意义的治疗，但要求医务人员以熟练的业务和良好的服务来控制患者的症状。像迎接新生命、翻开人生历程的第一页一样，老年人的临终关怀是合上人生历程的最后一页，画上一个完美的句号。因此，让患者在死亡时获得安宁、平静、舒适，让家属在患者死亡后没有留下任何遗憾和阴影。对老年人实施临终关怀，正是为让患者尊严、舒适到达人生彼岸而开展的一项社会公共事业，它是社会文明的标志。医护人员作为具体实施者，充分体现了以提高生命价值和生命质量为服务宗旨的高尚医护职业道德，核心内容就是尊重患者的价值，包括生命价值和人格尊严。用科学的心理关怀方法、高超精湛的临床护理手段，以及姑息、支持疗法最大限度地帮助患者减轻躯体和精神上的痛苦，提高生命质量，平静地走完生命的最后阶段。

临终关怀将直接带来"五赢"局面。首赢是国家。据原卫生部资料：一个人一生健康投入的 80% 用于生命的最后一个月，即临终救护占据我国医疗支出的最大份额。而在美国，在生命的最后一年，实行临终关怀者比没有施用者少用 2737 美元，在最后一个月少花费 3192 美元。可以推知，我国如果推广临终关怀，必能节省巨额医疗开支、减少医疗浪费。其次为医院。临终关怀的开展有助于有限的医疗资源充分发挥效用，缓解医疗资源和社会需求之间的落差。第三为医护人员。可以减少大量的无望救治案例，有利于树立和维护医生的职业信心，减少医患矛盾。第四为临终患者。临终患者可以自主安排最后时日，避免破坏性的延命救治。最后受益是家属。临终关怀机构与团队的介入，不仅弥补了现代家庭护理人员短缺且不专业的问题，而且避免无效使用费用高昂的仪器设备，有效地缓解患者家庭的经济压力。并且，丧亲者经由全程的专业帮助，可有效降低悲伤反应，尽快恢复正常的工作与生活，大大减少对社会的隐性损失。

三、临终关怀的组织形式

当前国际临终关怀机构的组织类型有：①独立的临终关怀院；②医院附设临终关怀病房；③居家式临终关怀，临终患者在家中接受专职临终关怀人员照顾；④癌症患者俱乐部。由于专门的临终关怀机构设施条件要求较高，在我国目前还难以普及性开展，可先在医院设置临终关怀病房。同时，应动员社会力量参与，吸引慈善机构以及企业各界人士的捐助等。此外，还应探讨临终关怀机构的管理体制、临终关怀工作人员的能力培训。

四、临终关怀中的护士角色

随着我国人口结构老龄化的发展趋势，我国将成为最大的老龄化国家，而老年人群的发病率很高，是临终关怀与护理的主要对象。另外，现代家庭规模与职能的缩小，家庭居住模式的改变，尤其是在城市，临终之际迫切需要临终关怀与护理。护士作为临终关怀的主体，在患者疾病晚期该充当怎样的角色？如何陪伴患者平静度过人生的最后时刻？

（一）疼痛的治疗者

老年临终关怀的患者一般都是肿瘤晚期的患者，对于这部分患者，癌症疼痛是非常普遍的，约 70% 以上的患者会遭受中至重度疼痛。疼痛可以改变患者的情绪及心理状态，加重患者对死亡的恐惧和绝望，恶化病情。因此，解决疼痛问题对于老年临终患者的生活质量影响很大。作为护士，减轻患者疼痛，显得至关重要。可根据疼痛程度，合理采取三阶梯止痛法，也可以使用物理疗法或放松法等。

（二）心理的支持者

老年临终患者，心理表现不一，有的人豁达，接受死亡；有的人则情绪消沉、抑郁、不思茶饭，有时还会乱发脾气。家属的表现也不尽相同，但多为悲痛、无法接受，容易和医护人员产生矛盾纠纷，并且家属的情绪也会感染到患者。因此，护士应成为患者和家属的心理支持者，主动深入病房，与患者交谈，解答疑惑，鼓励、安慰患者及家属，尽可能满足其需求，注意讲话的方式和技巧。在工作中，护士还应做有心人，细心观察他们的行为、表情、神态等非语言行为，鼓励患者与疾病做斗争，增强生活的信心。允许临终患者表达悲伤，尽力安抚和帮助他们，允许家属陪伴，多一些心理的支持者，并给患者和家属进行死亡教育，了解死亡是人生的客观规律，使其逐渐接受临终这一事实。

（三）生命的守护者

老年临终患者，长期卧床，活动限制，患者常常自觉形象受损，缺乏自尊，自暴自弃。护士在工作中，要密切观察患者，采取积极的态度对待患者，应给予提供舒适、安静、整洁的病室环境，清洗身体，维持舒适的体位，按时翻身、拍背，注意便后清洁局部皮肤，保持床褥干净平整等。对患者的点滴病情变化应给予高度的重视，采取积极的治疗措施，以解除患者的焦虑和不安全感。为患者提供一种身心及社会需求的全面关怀，缓和临终患者对死亡的恐惧、焦虑和生理上的各类痛苦，使之能从容地面对死亡，至死保持人的尊严。

五、临终关怀的伦理道德要求

对老年临终患者实施临终关怀，是尊重患者的生存权利，以提高其生活质量的为目的，而不是仅仅延长生存时间的生理护理，体现了医护工作者崇高的人道主义精神。这与一般护理以促进疾病恢复是不同的。其次，临终关怀的护理对象较为特殊，是处在临终期的患者。不以生理护理为主，而是侧重于心理、社会方面的护理。除了具备过硬的专业素质，更要在伦理职业道德方面严格要求。

要有人道主义精神。临终患者生命即将终结，生活难以自理，由于疾病折磨及面对死亡的心理压力，对人、事或周围环境变化的反应较淡漠，特别是昏迷患者，需要护理人员具有不怕脏、不怕臭、不怕麻烦的敬业精神和无私奉献的精神，尊重患者的人格，不能因为其已失去知觉而对其怠慢。通过细心、严密地观察，才能发现患者的病情变化、心理变化及遗愿要求。因此，临终关怀对护士人道性和责任感有着更为强烈的要求，体现在"慎独"的职业品格和在护理关怀的自觉行动中。

受传统观念影响，人们对死亡的看法始终采取否定、蒙蔽的负面态度，甚至忌讳在言语中提及。而科学的死亡观，实际上就是为死亡寻求心理适应，良好的心理适应对临终患者及其家属度过这段时期都十分重要。因此，作为临终关怀主体的护士，首先要彻底更新观念，树立正确的生死观，并用正确的生死观影响患者，宣传死亡教育。死亡教育是实施临终关怀的一项重要内容，使患者及家属逐步接受积极的死亡观念，帮助患者克服对死亡的恐惧，适应病情恶化，缩短悲痛过程，减轻悲痛程度。

其次，临终患者心理极为敏感复杂，对人格及尊严倍加珍视，对护士的一言一行更为注目。因此，护士应做到语言美、仪表美，给临终患者更多、更细致的关怀。

第二节　死亡教育

一、死亡教育

死亡教育就是要帮助人们正确面对自我之死和他人之死，理解生与死是人类自然生命历程的必然组成部分，从而树立科学、合理、健康的死亡观；消除人们对死亡的恐惧、焦虑等心理现象，教育人们坦然面对死亡。死亡教育也是破除迷信和提高公民素养的教育，是社会精神文明发展的需要，也是人生观教育的组成部分。

（一）概念

关于死亡教育的定义，美国学者主要有以下几种代表性的观点。

1. Bensley 认为　死亡教育是一个探讨生死关系的教学历程，这个历程包含了文化、宗教对死亡及濒死的看法与态度，希望借着对死亡课题的讨论，使学习者更加珍惜生命、欣赏生命，并将这种态度反映在日常生活中。

2. Kurlychek 认为 死亡教育可以被定义为一个促进人们意识到死亡在生命中所扮演的角色，并提供课程结构以协助学生检视死亡的真实性，而将之统整于生命中的历程。

3. Levito 认为 死亡教育是一个将有关死亡的知识及其应用传递给人们及社会的发展历程。

4. Wassetal 认为 死亡教育是以教导死亡这个课题为主题的正式教学或教学团体，包括了教学目标、课程内容、教学方法以及教学评价。除了正式教学之外，也广义地包含非正式的、非直接的、偶发的、自然的、定期与不定期的与死亡相关的教学。

5. Fruehling 认为 死亡教育从不同层面，如心理学、精神、经济、法律等，增进人们对死亡的意识。死亡教育也是预防教学，以减少各式各样因死亡而引发的问题，并进一步增进人们对生命的欣赏。

6. Gibsonetal 认为 死亡教育是指探讨有关于死亡及濒死的因素及其与生存的关系之不断持续的过程。

7. Glass&Trent 认为 死亡教育也探讨人们之间的人际关系以及人与世界之间的关系；死亡教育帮助人们深入思考这些问题，增进生命及人际关系的品质。

8. Corretal 认为 死亡教育是有关死亡、濒死与丧恸的教育。

（二）死亡教育的目的和意义

1. 死亡教育的目的

（1）引导人们对生死进行思考 理解死亡是不可抗拒的自然规律，从而树立科学、合理、健康的死亡观。

（2）正确地认识死亡 使人们正确地认识死亡的各种表象、情境和反应。

（3）消除恐惧 消除人们对死亡的恐惧、焦虑等心理现象，教育人们坦然面对死亡。

（4）思索死亡问题 学习和探讨死亡的心理过程以及死亡对人们的心理影响，为处理自我之死、亲人之死做好心理上的准备。

（5）懂得尊重、维护和不伤害他人的生命 了解死亡的原因、预防与延缓死亡的措施。

（6）勇敢地正视生老病死的问题 加深人们对死亡的深刻认识，使更多的人认识到人生包括优生、优活、优死三大阶段，并将这种认识转化为珍惜生命的意识。

2. 死亡教育的意义 目前，我国已进入老年型社会，人口老龄化问题已经引起社会的广泛关注。对死亡及濒死的正确认识和调试，以及充分认识生命的本质是非常必要的。工作丧失、生理功能减退和社会关系的变化均使得老年人承受着沉重的心理负担，很多老年人感受不到生活的意义。死亡教育不仅让人们懂得如何活得健康、活得有价值，而且还要死得有尊严，认识到死亡是不可抗拒的自然规律。它既强化人们的权利意识，又有利于促进医学科学的发展，让人们学会调适不健康、趋向死亡的心理，重新认识生命的意义，可从容地面对死亡。

在我国，死亡教育极度缺乏，随着我国人均寿命不断增长，如何面对疾病与死亡变得越来越重要，然而在我国的传统认知里，死亡是个"不吉利"的话题。无论文化上还是制度上都存在空白，学校也缺乏关于死亡或者生命教育的课程。因此，在我国开展死亡教育势在必行。

二、生前预嘱

（一）生前预嘱的概念

生前预嘱（Living will）是指人们事先，也就是在健康或意识清楚时签署的，说明在不可治愈的伤病末期或临终时要或不要哪种医疗护理的指示文件。一个走到生命尽头的人，不能安详离去，大多要忍受心脏按压、气管插管、心脏电击以及心内注射等急救措施。即使急救成功，往往也不能真正摆脱死亡，很可能要依赖生命支持系统维持毫无质量的植物状态。生前预嘱在许多国家和地区正在帮助人们摆脱这种困境。

"生前预嘱"通常是一份表格化文件，当事人对列出的内容进行选择，既可以说明自己不要什么，如临终时的心肺复苏、气管插管；也可以说明自己要什么，如充分止痛、舒适等。一份在美国被广泛使用，名为《五个愿望》（five wishes）的"生前预嘱"，分别是①我要或不要什么医疗服务；②我希望使用或不希望使用生命支持治疗；③我希望别人怎么对待我；④我想让我的家人或朋友知道什么；⑤我希望谁帮助我。里面甚至列出了更加详细的内容，如我希望我的嘴唇和口腔一直保持湿润；我希望定期温水沐浴，所有时间里身体都保持洁净无气味；我希望能得到个人护理，如修胡须、剪指甲、理发和刷牙，直到它们会引起我的疼痛和其他不适；我希望尽可能有人陪伴，当死亡来临时要有人和我在一起；我希望尽可能有人拉着我的手和我说话，尽管我可能看不见、听不见，也不能感受到任何接触；我希望被和善、快乐地而不是被悲伤地护理；我希望家人和朋友对于我的死亡有困扰的话接受心理咨询，希望对我的记忆能给他们享受而不是遗憾……

（二）生前预嘱的发展

1976 年 8 月，美国首先通过了"自然死亡法案"，允许患者依照自己意愿不使用生命支持系统自然死亡。此后 20 年间，"生前预嘱"扩展到几乎全美及加拿大。1990 年，美国危重症医学会和胸科学会先后发表了两个标志性文件：一是当 ICU 医生确认无治时，应当允许停止全部治疗；二是患者和患者的代理人有权决定是否治疗。这项法律还规定，"生前预嘱"必须至少有两位成人签署见证，这两个人不能是患者的亲属和配偶，也不能是患者的遗产继承人或直接负担患者医疗费用的人。中国台湾在 2000 年 5 月通过了《安宁缓和医疗条例》，允许患者在疾病终末期拒绝心肺复苏。2004 年中国香港做出保留现有法律并以非立法的方式推广"预前指示"概念的结论，同时提出了在香港地区建议使用的"预前指示"表格。

2013 年，一批由政府工作人员、医学界和学术界人士组成的志愿者在北京创建了首家倡导"尊严死"的公益网站，向公众普及和推广使用"生前预嘱"，建议人们在疾病和生命的终末期、在健康或意识还清楚时签署一项文件说明，一旦身处不可治愈的病痛末期或临终时，放弃使用那些只是在延长死亡过程而生存毫无质量的生命支持治疗，比如人工呼吸器、心肺复苏术或喂食机器等，让生命自然逝去。尊严死指在不可治愈的伤病末期，放弃抢救和不使用生命支持系统。让死亡既不提前，也不拖后，而是自然来临。在这个过程中，应最大限度尊重、符合并实现本人意愿，尽量有尊严地告别人生。

面对"生前预嘱"对临终者提供的各种可能性，一种被称为"缓和医疗"（palliative care/palliative medicine）的医疗模式被应用。1990 年世界卫生组织（WHO）提出的"缓和医疗"原则：①重视生命并承认死亡是一种正常过程。②既不加速，也不延后死亡。③提供解除临终痛苦和不适的办法。许多人认为，签署生前预嘱和实施缓和医疗完全改变了他们对死亡的想象，甚至改变了他们对生命的看法。他们不仅能在事先对自己履行最后的责任，更能在病重和临终时得到善良的对待。他们不仅能要求缓解身体的痛苦，更能在精神上得到极大的安慰。他们在生命尽头感受到了爱与关怀，感受到个人的意愿被尊重，他们的亲人也因此更能面对他们的死亡。

第三节　老年人的临终护理

一、临终护理的概念

临终，即濒死，指患者已接受治疗性和姑息性治疗后，虽然意识清楚，但病情加速恶化，各种迹象显示生命即将终结。因此，濒死是生命活动的最后阶段。临终护理是对临终患者提供全面的、积极地综合护理。

二、临终老年人的心理反应及护理

（一）临终老年人的心理特征

美籍精神病学家伊丽莎白－库乐－罗斯（Kuble.Ross）博士在其著作《On Death and Dying》一书中提出临终患者五个心理阶段：否认期、愤怒期、协议期、犹豫期和接受期，被公认为是现代临终关怀运动中最权威、最准确剖析临终心理特征的学说。

1. 否认期　表现为患者否认自己患有不治之症，即将面临死亡，会采取各种方式试图证实诊断是错误的。否认是患者为了暂时逃避现实的压力所采取的心理应对方法，护士应多与患者坦诚沟通，尊重其反应，不要急于揭穿其防御心理，也不要对他撒谎。护理中要采取理解、同情的态度，认真倾听其感受，对患者家属给予支持，使之理解患者的行为。

2. 愤怒期　表现为患者经常抱怨、挑剔甚至斥责医护人员与家属。护士应让家属明白愤怒是患者心理调适的反应，要理解患者是源于害怕和无助，为患者提供表达愤怒的机会，宣泄情绪。护理中应尽量满足其合理需要，善于倾听，不因患者愤怒而采取任何个人攻击行为。

3. 协议期　表现为患者承认自己已患不治之症的事实，对自己的病情抱有希望，配合治疗和护理。护士应主动关心患者，鼓励其说出内心的感受，让患者配合用药以减轻痛苦。同时，应注意观察患者的反应。

4. 抑郁期　表现为患者悲伤、失落，甚至有轻生的念头。护士应给予患者忧伤、哭泣和表达情绪的机会，尽可能满足患者的各种需求，鼓励家属多陪伴，加强安全保护。

5. 接受期　表现为患者已能面对死亡，平静与接纳。护士应允许患者冷静、安静和孤立，为患者提一个安静、舒适的环境。不必强求和他人有互动行为，家属多陪伴患者，给予适当的支持。

上述五期变化因个体差异并非绝对前后相继，五个阶段可能重合，可能提前或推后，也可能只停留在某一个阶段。

（二）临终老年人心理护理的基本要求

在护理临终老年人过程中，护士的言语、表情及动作都会影响到患者的心理状态，因此，需注意以下方面。

1. 表情温柔自然 亲切自然的表情常常能使患者感到内心安宁放松，相反，紧张慌乱的神态会使患者感到不安。尤其是眼神可传神，安详、镇定的眼神会使患者感受到被重视、被关怀，增加面对死亡的勇气；惊恐、躲闪的眼神，会使患者陷入慌乱、猜疑。

2. 语言诚恳真挚 语言是一门艺术，对临终老年人，不同年龄、职业，以及处于不同心理状态等都不同，语调应亲切柔和，恳切真挚，语速稳健和缓，并配合非语言交流的方式，如抚摸等，使患者在生命最后处于被关怀、体贴，得到安宁。其次，濒死者进入死亡阶段后视物模糊，语言困难，但听觉还存在，护理人员在床边既不能窃窃私语，以免增加患者猜疑、焦虑；也不能毫无顾忌讨论病情，防止患者受到意外刺激。

3. 动作轻柔舒适 对临终老年人实施护理操作时，动作要轻柔、敏捷、稳妥，准确，尽量减少操作不适感，如人工呼吸机等各种抢救设备的噪声，尽量维持一个舒适安宁的物理空间和心理状态。

三、临终老年人的生理反应及护理

了解临终老年人的生理，并尽可能协助患者满足各种生理需要，控制症状，使其处于舒适状态，提高临终生活质量是临终护理工作一个重要目标。

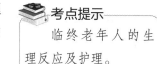

考点提示

临终老年人的生理反应及护理。

（一）疼痛

疼痛是临终老年人尤其是癌症患者最普遍的症状，疼痛不仅影响患者生活、活动，还可使患者和家属感到焦虑、沮丧，失去坚持治疗的动力和信心，因此控制疼痛是症状控制的重点，护理人员这一阶段的首要责任是帮助患者解除疼痛造成的生理上和心理上的痛苦。在药物治疗、物理治疗同时，还可应用心理学方法缓解疼痛。

1. 疼痛 观察疼痛产生的原因多种多样，大多是患者体内器质性病变所致，也有因化疗、放疗反应及情绪变化导致的，同时，疼痛也是一种主观感觉，不同人对疼痛的反应也不同，再加上老年人敏感性降低，因此医护人员需认真观察患者每次疼痛发作的时间、部位、程度、性质，分析影响因素，可缓解的药物及方法，并评估疼痛程度填写疼痛评估表，根据疼痛程度给予相应的处理。目前临床止疼用药普遍按照 WHO 所建议的三步阶梯止痛法，一阶是指轻度疼痛，给予非甾体类抗炎药加减辅助镇痛药，二阶是中度疼痛，给予弱阿片类加减非甾体类抗炎药和辅助镇痛药，三阶是重度疼痛，给予阿片类加减非甾体类抗炎药和辅助镇痛药。临床上常用数字分级法、主诉疼痛程度分级法和面部表情分级法来评估疼痛。

（1）数字分级法（NRS） 数字分级法用 0 ~ 10 代表不同程度的疼痛，0 为无痛，10 为剧痛。疼痛程度分级标准：0，无痛；1 - 3，轻度疼痛；4 - 6，中度疼痛；7 - 10，重度疼痛。

（2）主诉疼痛的程度分级法（VRS 法） 0 级：无疼痛。I 级（轻度）：有疼痛但可忍受，生活正常，睡眠无干扰。Ⅱ级（中度）：疼痛明显，不能忍受，要求服用镇痛药物，睡眠受干扰。Ⅲ级（重度）：疼痛剧烈，不能忍受，需用镇痛药物，睡眠受严重干扰可伴自主神经紊乱或被动体位。

（3）面部表情分级法 使用从快乐到悲伤及哭泣的 6 个不同表现的面容，让患者选择一张最能表达其疼痛的脸谱（图 10 - 1）。评估方法简单、直观、形象，易于掌握，特别适

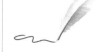

用于急性疼痛者、老年人、小儿、文化程度较低者、能力表达丧失者及认知功能障碍者。

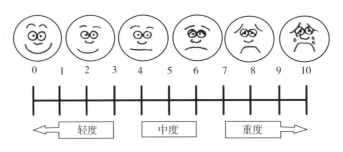

图 10 - 1　Wong - Baker 面部表情分级法

对于临终患者的疼痛管理，护士要尽量控制疼痛，不允许患者在疼痛中死去，对疼痛、呕吐、呼吸困难、便秘、胀气等其他躯体症状的控制，应及时和有效解除。如给予足量的，有效的镇痛药，而不是限制应用。并且将能采取控制症状的措施告知患者和亲属，当患者一开始遭受痛苦，就积极主动运用各种方法控制或减轻痛苦，而不是被动排解。尽可能满足和了却患者最后的心愿，不限制家属和亲朋的探视，用亲情和友情稳定情绪，减轻临终者痛苦。

常用的非药物控制有：①放松疗法：通过体位的调整或按摩使机体充分松弛，降低肌肉紧张度，减缓疲劳和焦虑，有助于睡眠和使镇痛药更好地发挥作用。②音乐疗法：音乐疗法具有镇静，缓解疼痛，减轻悲伤情绪，增强生活信心等作用。③催眠意象疗法：通过专业人员实施催眠疗法，可放松神经和肌肉疼痛，减轻药物副作用。④针灸疗法：根据疼痛的部位，采用不同的穴位针灸，减轻疼痛。不论采用任何疗法，一定要根据临终患者的病情，以确保患者安全和人格尊严为原则。能用非药物控制方法达到治疗目的时，尽量不用药物或侵入性操作，以免给患者带来新的知觉、运动障碍以及精神、躯体的痛苦。另外，在制定疼痛控制方案的实施中要履行知情同意的伦理守则。

（二）临终老年人主要的系统改变

1. 循环系统的变化　临终老年人循环系统功能减退，每博量减少，脉搏由快到微弱而不规则，心音低弱，血压下降，周围血管开始收缩，皮肤苍白、湿冷，口唇、指甲为灰白或青紫色，四肢逐渐发硬，出现向中央发展的瘀血斑点。

2. 呼吸系统的变化　临终老年人由于呼吸中枢麻痹，呼吸肌收缩力降低，致使分泌物在支气管中滞留，出现呼吸困难，打鼾声、痰鸣或鼻翼扇动，呼吸由快变慢，由深变浅，出现潮式呼吸、点头样呼吸等。

3. 消化与泌尿系统变化　临终老年人胃肠蠕动逐渐减弱，气体容易积聚于胃肠，出现呃逆、恶心、呕吐、腹胀现象，有时还有大小便失禁或便秘、尿潴留、粪便嵌塞等症状。

4. 运动系统改变　临终老年人肌肉逐渐失去张力，可出现仰卧时全身软瘫，眼球内陷，上眼睑下垂，吞咽困难等。

5. 感知觉及语言改变　临终老年人常常面容消瘦，面色呈铅灰色，鼻翼扇动，双眼半睁，眼神呆滞，瞳孔固定，对光反射迟钝，称为希氏面容。患者语言逐渐困难，表达混乱，视觉逐渐减退，开始只能视近物，以后只存光感，最后什么也看不见。但听力最后消失。

6. 神经系统改变　临终老年人的病变若侵及或影响中枢神经系统，则会出现意识模糊，直至瞳孔对光反射、吞咽反射完全消失，一般临终前意识状态可以分为三期：①昏睡：对周围事物无反应，强刺激可暂时苏醒，随即又转入睡眠状态；②木僵：是一种可唤醒的无意识状态，对周围事物无反应；③昏迷：意识完全丧失，呼唤和其他刺激均能使患者醒转。

（三）临终老年人各系统症状护理

1. 循环系统护理 ①密切观察患者生命体征、末梢循环及尿量的变化，并及时做好记录。②注意保持患者体温，加强保暖，必要时应用热水袋或加温毯。③做好抢救药品和器材的准备。

2. 呼吸系统护理 ①保持病室内空气新鲜，及时通风换气。②病情允许时可适当半卧位或抬高头与肩，以改善呼吸困难。③保持呼吸道通畅：痰液堵塞，呼吸困难是临终患者的常见症状，床旁提前备好吸引管，及时吸出痰液和口腔分泌液。④意识不清醒的患者应采取仰卧位，头偏向一侧或侧卧位，防止呼吸道分泌物误吸入气管引起窒息或肺部并发症。⑤给氧：根据临终患者呼吸困难程度，及时给予吸氧。

3. 消化系统护理 ①口腔护理：协助患者做好口腔清洁，防止口腔感染，口唇干裂者可涂液状石蜡，也可用湿棉签湿润口唇，有口腔溃疡或真菌感染者酌情局部用药。②营养支持：临终患者缺乏食欲，为保证其营养，应充分了解患者饮食习惯，尽量满足患者的饮食要求和营养需求。③如患者有恶心感，进餐前可给予止吐药或助消化药、给予流食或半流食，必要时采用人工方法，如全胃肠外营养等，以补充足够热量的均衡营养物及水分。

4. 泌尿系统护理 尿潴留者可留置导尿管，便秘者可给予灌肠或其他通便措施，大小便失禁者做好会阴部皮肤清洁护理，或使用保护器具，减轻患者躯体及精神上的痛苦。

5. 皮肤护理 临终患者肌肉无张力，加之大多长期卧床，或因躯体疼痛而长期被迫采取某一种卧位，极易导致压疮发生，护士应帮助患者维持舒适的姿势，勤翻身，经常按摩受压和骨突处。及时更换潮湿的被褥并给予患者温热水擦浴。

6. 感官的护理 ①病室环境：做到舒适、安静、整洁，光线照明适当，避免临终患者因视物模糊而产生的恐惧心理。②眼部护理：及时用湿纱布拭去患者眼部的分泌物，如患者眼睑不能闭合，可涂金霉素、红霉素眼膏或用凡士林纱布覆盖双眼，以保护角膜，防止角膜因干燥而发生溃疡或结膜炎。

四、对临终老年人家属及丧亲者的护理

在老年人临终阶段及死亡后，对其家属的关怀服务是临终关怀的重要组成部分。家属在整个临终阶段尤其是丧亲后也经历着痛苦的感情折磨，需要护士的安抚和关怀。因此，给予临终患者家属心理支持，鼓励他们，是护士的职责之一。

（一）临终老年人家属的心理特征及心理支持

1. 临终老年人家属的心理特征 作为临终患者的家属，他们既痛苦又辛苦。一方面要日夜照顾患者，体力上、经济上极度消耗；另一方面，要克制自己悲哀无助的情绪，给予患者精神的支持。消耗大量精力，忍受种种不良因素的刺激，临终患者家属常常表现出相似的悲痛心理特征。

（1）震惊和否认 当家属得知亲人患绝症或病情无法医治后，会十分震惊，不知所措，难以接受既成的事实，不相信这样的结果，于是求医心切，试图否定医生的诊断和预测。

（2）悲痛欲绝 直至诊断确定，才真正意识到相依为命的亲人要不久离自己而去，无法接受，悲痛欲绝。特别是当亲人承受着剧烈的、持续的，以及各种治疗后的痛苦反应，

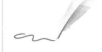

病情也每况愈下时，更是痛不欲生。

（3）愤怒怨恨　虽然很痛苦，但又不能在患者面前表现出悲伤情绪，还要强打精神安慰患者，家属因此怨恨自己无能，看到周围的人和家庭，觉得命运不公平，心生怨恨。

（4）委曲求全　长期受疾病折磨的患者，其心理状态亦常发生变化，有些患者以自我为中心，对家属百般挑剔，无端指责，无故发怒，家属常深感委屈，又不愿意倾诉出来，担心加速病情恶化，故只能默默承受。

（5）恐惧不安　由于缺乏知识，常同患者接触的亲属们害怕患者的疾病会传染或遗传，因此，他们心怀恐惧与担忧；另一方面，患者亲属常因想到即将到来的与亲人的生离死别，家庭不再团圆美满，可能会因此带来负面影响而产生恐惧不安的心理。

（6）忧虑与烦恼　临终患者家庭中，赡养家庭的重担完全落在亲属身上，原本正常的生活秩序，因治愈无望，家属常会感到巨大的压力，焦灼忧虑。但这种情况因不同的家庭结构、经济状况、自身因素，表现不一。

（7）对医护人员寄予厚望　临终患者家属很愿意与医护人员交谈，获得知识、方法，以及心理安慰。也希望医护人员能尽量多与患者谈心，以解除患者恐惧、忧虑、悲观绝望等心理问题，使患者从绝望中看到一线光明，从而增强治疗的信心，同时更迫切地希望患者的疾病能尽快得到攻克。

2. 临终患者家属的心理支持　上述临终患者家属的种种心理特征，必将影响他们的身体健康、工作、学习和生活。所以，作为医护人员对临终患者家属亦应给予同情、理解和帮助，同时应指导患者家属正确面对现实，促进其心理适应。如适当为家属提供与患者单独相处的时间和环境。让家属正确了解患者的病情进展及预后情况。与家属共同讨论患者的身心状况变化，制订相应的护理计划，争取家属参与对患者的护理过程。为家属提供有关临终护理知识与方法，使他们了解临终患者的身心变化特点，减少焦虑，使其在照料亲人的过程中获得心理慰藉。鼓励和倾听家属诉说自己内心的种种感受，指导他们在患者面前正确交流。给家属出谋划策，让其调动患者的社会关系，如亲朋好友、同事等，为家属分忧，排解情绪，解决他们的实际困难，维持家庭生活的完整性。

（二）丧亲者的心理反应及护理

丧亲者（the bereaved）通常称为死者家属，主要指失去父母等直系亲属。失去最亲近的亲人是一个重大的生活事件，也是最强的应激事件，直接影响丧亲者的身心健康。

1. 丧亲者的心理反应　悲伤是丧亲者心理的必然反应，丧亲者因社会背景、宗教信仰、对丧亲事件的承受和适应能力等的不同而产生不同的悲伤反应。很多学者认为悲伤是一个进行性的适应过程，了解悲伤的过程，识别悲伤常见的行为表现，有助于护士帮助丧亲者达到心理适应。

通常可将之分为如下阶段。

（1）震惊与怀疑　起始于死亡时，通常会持续到丧亲后的几周里。不管死亡是否是预料之中的，丧亲者的反应依然是震惊、麻木和怀疑。会有不真实的感觉，但丧事办理后，这种不真实和麻木的感觉会转变成痛苦和分离的感觉。丧亲者可能会出现一些身体症状，如全身无力、发抖喉咙部有紧迫感、出汗、冷湿的感觉，厌食或感觉精疲力竭。有的丧亲者还会表现出极端行为，如长久坐着，很少做或不做任何事情。也可能会变得异常亢进，不能安静地坐一会儿，甚至无法入睡。甚至会表现一些极端的情绪，如极度伤心、悲哀愤怒、抑郁或内疚。尽管死亡在理性上可以被接受，但是其极端情绪和行为却是无法接受死亡的表现。还有部分丧亲者表现出"寻找行为"，如梦到死者生还和看到死者等。

（2）怀念和不满　在几周内丧亲者都会处在怀念和拒绝的情感中，这段时间内，丧亲者会对于医护人员不能使他们的亲人"起死回生"而愤怒。他们依然怀念以前团聚的情景。可能会对可以与亲人在一起的人们产生不满。这时，他们难以与别人分享感情和思想。

（3）苦闷和绝望　经历了前两个时期，适应了亲人离去的感受，丧亲者开始较多地关注自己，麻木和狂怒的情绪渐渐消退，开始承认现实。丧亲者感到迷惘，生活没有目标，对任何事物失去动机和兴趣。这时，他们会感到孤独、压抑，认为生活没有意义。记忆力下降和注意力难以集中是这个时期常见的和暂时的表现，他们常常情绪失控，内疚、恐惧和后悔，苦闷的体验使丧亲者感觉到生命是脆弱的。同时，他们可能会失眠，甚至因排解烦闷染上一些不良嗜好，吸烟或过多地应用一些镇静药物或酒精等。

（4）效仿和体验　丧亲者会效仿已故亲人的一些行为和特殊习惯，如家具摆设、生活习惯、爱好等，自我感觉依然在一起。甚至部分人出现他们所失去的亲人最后一次生病的某些症状。护理者必须能够区分和识别这些症状是与生理疾病相关，还是与丧亲反应相关。

（5）重组和恢复　悲哀的感受和症状不会突然地消失，而是逐渐消退。一般在丧亲后6个月至几年内，丧亲者开始从悲哀中解脱出来，这个过程可能长些。也可能短些。但都在正常范围内，但尽管生活稳定了，失去亲人的痛楚仍伴随终生，在与已故者相关的、可强烈唤起回忆的情境下，如已故者的生日、祭日或节日，这些反应可重新发生。

2. 丧亲者的护理　护士应认识到丧亲者的痛苦开始于亲人临终阶段，其过程比死去的亲人所经历的心理更为漫长和痛苦。死亡是患者痛苦的结束，但同时又是丧亲者悲哀的高峰。长期的压抑苦闷必将影响到丧亲者的身体健康和生活质量。作为医护人员应对丧亲者进行情绪上的支持和心理的疏导，以缓解他们的身心痛苦。

（1）正确评估丧亲者的心理应激反应程度　通过分析丧亲者的悲伤症状和所处阶段，对其应激水平和适应能力给予全面、准确的评估，并按悲伤的不同阶段制订相应护理，给予减轻悲伤的心理支持。鼓励丧亲者尽情宣泄他们悲伤的情绪，认真倾听他们的诉说，运用眼神、握手等非语言行为，表达理解和支持。

（2）重建生活信心　讲解有关知识，帮助丧亲者以积极的方式面对现实，接受现实，有助他们疏导悲痛，认识到自己继续生存的社会价值，重建生活的信心。

（3）协调解决实际问题　联系有关部门，根据丧亲者的具体情况给予实际帮助，如经济问题、家庭组合、医疗费用等。

（4）加强支持系统　调动丧亲者的重要社会关系和朋友作为支持性资源，鼓励丧亲者与有共同兴趣和目标的社会团体和个人建立联系，参加一些有关的社会、他人的活动中获得慰藉，淡化个人的丧失。

（5）建立丧亲者随访制度　目前在国外，患者死后两周、两个月、半年，甚至一年内，临终关怀机构一直通过信件、电话、访视与家属保持联系，从而体现临终关怀工作的价值。

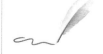

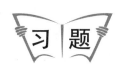

本章小结

　　本章主要介绍了临终关怀的概念和伦理要求、死亡教育的概念、目的和意义，生前预嘱的概念及发展，临终老年人的生理、心理反应及护理，临终老年人家属和丧亲者的护理。

　　重点内容包括临终关怀基本概念、及对老年人及其家属的临终护理。难点是给临终老年人提供临终关怀和临终护理的基本能力。让老年人在生命最终阶段得到尊严，能够自主选择，平静离去，"实现优死"。让学生掌握给临终老年人及其家属提供死亡教育、临终关怀和临终护理的基本能力。培养学生尊重生命、理解患者及家属诉求的人文精神。

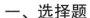

习 | 题

扫码"练一练"

一、选择题

【A1 型题】

1. 临终患者最常见的症状是

　　A. 疼痛　　　　　　　　B. 恶心　　　　　　　　C. 头晕

　　D. 压疮　　　　　　　　E. 呕吐

2. 临终患者家属悲伤的表现不包括

　　A. 情绪感觉方面　　　　　　　　B. 生理知觉方面

　　C. 社会支持系统　　　　　　　　D. 认知方面

　　E. 行为方面

3. 临终关怀着重对临终患者进行的内容不包括

　　A. 疼痛的控制　　　　　　　　B. 情绪的支持

　　C. 家属的心理指导　　　　　　　　D. 患者的灵性需求

　　E. 频繁体格检查

4. 临终患者表现出怨天尤人，责怪命运不公，迁怒于他人。根据美国精神病学家伯乐·罗斯博士的临终患者心理分期，该种表现属于

　　A. 否认阶段　　　　　　B. 愤怒阶段　　　　　　C. 协议阶段

　　D. 抑郁阶段　　　　　　E. 以上都不对

5. 为老年临终患者提供的心理服务内容包括

　　A. 尊重患者　　　　　　　　B. 耐心解释消除疑虑

　　C. 陪伴和聆听　　　　　　　　D. 满足合理要求

　　E. 死亡教育

6. 临终关怀的意义不包括

　　A. 缓解人口老龄化给我国带来的社会压力

　　B. 提高临终者的生存质量，维护生命尊严

　　C. 安抚家属子女、解决临终患者家庭照料困难

D. 转变观念，真正体现人道主义精神

E. 优化医疗资源的利用

7. 下列不是临终关怀目的的是

A. 帮助患者认识死亡是一种自然过程

B. 帮助患者处于舒适、安定状态

C. 帮助患者提高生命质量

D. 帮助患者延长寿命

E. 帮助患者平静地接受死亡

8. 下列对濒死期患者的心理护理不妥的是

A. 理解患者的心理需求

B. 对患者攻击行为应无声地接受

C. 尽量满足患者的意愿

D. 对患者否认期的言行应好心矫正

E. 语言亲切，照顾要周到

二、思考题

患者王某，男，64 岁，患胰腺癌广泛转移，病情日趋恶化。患者心情不好，对医务人员工作不满，常对其陪伴亲属发脾气，亲属只能忍气吞声，同时也很悲伤。

1. 你认为该患者的心理反应处于何阶段？

2. 你认为应如何对临终患者及其家属提供有效的心理护理？

3. 如何给患者和家属开展死亡教育？

（祁俊菊）

参考答案

第一章

1. D   2. B   3. B   4. A   5. C   6. B   7. B   8. B   9. E   10. E
11. B   12. A   13. C   14. B   15. D   16. A   17. D   18. E   19. C

第二章

1. A   2. E   3. A   4. A   5. B   6. C   7. A   8. C   9. C   10. D

第三章

1. E   2. D   3. D   4. A   5. B   6. A   7. E   8. B   9. D   10. C
11. B   12. E   13. E   14. D   15. A   16. B   17. A   18. C   19. C   20. E

第四章

1. D   2. E   3. B   4. B   5. A   6. C   7. E   8. D   9. A   10. D
11. C   12. E

第五章

1. D   2. B   3. A   4. C   5. A   6. A   7. E   8. C   9. E   10. D
11. A   12. C   13. E   14. A   15. A   16. B   17. A   18. C   19. C   20. D

第六章

1. A   2. D   3. B   4. D   5. B   6. C   7. E   8. C   9. B   10. E
11. B   12. A   13. B   14. D   15. E   16. E   17. C   18. E   19. A   20. E
21. D   22. C   23. A   24. D   25. D

第七章

1. E   2. D   3. E   4. A   5. A   6. A   7. A   8. A   9. A   10. A
11. D   12. A   13. C   14. D   15. B   16. C   17. A   18. E   19. B   20. A
21. B   22. A   23. C   24. A   25. A   26. D   27. D   28. A   29. C   30. E

第八章

1. E   2. E   3. D   4. D   5. E   6. A   7. C   8. B   9. C   10. B
11. C   12. B   13. D   14. E   15. E   16. D   17. C   18. A   19. A   20. D
21. C   22. C   23. B   24. E   25. A   26. C

第九章

1. C   2. A   3. C   4. E   5. A   6. E   7. B   8. D   9. E   10. D
11. B   12. E   13. B   14. C   15. A

第十章

1. A   2. C   3. E   4. B   5. D   6. A   7. D   8. D

参考文献

[1] 孙建萍.老年护理学.3版.北京：人民卫生出版社，2014.

[2] 陈长香，王强.老年护理学.2版.北京：人民卫生出版社，2014.

[3] 郭宏.老年护理学.北京：中国医药科技出版社.2018.

[4] 孙建萍，张先庚.老年护理学.4版.北京：人民卫生出版社.2018年.

[5] 许家仁.老年护理.北京：人民卫生出版社，2016年.

[6] 董翠红，张新烈.老年护理学.3版.武汉：同济大学出版社，2016.

[7] 白桂春，邱淑珍.老年护理学.2版.南京：江苏凤凰科技出版社，2014.

[8] 化前珍，胡秀英.老年护理学.4版.北京：人民卫生出版社，2017.

[9] 陈旭娇，严静，王建业，等.老年综合评估技术应用中国专家共识.中国老年医学杂志，2017，36（5）：471－477.

[10] 朱凯怡，陶红.国内外老年综合健康评估工具及应用.中国全科医学，2018，（22）：2760－2767.

[11] 张超南，覃芹丹，薛阳阳，等.不同年龄和性别人群老年综合征的现状调查.中国老年医学杂志，2017，36（2）：209－213.

[12] 罗悦性.老年护理学.2版.北京：人民卫生出版社，2014.

[13] 罗悦性.老年护理学学习指导及习题集.北京：人民卫生出版社，2014.

[14] 张立力，尹安春.老年护理学.2版.北京：人民军医出版社，2014.

[15] 王春霞，汪芝碧.老年护理学.北京：中国医药科技出版社，2015.

[16] 张小燕.老年护理.3版.北京：人民卫生出版社，2016.

[17] 邓科穗，钟清玲.老年护理学.北京：中国医药科技出版社，2016.

[18] 余晓齐.老年护理学.郑州：河南科学技术出版社，2011.

[19] 张小燕，王春先.老年护理.3版.北京.人民卫生出版社.2015.

[20] 娄小平，章正福.老年护理学.3版.北京.军事医学科技出版社.2014.

[21] 王丽华，鲁红，李相中.实用老年护理.北京.中国科学技术出版社.2017.

[22] 化前珍.老年护理学.3版.北京：人民卫生出版社，2012.

[23] 袁爱娣，黄戈冰.精神卫生护理.北京：高等教育出版社，2012.

[24] 吴黎明.精神科护理.2版.南京：江苏凤凰科学技术出版社，2014.

[25] 化前珍.老年护理学.4版.北京：人民卫生出版社，2017.

[26] 乌丹星.老年产业概论.北京：中国纺织出版社，2015.

[27] 李健，石晓燕.养老机构经营与管理.南京：南京大学出版社，2016.

[28] 许虹.养老机构管理.杭州：浙江大学出版社，2015.

[29] 汪夫生.养老机构服务与管理实务实务.南京：东南大学出版社，2017.

[30] 陈卓颐.实用养老机构管理.天津：天津大学出版社，2019.

[31] 宋剑勇，李怡然.养老机构的运营与管理实战手册.北京：中国社会出版社，2016.

[32] 卢霞，周良才.老年服务与管理概论.北京：北京大学出版社，2014.

[33] 肖新丽，储奕.老年护理.2版.北京：高等教育出版社，2017.